U0267186

当代中医皮科流派临床传承书系

黔贵皮科流派

贾 敏◎主审

唐 挺 文昌晖◎主编

中国健康传媒集团

中国医药科技出版社

内 容 提 要

　　本书是《当代中医皮科流派临床传承书系》之一，由贵州中医药大学第一附属医院皮肤科集体编撰而成，该流派善用苗药治疗皮肤病。本书共6章，依次介绍了黔贵皮科流派学术渊源、流派学术体系及特色、流派用药经验、流派经典方剂、流派特色技法、流派优势病种诊治经验等。全书理法方药齐备，具有鲜明的地域特色，适合皮肤科临床工作者及皮肤病患者阅读参考。

图书在版编目（CIP）数据

黔贵皮科流派 / 唐挺，文昌晖主编 . — 北京：中国医药科技出版社，2023.2
（当代中医皮科流派临床传承书系）
ISBN 978-7-5214-3428-6

Ⅰ . ①黔…　Ⅱ . ①唐…②文…　Ⅲ . ①中医学—皮肤病学—中医流派—贵州
Ⅳ . ① R275

中国版本图书馆 CIP 数据核字（2022）第 172952 号

美术编辑　陈君杞
版式设计　也　在

出版　**中国健康传媒集团** | 中国医药科技出版社

地址　北京市海淀区文慧园北路甲 22 号

邮编　100082

电话　发行：010-62227427　邮购：010-62236938

网址　www.cmstp.com

规格　710 × 1000mm $^1/_{16}$

印张　16 $^3/_4$

字数　300 千字

版次　2023 年 2 月第 1 版

印次　2023 年 2 月第 1 次印刷

印刷　三河市万龙印装有限公司

经销　全国各地新华书店

书号　ISBN 978-7-5214-3428-6

定价　**49.00 元**

获取新书信息、投稿、为图书纠错，请扫码联系我们。

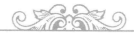

《当代中医皮科流派临床传承书系》
编委会

本书编委会

总　序

中医本无学术流派。上自伏羲一画，而分天地，阴阳肇始，要本一家。而后黄帝推演，问道于天师。神农尝百草，日遇七十二毒。乃有针药之分，其用针者，调神化气，以通神明，以虚无之术治有形之身。其用药者，浣涤脏腑，调剂水火，以有形之药而治无形之气。流派之分肇始于此。

《汉书·艺文志》载医学有房中、导引、经方、医经四家，其经方十一家。隋唐之际江南诸师秘仲景之书而不传，门户之见生，而医道遂晦。虽有真经在前，而用药之道著于时者自仲景、隐居、之才、元方、孙真人以降，十数人而已。

两宋南渡，文兴兵弱，禅、道并起，儒亦随之。乃有理学之盛，乃有鹅湖之辨，儒乃有门户之分，而格致之学为一时之选，时人共识。乃有巨富如东垣者、乃有名儒如丹溪者，由文学而入医学，以格致之学格天地而解病康，乃有思辨之学，乃有门户之分。故曰：儒之门户分于宋，医之门户分于金元，乃有四大家之说，易水、河间、东垣、丹溪。实一而四，四而一也。其理皆本于《内经》，其治皆本于仲景。流派也者，非各见道之一隅而已，须知一派之宗师，必得道之全貌而后乃可就其一端而阐扬。若未窥全豹而欲成一家之言语，开一派之先，未尝闻矣。

中医皮肤病内治源于外科消托补三法，复借鉴于内科脏腑经络之说，由学士儒生内观脏腑，思揣生克制化生旺休囚而有所见，实乃由学问而阅历者也。其外治法则，则传自民间匠人之手，出于临床实践，真由阅历而后成学问者也。

皮外科肇始神农。《本经》所言大半为外伤、疮疡、疥癣之用。后世刘涓子、陶隐居、巢元方、孙思邈，代有新出。而尤以元方《诸病》所论最详。然元方所论实乃一脉专精之术，而中医皮科流派，实则三派并存：元方其一也，外科东垣之术其二也，脏腑经络之术其三也。以此观之，今日流派，并无第四法门。

然皮外科之门开而未久：百年之前民病唯伤寒及疮疡求治于医，以其害人性命于朝夕，余则无论矣：食尚不足以果腹，衣不足以蔽体，疥癣皮毛非所得虑、所能治者。唯升平日久，民生富足，方有中医皮科产生，而燕京赵氏皮科流派为其发轫。1954年，赵炳南先生在当时的"中央皮肤性病研究所"建中医研究室开始，计算至今，中医皮肤科已历68载，庶几近乎知规矩也。众多外科名医、内科名医因使命之感召走入中医皮科行业。复有众多西医开中西结合一派，张志礼、秦万章、边天羽皆一时之选。各个医家互相切磋，如琢如磨。学术交融，互相渗透，而因其所处之时空不同，所治之患者各异，所用之学术模型各别，延绵六十年，各成家法，而成不同流派。

今者，中华中医药学会皮肤科分会专门组织国内专家编写《当代中医皮科流派临床传承书系》，经系统梳理，反复论证，确有独特学术体系且传承三代以上者，定为待扶持的中医皮科学术流派，曰：燕京赵氏皮科流派、燕京金氏皮科流派、盛京皮科流派、龙江皮科流派、齐鲁杜氏皮科流派、北京广安皮科流派、长安皮科流派、海派夏氏皮科流派、黔贵皮科流派、岭南皮科流派、天山刘氏皮科流派、石门皮科流派、吴门孟河皮科流派、盱江皮科流派、湖湘皮科流派、闽山昙石皮科流派、汉上皮科流派、滇南刘氏皮科流派、津门皮科流派、四川文氏皮科流派。

世界之大，以变化为不易之理。从没有流派走向流派产生，是中医皮科学术发展的必经阶段。所谓流派者，非见解互相诋忤，实为各得乎中道，而就所见之患者，自医道之海略取一瓢，以解一方患者之疾苦者也。非为各得一道，道道不同。当知万本一源，众流归海。海也者，神农黄帝之学也，仲景华佗之术也。

众多流派的推出将使学术进一步繁荣，并将促进更广大的医生群体的学术交流，互融互通，互相激发。经过一定时间的充分交流，若干流派，必将再次融汇，产生更高级别的中医皮科学术共识，并带领中医皮科在更高的层面上开创新的学术流派。

作为本书的总主编，在此谨祝丛书能够充分展示各家学术思想，促进中医皮科学术传播与交流，祝愿在不久的将来，我们能够在流派碰撞的基础上，推动中医皮科学术水平达到新的高度。

杨志波

2022年10月

前　言

中医学讲求"天人合一""三因制宜"，因此，皮肤病的辨治因不同地域的民族、人文及地理特征而异。贵州省（黔）是多民族聚集地，人文历史特征浓郁，地处西南，气候温而偏湿，喜食辛辣厚味，诸多因素孕育了具有贵州地域特色的皮肤病学术流派——黔贵皮科流派。

本流派学术渊源可追溯到邹氏祖辈——清末秀才、儒而兼医的邹希尧老先生。其医德医术经邹卓群、刘尚义、邹正和、贾敏教授，至今已逾百年。贾敏教授秉承祖训，受本流派发展者"国医大师"刘尚义指导，博采众长并将先辈学术思想运用于皮肤病的诊治，于贵州中医药大学第一附属医院开设了皮肤科病房，致力于疑难、重症皮肤病的诊治。患者纷纷慕名而来，进修医生接踵而至，我科成为全省住院规模最大、重症病例收治最多的皮肤科，获得省内外广大患者及同行的高度认可。基于此，我们有责任向全省及国内同道汇报本流派的学术思想及相关经验。

在中华中医药学会皮肤科分会的策划与中国医药科技出版社的组织与帮助下，本流派积极参与了《当代中医皮科流派临床传承书系》的编写工作。本书从6个方面依次介绍了黔贵皮科流派学术渊源、流派学术体系和学术特色、流派用药经验、流派经典方剂、流派特色技法、流派优势病种诊治经验，基本呈现了本流派的概貌。

本书层次清晰，实用性强，对临床具有较好的指导意义，可提高省内皮科同道的诊疗水平并供国内学者交流。本书还可作为本流派学术传承的新起点，为皮肤专科及学科建设服务。同时借此激励后辈学习前辈宽阔的胸襟、高尚的医德、精湛的医术和执着上进的精神，以救死扶伤的医者仁心造福社会。

感谢国家中医药管理局"贾敏全国名老中医药专家传承工作室建设项目"对本书的支持。同时特别感谢邹克杨教授（邹卓群之孙、邹正和之子）为本流派的溯源及先辈学术思想的整理倾注了大量心血！

受限于时间及学术水平，必有诸多不足之处，恳请同道及前辈指正！

编者

2022年6月

目 录

第一章　流派概述

第二章　流派学术体系及学术特色

第三章　流派用药经验

第四章　流派经典方剂

第五章　流派特色技法

第六章　流派优势病种诊治经验

第一章

流派概述

第一节　流派学术渊源

黔贵皮科流派探本溯源，始于邹希尧老先生，经邹卓群、刘尚义、邹正和及第四代传人贾敏教授，薪火相传，从清末至今，已逾百年。流派自创立以来，经过坚持不懈的艰辛努力，与时俱进，正在不断地发展充实。无论是临床疗效的提高、医学人才的教育培养，还是在学术论著撰写、科研等方面，均取得了优异的成绩。贾敏教授集现代高等中医教育、家传、师承于一身，带领学术团队勇于创新，敢为人先，坚持不懈地学习借鉴西医学特别是皮肤病学科先进的理论知识和技术手段，中西医结合，中西药并用，兼收并蓄，博采众长，在治疗皮肤病方面自成体系，独树一帜，别具特色。

一、流派理论特色

（1）实践第一，理论先行。流派创立之初，非常重视理论构建，将周易学说作为它的指导思想和思维方法。无论是学术研究，还是临床实践，都深深地打上了易学阴阳观、天人相应学说、整体观及取象比类法的烙印，并贯穿始终。

（2）中医整体观念的认识逐渐丰富：流派创立发展过程中，在原有的"两个统一"的基础上，强调"三个和谐统一"的学术观点，即人体自身的和谐统一、人与自然环境的和谐统一、人与社会环境的和谐统一，并贯穿于皮肤病辨证论治全过程。

（3）丰富了皮肤病病机认识：流派指出皮肤病病机除邪正盛衰、阴阳失调、气血失和、脏腑失调之外，特别强调经络是病邪传导的通路，经络失疏是皮肤病的重要病机。

（4）丰富和完善了皮肤病辨证方法：提出宏观辨证与微观辨证相结合，即在皮肤病宏观辨证（如脏腑辨证、气血津液辨证、经络辨证）的基础上，提出了皮肤病的微观辨证，如皮损辨证、毛发辨证、痒痛辨证、麻木辨证等，并且将伤寒六经辨证和温病卫气营血辨证引入皮肤病治疗。为了提高临床疗效，提出了综合运用皮肤病辨证方法的基本思路，做到"三个结合"，即辨病辨证相结合、皮损毛发痒痛麻木辨证相结合、多种辨证方法相结合。

（5）对皮肤病治法的认识进一步深化：在坚持治病求本、治病要区分标本的基础上，提出了中西结合、内外兼治、针药并施、多法联用治疗皮肤病的新思想，为中医多途径、多渠道、多形式治疗疑难重症提供了新思路和方法，创立了丰富多彩、优势明显的特色治疗技术。

（6）开创性地提出了皮肤病治未病的观点：皮肤病的预防，由创建之初单一保持皮肤清洁卫生、饮食禁忌、防虫防毒的措施，逐步发展并树立了新型的预防理念。将世界卫生组织（WHO）关于健康的定义作为预防皮肤病的指导思想和切入点，为古老的中医治未病学说赋予了时代新意。具体来说，即调摄精神以促进心理健康；加强锻炼以增强身体健康；树立健康的生活方式，以提高抗病能力。

二、流派临床实践探索

（1）皮肤病治疗范围逐步扩大，总结出流派优势病种诊治经验。从邹卓群老先生治疗扁平疣、黄水疮（脓疱疮）、瘾疹（荨麻疹）、紫癜（过敏性紫癜）、风癣（玫瑰糠疹）等比较单一的皮肤病，到刘尚义教授善用丹药、药线治疗疡科疾病，如瓜藤缠（结节性红斑）、黄水疮（脓疱疮）、黧黑斑（黄褐斑）、红蝴蝶疮（红斑性狼疮）、痒风（皮肤瘙痒症）、瘾疹（慢性荨麻疹）、多云风等皮肤病。发展到今天，对临床常见多发的皮肤病如蛇串疮、银屑病、湿疮病、扁平疣、粉刺、老年性皮肤瘙痒症、过敏性紫癜、黄褐斑、白癜风、斑秃等，进行全面系统治疗，并且形成了诊断治疗规范。

（2）皮肤病方药剂型种类逐步增多，形成了流派经典方剂。从创立之初单一的煎剂和外洗药方，逐步增加了丸、散、膏、丹、药线等。时至今日，创立了行之有效的系列方药。如治疗蛇串疮的蛇疮1号方、蛇疮2号方、蛇疮3号方；治疗湿疮的湿疮1号方、湿疮2号方、湿疮3号方；治疗白疕的消疕汤1号方、消疕汤2号方、补肾消白汤；治疗扁平疣的祛疣汤；治疗粉刺的粉刺汤。外洗方药系列，有癣湿擦剂、粉刺散、补骨脂酊、生发酊、改良1号颠倒散等，都已经上升为医院制剂被广泛使用。

（3）皮肤病用药来源不断扩大，成功将苗药（独具民族特色和地域特色的药材）用于皮肤病的治疗。既提高了临床疗效，又充分发挥了苗药的治疗功效，拓宽了苗药的治疗范围。如贾敏教授发掘和总结出治疗带状疱疹后遗神经痛疗效明显的外敷方，疗效显著。

（4）皮肤病治疗技术由单一走向全面，形成了流派十大特色治疗技术，即华佗夹脊穴穴位注射疗法、中药面膜疗法、火针疗法、梅花针疗法、耳穴贴压疗法、中药药浴疗法、中药湿敷疗、中药封包疗法、中药涂擦疗法、拔罐疗法。

第二节 流派传承核心人物

一、创派祖师

学派奠基人邹卓群（1897—1986 年），字人俊，贵州省湄潭县塘头河人。出身于儒医之家，邹希尧之子。1964 年，邹卓群老先生被贵州省人民政府列为贵州省名老中医。曾任贵州省第四届、第五届政协委员。

流派的创立得益于邹卓群老先生对皮肤病辨证论治的研究，以及其深厚的国学底蕴和丰富的人文社会科学知识。

（1）邹老将周易学说作为指导思想和方法论，用于皮肤病辨证论治。邹老非常重视整体观念，特别强调人的因素第一。深刻认识到皮肤病的发生，除了人体自身生理功能失调外，还与自然环境、社会环境的影响密切相关。无论是皮肤病辨证还是论治，都要高度重视人、自然、社会因素及其相互影响。

（2）邹老非常注重皮肤病专病专方的研究。如自制清热除疣汤治疗扁瘊（扁平疣）疗效奇特，传承至今，已经扩大用于尖锐湿疣等的治疗。常用太乙膏消肿清火、解毒扶正，治疗一切阳证疮疡。

二、流派发展者

（一）刘尚义

刘尚义，男，1942 年 12 月生，贵州大方人，贵州中医药大学第一附院二级教授，博士生导师。国医大师，全国老中医药专家学术经验继承工作指导老师。首届贵州省名中医、首届贵州杰出人才奖获得者、中国中医科学院院士。刘尚义教授国学底蕴深厚、人文社会科学知识丰富。青年时代曾拜贵州名医葛氏疡科第七代传人赵韵芬先生为师，系统学习了疡科疾病诊治和丸、散、膏、丹等的炼制，在推动流派的发展方面做出了历史性贡献。

（1）非常重视皮肤病治疗技术的研究。从创立之初单一的中药外敷，发展到利用多种外治方法治疗皮肤病，如用药线治疗疡科疾病疗效显著，给予了后学极大的启迪，为流派技术创新、特色治疗技术创立奠定了坚实的理论和实践基础。如广泛用于皮肤病临床、行之有效的华佗夹脊穴穴位注射疗法、中药面膜疗法、火针疗法、中药药浴疗法、中药湿敷疗法、中药封包疗法、中药涂擦疗法、拔罐疗法等皆源于此。

（2）非常重视皮肤病方药的研制。为皮肤病方剂剂型多样化、多品种进行了长期、艰辛的探索和临床反复验证，形成了流派经典方剂。如治疗蛇串疮的蛇疮1号方、2号方、3号方等；治疗湿疮的湿疮1号方、2号方、3号方等；治疗粉刺的粉刺汤等。外洗方药如治疗脱发的生发酊等，已经上升为医院制剂被广泛使用。

（3）非常重视皮肤病理论创新，创立了中医膜病理论。刘尚义教授长期致力于中医外疡科理论研究，提出"肤膜同位""肤药治膜"的诊疗理念，并总结出膜痒、膜疮、膜烂出血等病症的诊断治疗规律。将葛氏疡科对"九子疡"的治疗理念融会贯通，大胆运用于肿瘤诊治，形成了"疡理诊瘤，疡法治瘤，疡药疗瘤"的学术思想。这对后学启迪思维、开阔视野，多角度、多层次、多侧面进行学术研究和临床实践，具有非常重要和积极的意义。

（二）邹正和

邹正和（1930年—），贵州湄潭县人，中共党员，中医内科副主任医师，原湄潭县中医院副院长。1947年毕业于浙江大学附属中学。自幼酷爱中医，在父亲邹卓群传授下，对中医治疗皮肤病方面研究较多。18岁时即开始为家乡老幼治病，并依照古法自制消瘰疬丸赠送给患者。擅长治疗老年性皮肤瘙痒症、漆疮、过敏性皮炎、湿疹、酒渣鼻、脂溢性皮炎等，疗效显著。对脾胃病及妇科杂病研究较深，多有心得。

邹正和老先生国学、哲学素养深厚，人文社会科学知识丰富，对皮肤病辨证论治研究有独到之处，对促进流派的发展做出了历史性贡献。

（1）丰富了皮肤病辨证方法。一是提出了皮肤病微观辨证方法，包括皮损辨证、毛发辨证、痒痛辨证、麻木辨证等。二是将伤寒六经辨证和温病卫气营血辨证拓展用于皮肤病。三是提出了综合运用皮肤病辨证方法，做到"三个结合"，即辨病辨证相结合、皮损毛发痒痛麻木辨证相结合、多种辨证方法相结合。告诫后学要用全面、系统的观点分析认识皮肤病的发生发展和治疗预防。不要只见局部，不见整体，只见树木，不见森林。

（2）提出皮肤顽疾重在补肾的学术观点，在此基础上，综合运用健脾益气、活血化瘀等法治疗黄褐斑、白癜风、各类脱发、系统性红斑狼疮、硬皮病、雷诺病等，收到良好的疗效。

（3）提出从身心健康和饮食起居等方面入手，从历史的、自然的、社会的角度探讨皮肤病的预防，关键是要充分发挥人在皮肤病预防中的能动作用。流派以世界卫生组织（WHO）关于健康的定义作为预防皮肤病的指导思想和切入点即起源于此。

（三）贾敏

贾敏（1956年—），贵州中医药大学第一附院皮肤科名誉主任，首届贵州省名中医，全国老中医药专家学术经验继承工作指导老师。1977年就读于贵州中医药大学。毕业后，先后在贵州遵义市第一医院、贵州中医药大学第一附院皮肤科工作。在祖父邹卓群、父亲邹正和、国医大师刘尚义的悉心指导下，继承了前辈关于皮肤病辨证论治的学术精华和临床经验，承前启后，为流派的可持续发展、临床疗效提高、学科建设、人才培养等，做了大量卓有成效的工作。

1. 理论创新

（1）丰富了中医整体观念认识，重视"三个和谐统一"并贯穿皮肤病治疗全过程，即人体自身的和谐统一、人与自然环境的和谐统一、人与社会环境的和谐统一。

（2）在发病学方面首次提出"三个重视"，即重视人体脏腑功能失调、重视自然环境的致病作用、重视社会环境的致病作用，全面深刻地认识皮肤病的发病。

（3）在治疗学方面首次提出中西结合、内外兼治、针药并施、苗药内服外敷、多法联用治疗皮肤病的新思想，为中医多途径、多渠道、多形式治疗疑难重症提供了新思路和方法。

（4）提出了皮肤病治未病的学术思想。

2. 技术创新

（1）创立了皮肤病中医特色治疗技术，如治疗带状疱疹及后遗神经痛、寻常型银屑病的特色疗法，该两项成果均获贵州省科技进步奖三等奖。

（2）研制复方颠倒散、癣湿搽剂、斑秃酊、皮炎1号药膏、湿疹方等外治方，价廉效优，深受患者欢迎，已作为医院制剂广泛使用。

3. 临床实践

（1）将消疣汤（邹卓群治疗扁平疣经验方）拓展到各种腔道尖锐湿疣的治疗，临床疗效良好。

（2）将刘尚义膜病理论用于治疗皮肤病特别是皮肤肿瘤术后恢复等方面，有较好的疗效。

（3）在邹正和补肾法治疗皮肤顽疾的启发下，提出难治性皮肤病重在补肾的观点，研制出补肾活血祛斑汤、补肾消白汤、补肾养血生发汤等方，用于黄褐斑、白癜风、脱发、系统性红斑狼疮等病。

（四）文昌晖

文昌晖（1971年—），男，贵州中医药大学第一附属医院皮肤科主任，教授、主任医师，硕士研究生导师。中国中西医结合学会医学美容专业委员会第三、第四届常务委员，第一届中国整形美容协会中西医结合分会副会长，中国医师协会皮肤与性病委员会皮肤外科委员，贵州省中医皮肤学会副会长。

作为贾敏教授第一批师承弟子、流派西学中学术思想代表人物，跟师十余年，深得要旨。秉承导师"博采众长"的宗旨，精研经典，将中西医结合思想融汇于临床。在皮肤疮疡的治疗中，尤其在免疫源性溃疡的诊治中，遵导师"辨病与辨证相结合"的指导，循"急则治其标、缓则治本"的治则，将"meek 植皮""富血小板血浆注射技术"等先进的现代治疗技术引入皮肤外科及疑难皮肤病的诊治实践。运用现代科学手段研究贾氏经验方"消疮汤"治疗白疕作用机制并获国家自然科学基金资助，发表包括 SCI 收录在内的论文若干、专利 5 项。

（五）唐挺

唐挺（1980年—）男，四川省内江人。博士，主任医师，硕士研究生导师。现任贵州中医药大学第一附属医院皮肤科支部书记，行政副主任。英国布莱顿与苏赛克斯大学医院（Brighton and Sussex University Hospital）、北京大学第一医院皮肤科高级访问学者。中华中医药学会皮肤分会委员，中华预防医学会过敏病预防与控制专委会委员。

作为贾敏教授开山弟子，继承并发展了恩师夹脊穴注射治疗蛇串疮（带状疱疹及后遗神经痛）之绝技，同时强调该病应重视内治与外治结合，并总结出蛇串疮"青壮多湿热、老年多肾虚"的学术观点，主张"壮则清利，老当补益"的治疗原则；治法上，内外结合，针药并施。并对夹脊穴治疗蛇串疮的作用机制进行深入探索，初步发现该法通过激发经气、通络导滞而达到"通则不痛"的治疗目的，其作用机制与减轻外周神经炎症反应、防止神经纤维化与神经敏化有关。此外，重视中医外治法在皮肤病治疗中的重要地位，对《医宗金鉴》颠倒散进行改良，完成了"保效减毒"的组方比例以及外治法改良的实验研究并验之临床，对寻常痤疮、脂溢性皮炎、酒渣鼻疗效好。

附：传承图谱

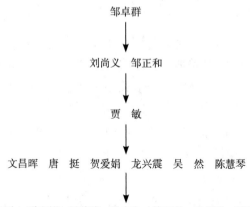

邹卓群

↓

刘尚义　邹正和

↓

贾　敏

↓

文昌晖　唐　挺　贺爱娟　龙兴震　吴　然　陈慧琴

↓

黄莉宁	景万仓	霍文耀	马尊峰	孙东生	曾义燕	张翊强	孙蔺波	胡文韬
张　洋	狄　伟	张仲昭	孙少勤	夏瑰林	张　硕	李进叶	朱建新	向　飞
姚海华	石　惠	支　娟	杨栋淞	湛世萍	聂　晶	严　彬	苟婷婷	罗娜娜
宋居艳	黄　鹏	申雅梅	黄威萍	贾镜立	罗林刚	罗丽拉	张绍琴	倪　增
王秀琳	吴登梅	邓　容	沈树青	张玉明	田　玲	张嘉芮	何　明	吴思蓝
陈　荡	曹一钦	张玲丽	王文娇	何阿燕	季真伟	任帅君	欧阳俏玲	陈广芳
唐　勇	陈　远	陈　凤	邓　菲	邓红霞	谢　芳	张　婷	丘雅丹	付梦思
王　兰	张　梅	安丽丽	陈文城	王　梦	肖紫丹	陈功珍	任　杰	吕亚梅
马敏锐	崔娇娇	周　伟	黄　微	黄增阳	杨　轩	高文静	付　艳	姚竹君
鞠　媛	苟　畅	陈　恋	黄　静	程　远	李　倩	彭　超	张丹林	袁芳草
唐姗姗	杨　泽	王　阳	覃　敏	代家玲	张春梅	李　欢	李勖银	程艺华
韩　芹	汤　丰	陈明福	姜怡孜	黄佳敏	鲁颖敏	朱　蕾	夏胡艳	张雪莹
李　爽	冉晓蓉	邓吉卿	郭贵显	王兰英	薛　雯	李茂燕	常俊杰	吴爱林
杜　娴	何　莹	李　娅	朱鸿艳	章艳鲜	魏亚鑫	王艳丽	王晓静	姜梦英

图 1　贵州贾氏中医皮肤病流派传承脉络（主要）

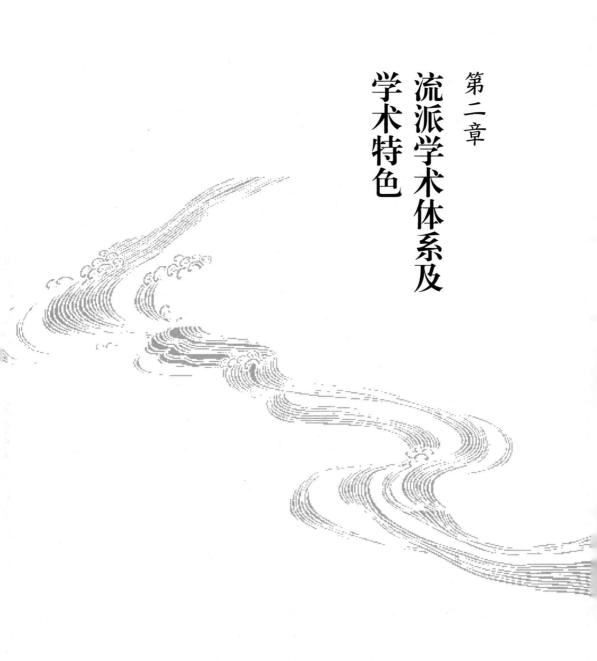

第二章 流派学术体系及学术特色

第一节　学术体系

黔贵皮科流派受到古代自然哲学的深刻影响，易学为它的理论基础和思想方法，脏腑经络气血津液学说是它的生理病理基础，辨证论治是它的诊治方法，整体观念贯穿皮肤病诊治全过程。

一、以易学为指导的皮肤病辨治观

易学阴阳观、天人相应学说、整体观及取象比类法对流派产生了深刻影响。

（一）易学阴阳观对流派的影响

在《周易》阴阳观的指导下，中医阴阳学说不断得到补充和完善。《内经》曰："阴阳者，天地之道也，万物之纲纪，变化之父母，生杀之本始，神明之府也""人生有形，不离阴阳"，说明万事万物发生和变化的根本原因是阴阳。中医的阴阳观对疾病的诊断及治疗具有指导意义。贾敏教授指出：凡诊病施治，首辨阴阳。在皮肤科临床实践中，阴阳辨证对痈疽疔疮的辨证治疗尤为重要。如阳证起病急骤，肿势较高，好发于皮肤、肌肉，易肿、易脓、易溃、易敛，病程短，预后好；阴证起病缓慢，肿势平塌下陷，好发于筋骨、血脉，难脓、难溃、难敛、难消、病程长，预后差。

（二）易学天人相应学说对流派的影响

《周易·序卦传》说："有天地，然后万物生焉，盈天地之间者唯万物。"中医学吸收了《周易》天人合一的观点，强调"天地之间，六合之内，其气九州、九窍、五脏十二节，皆通乎天气"。人体通过内部的调节功能以适应外界环境变化，保持正常的生理活动。《素问·生气通天论》："天暑衣厚则腠理开，故汗出……天寒则腠理闭，气湿不行，水下流于膀胱，则为溺与气。"如贾敏教授治疗一位天疱疮的女性患者，每天凌晨4~5点，大汗淋漓，需更换1~2套衣服方能入睡，白天无汗。根据天人相应理论，认为凌晨五点钟（寅时）是肺经经气最旺时，用滋养肺阴的百合固金汤治疗，收到止汗效果。

（三）易学取象比类法对流派的影响

取象比类是易学独特的认识客观世界的思想方法。中医基本理论构建深受其影响。《素问·示从容论》曰："夫圣人治病，循法守度，援物比类。"贾敏强调治疗皮肤病要善于取象比类，举一反三，一通百通。如对色素性皮肤病采用"以白治黑"的办法，即在内服中药基础上，外用经验方美白粉（茯苓、白附子、白及、白芷等）治疗黄褐斑。"以黑治白"，即在内服中药基础上，自制补骨脂酊治疗白癜风。又如将治疗肠痈的薏苡附子败酱汤用于治疗慢性湿疹患者之手部肥厚粗糙皲裂甲错者，将四逆散用于治疗局限性硬皮病、雷诺病、网状青斑症属阳气郁结者。升麻鳖甲汤本是治疗阳毒面赤斑斑如锦纹的方剂，可拓展治疗激素依赖性皮炎及面部接触性皮炎证属阳明热盛而兼有瘀血者。甘草泻心汤治疗狐蜃病，可引申用于口腔扁平苔藓、白塞综合征等。

二、以伤寒学说指导皮肤病辨治

张仲景著《伤寒论》，创立六经辨证。六经以八纲为核心，涵盖经络脏腑。六经辨证用于皮肤病，在首辨六经次辨方证基础上，结合皮损情况，辨证辨病并举。如急性期湿疹、丘疹性荨麻疹、红斑鳞屑性皮肤病、血管神经性水肿等，表现出风邪犯表、营卫不和的太阳经证，可以从太阳经证辨治。红皮病、脂溢性皮炎等，其病机为肺胃有热，可以从阳明经证辨治。慢性湿疹、慢性荨麻疹、痤疮等，其病机与气机不畅、情志抑郁有关，可以从少阳证辨治。又如丘疹、顽固性痤疮等表现为肺热脾寒、寒热错杂者，可以从厥阴证辨治。

经方广泛用于皮肤病，举例如下。

（1）麻黄汤常用于荨麻疹、湿疹、皮炎发热、恶寒、无汗者，也可用于雷诺病、冻疮、肢端冷痛症等。

（2）桂枝汤常用于治疗各种过敏性皮肤病如荨麻疹、湿疹、皮炎等，以急、慢性荨麻疹为多见。

（3）葛根汤可治疗病毒感染性皮肤病初起发热、恶寒、项背肌肉拘紧。临床上见红皮病或脓疱型银屑病之高热反复发作，葛根汤合小柴胡汤加减。若口干舌燥者加生石膏。若伴见腹痛腹泻、恶心呕吐者，葛根汤加半夏，即可见效。

（4）麻黄桂枝各半汤、桂枝二麻黄一汤常用于反复不愈的毛囊炎、穿掘性毛囊炎、痤疮、脂溢性皮炎、酒渣鼻等发于头面部或上部的慢性炎症性皮肤病，辨证要点在于体格壮实、肤色致密偏暗、不易出汗。

（5）麻杏石甘汤常用于荨麻疹、药疹、湿疹、接触性皮炎、银屑病、红皮病等，表现为疹色鲜红、瘙痒剧烈、口干、汗出属太阳阳明合病。辨证要点：发热恶寒或但热不寒，汗出，口干烦躁。

（6）麻黄连轺赤小豆汤，本流派应用非常广泛。本方依据病情变化随症加减可治疗多种皮肤病，如荨麻疹、药疹、湿疹、病毒疹、大疱性皮肤病等。辨证要点：全身有恶寒、无汗，或伴发热，舌红，苔黄腻或白腻，小便色黄量少，皮疹有肿胀、水疱、渗出、糜烂，表现为表实里湿热共见者。

（7）小青龙汤常用于各类过敏性疾病，如荨麻疹、湿疹，面部色素沉着、色素斑，面部呈现黧黑色或两目周围见浮肿黑圈。

（8）大青龙汤可用于各种过敏性疾病如湿疹、药疹、荨麻疹、接触性皮炎等急性发作期，感染性疾病如水痘、麻疹、丹毒、带状疱疹等。

三、以温病学说指导皮肤病辨治

（一）卫气营血辨证在皮肤病中的运用

温病卫气营血由外向内，由浅入深。皮肤也分表里深浅，皮毛肌腠属卫气，营分血络属营血。卫气营血辨证对于皮肤病有很强的针对性和指导意义，广泛应用于临床。

邪在肺卫，皮损常以疹、风团为主，同时可见发热、恶风寒，口微渴或不渴，全身酸楚，舌苔薄白或薄黄，脉浮数或浮紧。常见于荨麻疹、痤疮、银屑病进行期等。

邪在气分，表现为热邪不解，内迫营血，常见的皮损以红斑为主，皮损红、肿、热，或见脱屑，伴有口渴、口舌干燥、恶热、小便赤、大便干结，舌红苔黄，脉滑数。常见于药疹、接触性皮炎、激素依赖性皮炎、日光性皮炎等。

邪入营分，病变表现为热邪伤营，可见皮损红肿，斑疹隐隐，伴身热夜甚、口干不欲饮、心烦谵语，舌质红绛，脉细。常见于红皮病型银屑病、红皮病、重症多形红斑、重症药疹等。

邪入血分，病变表现为迫血妄行，症见瘀点、瘀斑、血疱，压之不褪色，或伴身热、烦躁、谵语，或见吐、衄、便血，舌质紫绛，脉沉数。常见于过敏性紫癜、重症药疹、Stevens-Johson综合征、系统性红斑狼疮等。

皮肤病后期正虚邪恋，血虚风燥，呈慢性迁延过程，皮肤长期受到风火、湿、热等邪煎灼，失去濡养滋润，血燥生风，故见皮损肥厚、粗糙、脱屑、干燥、皲裂，色暗或色素沉着，瘙痒剧烈或疼痛，治当扶助正气为主，祛除余邪。

皮肤病轻浅者多为卫营同病，深重者多为气血同病，病变广泛者可出现卫气营血皆病的证候。皮肤病卫营同病，多是风热之邪客于肌肤腠理所致，全身症状较轻，皮损多见风团、红斑、水疱、丘疹、肿胀等，发病急，色泽鲜红，或遇热加重，或时隐时现，如荨麻疹、血管性水肿、玫瑰糠疹等。皮肤病气血同病多见于红皮病、系统性红斑狼疮、重症药疹、暴发性紫癜等。急性炎症反应期表现出类似温病气血两燔的证候，见斑丘疹鲜红、紫红，或皮下瘀斑，并有身热、心烦躁扰、脉数、舌绛等。

（二）温病治疗大法在皮肤病中的运用

叶天士《外感温热论》指出："在卫汗之可也，到气才可清气，入营犹可透热转气……入血就恐耗血动血，直须凉血散血。"本流派运用叶天士温病治疗大法，颇具特色。卫分证辛凉轻解是其治法，"汗之"是治疗所要达到的目的。温病初起，邪袭肺卫，症见发热微恶寒、舌边尖红苔薄黄、脉浮数等，宜用银翘散辛凉宣透，清肺卫之热，开肺卫之郁，自然汗出邪解。皮肤病初期多在卫气阶段，可根据患者的具体情况辨证施治。

风为百病之长，皮肤病由风热所致者，症见来去皆快，忽隐忽现，游走不定，皮肤干燥，瘙痒甚；夹湿者病性黏滞，病情缠绵，皮损多有渗出、浸渍。叶天士曾说："夹风则加薄荷、牛蒡之属，夹湿加芦根、滑石之流。或透风于热外，或渗湿于热下，不与热相搏，势必孤矣。"本流派深受启发，治疗皮肤病常用荆芥、羌活、防风、连翘、白芷、牛蒡子、蝉蜕、白蒺藜等以疏风，用白术、薏苡仁、茯苓、泽泻、萆薢、车前子、滑石、木通等以渗湿。

皮肤病气血同病多由气分有热、郁久化毒、毒热波及营血而致，与温病之气血两燔同中有异，如红皮病、系统性红斑狼疮、重症药疹、爆发性紫癜等，其急性炎症反应期表现出类似温病气血两燔的证候，见斑丘疹鲜红、紫红，或皮下瘀斑，并有身热、心烦躁扰、脉数、舌绛等，治当大清气血之热，凉血消斑，可用化斑汤、清营汤、犀角地黄汤、清瘟败毒饮等。应当指出的是，温病气血两燔多见身灼热、神昏谵语、躁扰不安、出血、舌质红绛等，而皮肤病则少见。

（三）清热解毒与活血化瘀法在皮肤病中的运用

清热解毒是温病的治法之一，也是皮肤病的基本治法之一。皮肤病热毒日久成瘀，成因有四：一为热毒伤络迫血妄行；二为耗津伤液，血稠而致；三为气机被阻，血行不畅；四为热毒煎熬所致。毒可致瘀，瘀郁化热，遂为瘀热互阻。治疗上清热解毒与活血化瘀并用，广泛应用于卫气营血各个阶段。临床常用方剂如蛇疮 1 号方、消疣汤 1 号、消疣汤 3 号、湿疮 1 号方、湿疮 2 号方、清热利湿祛风汤、祛疣汤、粉刺汤和祛风清热固表汤等，均是清热解毒与活血化瘀并用的体现。

四、膜病理论

膜病理论由国医大师刘尚义教授所创。膜病理论认为，在内之膜如在外之肤，肤膜同病，异病同治，对皮肤病诊治有很好的指导意义。

（一）膜病理论的病因病理

膜病的发病机制与肺主皮毛密切相关。肺的功能在膜病中起着至关重要的作用。肺为华盖之脏，若雾露之溉，充养润泽肌肤，而使皮肤富有光泽，致密而柔软。若肺有疾患不能输精于皮毛，则皮毛憔悴无泽。基于肤膜同病的机制，肺的功能失调，不能宣发卫气，布散津液，输精于皮毛，皮肤黏膜失于精微物质营养，失于卫气和津液的温养和润泽，不能成为抵御外邪侵袭的屏障而发生多种皮肤黏膜病变。与皮肤病外邪理论不同的是，膜病理论认为风瘀毒痰为其病理基础。

（二）膜病的基本证型及其治疗

膜病分为膜痒、膜疮、膜烂出血几种类型。风邪包含外风和内风，外风侵袭导致营卫不和，邪客腠理肌肤，发为痛痒；内风是指各种原因引起的血虚风燥导致皮肤黏膜失于濡养，而见皮肤痒痛、干燥、脱屑或色素减退等。皮肤病多迁延难愈，久则入络致瘀，瘀阻经络，日久瘀血痰浊相互搏结，蕴结成毒，痰瘀毒流注周身，而致膜疮、膜烂出血。痰的成因涉及肺脾肾三脏，肺为贮痰之器，脾为生痰之源，肾为生痰之本，肺脾肾功能失调，则生痰湿；痰湿阻滞，而致瘀血，痰瘀胶结，化热生毒，而致膜痒、膜疮、膜烂出血。

1. 膜痒

主要表现为皮肤黏膜瘙痒、疼痛、麻木或分泌物增多。

（1）外风　若外风为病，则皮肤黏膜瘙痒，可见红斑、丘疹、风团等，舌质淡红，苔薄白或薄黄或腻，脉浮。风为阳邪，善行而数变，易搏于皮肤黏膜，发为痛痒；风性开泄，卫外不守，营卫不和而致痛痒；风为百病之长，寒、湿、热等邪气易随风而入，侵袭人体，腠理失和，湿毒内蕴，而致皮肤黏膜痒痛。《外科大成》认为"风盛则痒"。治宜祛风止痒，荆芥、防风、蝉蜕、羌活等祛风解表，桂枝、白芍、炙甘草等调和营卫，皂角刺、刺蒺藜、当归、川芎等化瘀通络，血热者加丹皮、白茅根、槐花、清热凉血，痒甚夹湿者加地肤子、蛇床子、白鲜皮等清热利湿。

（2）内风　风邪内生可导致局部皮肤黏膜瘙痒或疼痛，或色素脱失，或皮肤干燥、脱屑，舌红苔白，脉细。若素体虚弱，或久病失养，或失血过多，肝肾亏损，血虚生风，则局部瘙痒；情志不畅，肝失疏泄，气郁化火而生内热，热盛风动而致瘙痒；肝肾精血同源，肝肾阴液亏虚，则皮肤黏膜失于濡养，见干燥或色素改变。或久病血伤入络，脉络瘀滞，皮肤黏膜失于滋养，而致色素改变。风邪内生治宜养血润燥、祛风止痒，或疏肝清热、祛风止痒，或化瘀通络、活血祛风止痒，以防风、白芷、蝉蜕、蜂房等祛风通络止痒。若阴虚者，以玉竹、石斛、女贞子、旱莲草等养阴润燥；有血热者，加生地、丹皮凉血润燥；若肝郁气滞血瘀者，加柴胡、郁金、珍珠母、龙骨、牡蛎等疏肝解郁、平肝潜阳；若络伤瘀滞，轻者加丹参、莪术、王不留行等活血化瘀，重者以水蛭、蜈蚣、土鳖虫等虫类药搜剔经络。

（3）湿热　湿热可使皮肤黏膜瘙痒、灼痛、浸淫流液，烦躁，大便秘结，舌质红，苔黄腻，脉滑数。病因责之于饮食不节，嗜食肥甘厚味，损伤脾胃，脾运失职，蕴湿化热，或肝郁化热，木克土，脾虚生湿，湿热内蕴，内不疏泄，外不畅达，郁于皮肤黏膜腠理，而致瘙痒。湿毒内袭，湿热下注，可见阴囊湿疹、外阴瘙痒及外阴白斑，日久局部皮肤粗糙、皲裂、破溃、渗流黄水；湿热蕴结，气不通畅，郁于胸腔则胸闷烦躁；湿热内蕴则尿赤、大便黏腻不爽，舌质红、苔黄腻、脉滑数均为湿热之候。治宜清热利湿止痒。萆薢、地肤子、白鲜皮等清热利湿止痒；车前草、冬凌草利湿通调水道，下疏膀胱，邪从小便而出体现了"祛湿不利小便非其治也"的思路；大便不通者，予火麻仁、郁李仁，使邪从大便而出。

2. 膜疮

主要表现为皮肤黏膜红肿、结块，或表面破溃成疮，抓破处流黄水，有湿疹样改变，局部灼热痛，带下多而黄臭，舌红，苔黄腻，脉滑数。

（1）痰热瘀阻　痰热瘀阻之因一为先天禀赋；二为嗜食肥甘厚味；三为情志失调，肝郁气滞，水液运化失常，聚湿生痰，气郁痰结日久而生热；四为劳逸失衡，少动多静，水谷精微输布运化失常。痰阻日久，阻碍气血运行可致痰瘀互结，气血瘀阻，水液运行障碍积聚为痰，二者胶结不解，缠绵难愈。治宜清热豁痰、化瘀通络。以浙贝母、萆薢利湿祛浊、祛风除痹；金银花、连翘、冬凌草疏散风热、解毒消痈；金钱草、地肤子、白鲜皮清热利湿、散瘀消痈；羌活、柴胡、蝉蜕祛风升阳除湿，体现了"风能胜湿"的治疗学观点；制大黄泻热通便，且能祛瘀通络。莪术、川芎、茜草活血化瘀通络，利于水湿的运行。

（2）肝肾阴虚　肝肾阴虚引起皮肤黏膜疱疹、溃疡反复发作，隐痛，创面颜色淡红，手足心热，咽干口渴，舌红少津，脉细数。患者或素体阴虚，或劳倦思虑，或大病久病耗伤阴液，肝肾阴虚，虚热内扰，正不胜邪，而致皮肤黏膜疱疹及溃疡反复发作，咽干口渴，舌红、脉细数皆为阴虚内热之象。治宜养阴清热。我派常用二至丸、知柏地黄丸、滋阴补肾祛斑汤等。以女贞子、墨旱莲、石斛、黄精、桑椹补益肝肾，通过精血的相互化生促进皮肤黏膜的濡养；石决明、龙骨、牡蛎、珍珠母疏肝解郁，平肝潜阳，恢复肝体阴用阳的功能；生地黄、丹皮清热凉血；地肤子、白鲜皮清热利湿，使邪有出路；莪术、川芎、水蛭、刺蒺藜活血通络，促进局部血液运行，促使溃疡面愈合。

（3）脾肾阳虚　脾肾阳虚导致皮肤黏膜溃疡反复发作，疮面或平塌或凹陷，颜色淡红或暗红，痛势不甚，痛势绵绵，伴倦怠乏力、嗜卧、腰背冷痛、四肢不温、渴喜热饮、尿频清长、大便溏薄。舌淡，苔白厚，边有齿痕，脉沉细无力。患者或素体阳虚，或因苦寒之品戕伤脾胃，使肾阳虚损，阳虚则阴盛，阴盛则生内寒，皮肤黏膜失去温煦，寒湿凝聚于皮肤黏膜，气血受阻，阴寒凝滞故见皮肤病及疮疡。治宜温补脾肾、化瘀通络消痈。四逆辈温脾肾之阳，温煦皮肤黏膜；黄芪、白及是疡科治疗的托法运用，黄芪益气、白及消肿生肌，促进疮疡愈合。阳和汤温阳托毒，使溃疡局部气血得活，从而促进疮面的愈合。湿毒瘀阻可见疮形平塌，根脚漫肿，色晦暗或紫黯，疮面浸渍蔓延，久不收口，或痒或痛，舌质红，苔黄腻，脉数。湿气郁积，日久成毒。若正气内虚，感受湿毒后，邪陷入里，内陷营血，血郁气滞，表现于外则见疮疡肿胀，称为"湿毒流注"。治宜豁痰通络、散瘀解毒消痈。法半夏、浙贝母化痰散结；黄芪、人参补气以敛疮；黄精、桑椹、玉竹、石斛滋阴，促进疮面愈合。

3. 膜烂出血

主要表现为皮肤黏膜破溃糜烂、渗出、流血或脓血。

（1）痰瘀毒内阻　皮肤黏膜疮面破溃糜烂，脓水浸渍蔓延，久不收口，舌红，苔黄腻，脉滑数。饮食、情志等损伤肝脾，肝失疏泄，脾失运化，气滞血瘀，痰湿内生，痰瘀互结，缠绵难愈，日久化火生毒，痰瘀毒胶结，而致皮肤黏膜破溃，热盛肉腐，损伤血络而见疮面糜烂、渗出、流血或血水、脓水。治疗采用豁痰软坚散结。以鳖甲滋阴潜阳、软坚散结、化瘀通络、退虚热，莪术破血祛瘀、行气止痛。病痰饮者，当以温药和之，此对药可振奋阳气，阳气通达，从而使肺能通调水道，脾能运化水湿，肾能蒸化开合、气化，恢复水液代谢的正常生理功能，此对药以消法清络中痰瘀毒，并以鳖甲血肉有情之品滋阴托补，促进疮疡愈合，同时也助正气抗邪，将下陷之毒托举于外，此对药也是刘尚义大师常用的治疗肿瘤的药物，有很好的散结化痰通络之效。以仙鹤草、地榆、紫珠叶收敛止血、清热解毒、消肿敛疮；冬凌草、猫爪草、厚朴、苍术、萆薢、六月雪化痰散结、解毒消肿；乌梢蛇、水蛭等虫类药软坚散结、祛风止痉，搜剔络中痰浊瘀血，以祛除顽邪。

（2）气阴两亏证 局部表现为皮肤、黏膜疮面破溃糜烂，根脚漫肿，疮面淡红，流血或脓血日久，脓液稀薄，迁延不愈。伴见形体消瘦、气短乏力、口干、舌红少苔。伤阴耗液，可致黏膜失于濡养，破溃糜烂；正气不足，无力祛邪外出，邪毒内陷而致迁延不愈。治宜益气养阴、豁痰散瘀搜络。以鳖甲血肉有情之品滋阴托补，促进疮疡恢复，同时也助正气抗邪，将下陷之毒托举于外。肾为先天之本，脾胃为后天之本、气血生化之源，以生地黄、黄精、玉竹、石斛、玄参滋养肾胃之阴，先后天同补，充实物质基础，同时以阴中求阳，恢复功能，以祛除顽邪。

五、将整体观念贯穿皮肤病治疗全过程

中医整体观念是中国古代朴素的唯物论和辩证思想在中医学中的体现。将整体观念贯穿皮肤病治疗全过程，要体现在"三个和谐统一"上。

（一）人体自身的和谐统一

人体以五脏为中心，配以六腑，通过经络将人体各个器官组织联系成为一个有机整体。五脏及其所属器官作用不同，但密切相关不能截然分离。如皮肤通过经络与体内五脏相连，皮肤的生理活动与五脏的生理活动息息相关，形成皮肤与五脏有机功能活动的统一体。心主血脉，其华在面。如心气过旺，血脉郁于皮肤，则可产生红斑或紫斑，常见于疮疡。肺主宣发，外合皮毛。如肺气不足，皮肤毛发失于卫气温养而不固密，易受风寒、风热等邪气侵袭，导致临床常见的荨麻疹等。脾主运化，若脾失健运，气血生化不足，肌肤失养而为病，如红斑狼疮、硬皮病等。脾主湿而恶湿，如脾失健运，水湿不运，滞留体内，外发肌肤，导致湿疹、天疱疮等疱疹类皮肤病。肝藏血，主疏泄。如暴怒伤肝，肝火旺，可导致斑秃。如肝气郁结，疏泄失调，气血悖逆，不能上荣于面，易致黄褐斑。卫气源于肾，卫外而为固。若肾气虚衰，卫气功能减弱，易导致系统性红斑狼疮和弥漫性硬皮病等。

（二）人与自然环境的和谐统一

皮肤病的治疗尤其要考虑三因制宜，特别是环境因素。贵州地处云贵高原，紫外线强烈，易发生与日光损伤相关性疾病。常年空气潮湿，多雨多雾，易生湿化热，且贵州居民大多素嗜饮酒及进食辛辣油腻之品，易碍脾之运化，化生湿热。故临证当因人、因时、因地制宜，不可拘泥于古法。当地皮肤病多系湿热为患，常用五味解毒汤（组成：金银花、连翘、蒲公英、紫花地丁、黄芩）

为基础方，兼顾瘀血、痰凝、阴虚、湿结，组方灵活，适用于各种皮肤病。

（三）人与社会环境的统一

当今社会，无论是饮食结构还是居住环境都发生了很大的变化，通讯及信息的快速发展，使人们比较容易形成不良生活习惯，比如熬夜，长时间使用手机和看电视，嗜食肥甘厚味及辛辣刺激食品，摄入过多快餐，过度使用激素、抗生素等，使皮肤病成为临床常见病和多发病。不良生活习惯导致痤疮患者低龄化及痤疮的反复发作。荧光屏的使用，蓝光的污染，使面部光敏性疾病久治不愈。工作、生活节奏快，精神压力大，导致精神障碍类疾病，如神经性皮炎、瘙痒症发病率居高不下等。因此，在皮肤病的辨治和调护中，要充分考虑到社会因素。

六、重视皮肤与脏腑、气血津液的内在联系

（一）皮肤与脏腑的关系

1. 皮肤与心

心主血脉，其华在面。心气充足，全身皮肤得到血液濡养则红润柔韧而有光泽。如心气不足，面色苍白无华。心血瘀阻，则面色晦暗青紫。心血不足肌肤失养则为皮肤瘙痒。心气过旺，血郁于皮肤，则可产生红斑或紫斑。皮肤脉络失于通畅，不通则痛。皮肤脉络血液不充，失于濡润则痒。

心主神。心绪烦扰，心神不宁，郁久生热化火，火从中生，火热随血脉壅于肌肤，则见红斑或瘙痒，前者如神经性皮炎，后者如皮肤瘙痒症。如精神高度紧张或突然遭受强烈刺激，血热郁于毛窍，可出现斑秃。

2. 皮肤与肺

肺主卫气。卫气功能正常，则皮肤柔润、肌肉丰满、汗孔致密，外邪不得入侵。卫气功能失调，则皮肤枯槁、肌肉消瘦、毛发脱落、易出虚汗。肺主宣发，外合皮毛。卫气和津液通过肺的宣发，输布全身，皮肤毛发亦得到温养和润泽，成为抵御外邪侵袭的屏障。如肺气不足，皮肤毛发失于卫气温养而不固密，易受风寒、风热等邪侵袭而致病，如荨麻疹等。

鼻为肺窍。邪气侵犯肺脏，鼻窍首当其冲。如酒渣鼻，常因肺胃有热、上熏于鼻所致。

3. 皮肤与脾

脾主运化，为后天之本，气血生化之源。脾气健运，气血充足，营养丰富，肌肤得养则肤韧肌坚。若脾失健运，气血生化不足，肌肤失于濡养，可致红斑

狼疮、硬皮病等。脾失健运，水湿不运，滞留体内，外发肌肤，易致湿疹、天疱疮等疱疹类皮肤病。

脾统血。若脾气虚衰，失于统摄，血液外溢，郁于肌肤则可见瘀点、瘀斑、紫斑等，如过敏性紫癜、变应性血管炎等皮肤血管性疾病。

4. 皮肤与肝

肝藏血，主疏泄。如肝失疏泄，气机不调，可致情志异常变化。表现为抑郁或亢奋两个方面。如暴怒伤肝，肝火旺盛，则可致斑秃。如肝气郁结，疏泄失调，气血悖逆，不能上荣于面，易致黄褐斑。肝郁气滞，血亦随之而瘀，可见面有瘀点或瘀斑。

肝主筋，其华在爪。肝血的盛衰，影响爪甲的枯荣。肝血充足，筋强力壮，爪甲坚韧；肝血虚弱，筋弱无力，爪甲软薄，枯而色夭，甚至变形或脆裂。

5. 皮肤与肾

卫气源于肾，卫外而为固。肾为先天之本，主藏精（包括先天之精与后天之精）。肾精化生肾气。若肾气虚衰，卫气功能减弱，则易致皮肤病。如系统性红斑狼疮和弥漫性硬皮病的发病，内因为肾气不足，卫气虚弱，气血失和，肌肤失于温煦；外因风寒湿热诸邪乘虚而入，阻于肌表，络脉不通所致。

肾主水，主津液。皮肤的滋润有赖于津液。津液的化生输布，有赖于肾的气化、脾的转输和肺的宣降。如肾的气化失常，则会引起水液代谢紊乱。肾气虚，津液化源不足，则皮肤黏膜枯燥失润而干萎，如临床常见的干燥综合征。又如肾气虚衰，气化不力，水液停留，上溢于皮肤则发生水肿，如系统性红斑狼疮损害常有水肿尤其是下肢水肿，应从肾论治。

肾其华在发。发为血之余。肾气虚衰，毛发变白枯槁或脱落，形成斑秃，故治疗毛发相关性疾病多从肾论治。

6. 皮肤与六腑

六腑功能失调，多呈现传导失职，气机不利，升降失常等病理特点。如饮食不节，聚湿生热，湿热郁结发于皮肉而致疖、癣、疱疹。胃热上蒸，波及于肺，肺胃积热，热与血相搏，血热上壅于鼻，而生红斑、丘疹，导致酒渣鼻。又如内有湿热蕴积，外感毒邪，湿热毒邪搏结，发于肌肤可致热疮。

（二）皮肤与气血津液的关系

气血既是维持生命活动的重要物质基础，又是人体发育生长的必需条件。皮肤的功能与形态变化与气血津液密切相关。

气血津液充沛与通畅，可使皮肤光泽。反之，气血津液发生病理改变，皮肤亦可发生病理改变。

1. 皮肤与气

气虚导致皮肤干燥、瘙痒、麻木、毛发枯槁、皮损局部色淡或淡红。伴有心气虚、肺气虚、脾气虚等全身症状。常见于皮肤瘙痒症、慢性荨麻疹、慢性湿疹、毛发爪甲疾病等。

气滞导致胸胁胀痛、胸脘痞满、腹痛腹胀、月经不调，舌淡，脉弦。皮肤表现为小丘疹、结节、肿块、囊肿、皮肤疼痛、麻木。常见于慢性荨麻疹、黄褐斑、粟丘疹、神经纤维瘤、带状疱疹等。

气不摄血可表现为面色苍白、气短、倦怠乏力、便血、肌衄，或月经过多、崩漏或其他出血，舌质淡，脉细弱。多见于过敏性紫癜、变应性血管炎等。

2. 皮肤与血

血虚可见皮肤干燥、瘙痒、麻木、毛发枯槁、皮损局部色淡或淡红。伴有心血虚、肝血虚全身症状。常见于皮肤瘙痒症、毛发爪甲疾病等。

血燥可见口燥咽干、泪少目涩、唇干舌燥、外阴干燥不适、大便干、小便少、脉细涩。皮肤表现为干燥、粗糙、皲裂、鳞屑多而干燥、肥厚、色素沉着、苔藓样变，甚至角化、增厚、结节毛发干枯、爪甲脆裂。多见于鱼鳞屑、银屑病、干燥综合征、脂溢性皮炎等。

血热可见身热以夜间为甚、心烦、口渴不喜饮、大便秘结、小便黄，甚则高热、烦躁、神昏，舌红，苔黄，脉数。皮肤红斑鲜艳或紫红，或有出血点、瘀点、紫癜、丘疹、皮肤灼热。常见于各种皮炎、银屑病、红皮病、大疱性多形红斑、药疹、紫癜等。

血瘀可见面色晦暗、口唇色紫、口干不欲饮、疼痛拒按、痛处固定、倦怠，或心悸、失眠、健忘，舌暗有瘀斑，脉弦细或细涩。皮肤表现为紫癜、瘀斑、结节、肥厚、发硬、色素沉着、弥漫性肿胀、苔藓样变、瘢痕、肿块、疼痛肿胀、麻木。常见于银屑病、结节性红斑、色素性紫癜性苔藓样皮炎、结节性痒疹、血栓闭塞性脉管炎等。

气血两虚可见少气懒言、乏力自汗、面色苍白或萎黄、心悸失眠，舌淡而嫩，脉细弱。皮肤表现为皮肤干燥、瘙痒、麻木、毛发枯槁、皮损局部色淡红。常见于老年性皮肤瘙痒疹、慢性荨麻疹、毛发爪甲疾病以及各种慢性皮肤病，或某些皮肤病的后期阶段。

气滞血瘀可见情志不舒，胸胁胀痛、胸脘痞满，性情急躁，并兼见痞块刺痕拒按、痛处不移、面色晦暗、口唇色紫、口干不欲饮，舌暗有瘀斑，脉弦细。皮肤表现为小丘疹、结节、肿块、囊肿或紫癜、瘀斑、瘢痕、疼痛肿胀、麻木。

常见于慢性荨麻疹、黄褐斑、银屑病、结节性红斑、血栓闭塞性脉管炎、神经纤维瘤、带状疱疹等。

3. 皮肤与津液

津液是人体内正常水液的总称，包括各脏腑组织的内在体液及正常的分泌物。津液广泛存在于脏腑、形体、官窍等器官的组织之间和组织之内，起到滋润濡养的作用。津液渗透于肌肤腠理之间，有滋润营养皮肤的作用。津液不足，则出现口干、舌燥、皮肤干枯、干瘪，甚至抽搐。气血津液的虚实变化、各自的代谢或运动失常均与皮肤病的发生发展有着密切的关系。

七、流派对皮肤病病因病机、辨证及治法的认识

（一）流派对皮肤病病因的认识

皮肤病的发生，虽然表现在局部，但与全身有着密切联系，所谓"必先受于内，然后发于外"。皮肤病"有诸内然后形诸外，治外遗内，所谓不揣其本而齐其末"。只有全面掌握皮肤病不同病因致病的特点、邪正斗争的变化过程、内因与外因、局部与整体的关系，才能准确掌握皮肤病本质和发展变化规律，指导临床实践，真正做到治病必求其本。全面系统地研究皮肤病的发病因素，既要重视人体脏腑功能失调，又要重视自然环境和社会环境因素。皮肤病病因包括外因、内因及不内外因，其中，外因有风、寒、暑、湿、燥、火、毒、虫，内因有七情所伤，不内外因有膏粱之积、房劳之变等。由于致病特点不同，导致的皮肤病表现各异。

1. 皮肤病的外因

（1）风邪　风为百病之长。《诸病源候论·风瘙瘾疹生疮候》指出："人皮肤虚，为风邪所折，则起瘾疹。"风邪是皮肤病的先导，临床常见的皮肤病大都与风邪有关，并且寒、湿、燥热等邪多依附于风侵犯人体合而为病，表现为风寒、风湿等，如风寒所致的荨麻疹、风热所致的玫瑰糠疹等。风为阳邪，其性开泄，善动不居，具有升发、向上、向外的特性。风邪侵袭人体常伤害上部（头面）和肌表，如油风、痤疮。风为阳邪，其性燥烈，阳邪易化火生热，热盛则致血燥，肌肤失去滋润濡养，表现为干燥、脱屑、瘙痒、肥厚、粗糙等。风性善行而数变，病位行无定处，致病迅速且变幻无常，如风疹、荨麻疹等。风性燥烈，易于化热，日久热盛伤阴，导致阴虚血燥，肌肤失养，出现皮肤干燥、脱屑、粗糙，甚至皲裂。阴血亏虚，久则生风而致血燥。血燥又可加重阴血亏损，形成恶性循环。风邪所致的皮肤病，除了皮肤局部症状外，常伴有发热恶风、汗

出等风邪致病的症状。如伴见皮损色白、遇寒易发或加重、苔薄白、脉浮紧者，为风寒所致。如伴见皮损色红、遇热易发或加重、苔薄黄、脉浮数者，为风热所致。

（2）寒邪　寒为阴邪，易伤阳气。其为病有外寒、内寒之分。外寒指外界寒邪而言，致病有伤寒、中寒之别。寒邪伤于肌表者，称为伤寒；寒邪直中脏腑者，称为中寒。内寒则是机体阳气不足，寒从中生，失于温煦所致。寒虽有内外之别，但可相互影响。阳虚内寒，容易感受外寒；外感寒邪，积久不散，又可伤阳，导致内寒。寒性凝滞，气血运行受阻，导致气滞血凝，不通则痛，故出现皮肤麻木、肌肉酸痛，一般得热则缓，遇寒则加重，如硬皮病、冻疮、雷诺病等。寒性收引，寒邪侵袭人体腠理肌表，气机收敛，毛窍收缩，卫阳闭阻，皮肤表现为色苍白或青紫，甚则经脉挛缩，牵引作痛，如血栓闭塞性脉管炎、冻疮等。外感寒邪所致的皮肤病，除了皮肤局部症状外，常伴有恶寒、发热、头痛、无汗、咳嗽、鼻塞、脉浮紧等。内寒所致者，常伴有关节疼痛或酸痛，肌肉拘急或僵硬，活动不利，遇寒加重或复发、得热则减，口不渴，舌淡，苔薄白，脉沉细等。

（3）暑邪　暑为阳邪，其性炎热，迫津外泄则汗出口渴。侵袭肌肤腠理，毛孔闭塞，汗出不畅，出现痱子、夏季皮炎等。如营卫运行不畅，气血阻滞，化腐成脓则生疖肿。暑多夹湿，暑湿困脾，热蕴肌肤，患部多见红肿胀痛、糜烂流脓或痒或痛、水疱、脓疱等。暑邪所致的皮肤病，除了皮肤局部症状外，常有发病急、多伤于头面肌腠等特点。并见身热口渴、胸闷、纳差、乏力、小便黄赤、舌苔黄、脉数等。

（4）湿邪　湿性重浊。湿邪致病多见头身困重、四肢倦怠。湿为阴邪，重浊趋下，常常困扰脾土，阻滞气机。湿邪为患常见水疱、水肿、糜烂等。病所多位于下，如阴部湿疹、脚气等。湿性黏滞，黏即黏腻，滞即停滞。湿邪具有黏腻、难以速去的特点。湿邪为病常迁延日久，病程缠绵，日久难愈，如湿疹。外袭肌表，水液停留于腠理而成疱疹、糜烂，漫肿如裹；湿郁日久生热，湿热混杂，阻于肌肉之间，化腐成脓，则易患臁疮等。湿邪所致的皮肤病，多见肿胀、沉重如裹、水疱迭现、化热流脓、糜烂如棉、流汗渗液、或痒或痛等。除此之外，外湿所致皮肤病，常伴有恶寒、发热、头身困重、肢体酸痛、胸闷、口不渴、舌苔薄白、脉濡缓等。内湿所致皮肤病，常伴见胸闷、脘腹胀满、纳呆、口黏或甜、大便黏滞、头身困重、苔腻、脉濡细等。

（5）燥邪　燥邪干涩，易伤津液。燥邪致病最易耗伤人体津液，出现阴津亏虚的病变。燥邪外袭，首伤津液，肌肤失于濡润则皮肤干燥、脱屑、干裂、毛发不荣等，如临床常见的手足皲裂、鱼鳞病等。燥为阳邪，燥易伤肺。肺合皮毛，其致病多犯皮肤、手足、黏膜窍道等，常见口、鼻、咽、眼等五官七窍干涩枯槁，其疮久则不润。燥邪所致的皮肤病，除了皮肤病局部症状外，常伴有口干唇燥、唾液减少、咽喉不爽或痒痛、毛发干枯不荣、小便少、大便干结、口渴欲饮、舌光红而干、脉细等。

（6）火邪　火为阳邪，其性上炎。主要表现在两个方面：一是火热上腾，其致病多位于人体上部头面、上肢，如面部丹毒、黄水疮、神经性皮炎、痤疮等；二是火热外发，导致皮肤出现红斑、丘疹、脓疱等。火邪热盛易耗伤津液。火热之邪最易迫津外泄，消灼津液而致阴津耗伤。黏膜损害常与火邪有关，如口腔黏膜溃疡。火邪易迫血动风。火热有燎原之势，外伤皮肤，内伤脏腑，灼伤脉络，迫血妄行，常出现发斑、肌衄、皮肤紫红等，如紫癜、药物性皮炎。或火邪直入心营，病情危笃，如系统性红斑狼疮毒热燔营证。热胜肉腐，火热外犯肌表，营卫不和，皮肤红肿疼痛，甚或热盛气血壅滞，血腐为脓，可致红肿、疼痛等。火热所致皮肤病，除皮肤病局部症状，如红斑、红丘疹、紫斑、脓疱等，常发病迅速，来势凶猛，伴见口渴、身热、大便秘结、小便黄赤、舌质红、苔黄、脉数等。

2. 皮肤病的内因

内因主要是七情内伤，七情（喜、怒、忧、思、悲、恐、惊）是人体精神状态的表现。只有突然、强烈或长期持久的情志刺激，才会导致脏腑气血功能紊乱，发生疾病。如突然遭受强烈精神刺激，可见斑秃。暴怒伤肝，肝气郁结，则面部黄褐斑加重。肝郁日久化火，发于胸胁则为缠腰火丹。又如思虑太过，影响脾的运化，导致水湿内停而生湿疹等。

3. 皮肤病的不内外因

（1）饮食劳倦　饮食劳倦是皮肤病主要的发病原因。过食生冷、饮食不洁或暴饮暴食易致湿疹，食用腐败变质食物易致荨麻疹、皮肤瘙痒症等；过食或偏嗜鱼虾海味腥发之物导致皮肤出现红斑、丘疹、水疱等，常见病如过敏性皮炎、湿疹等；过食辛辣油腻或肥甘厚味，易致痤疮、酒渣鼻、脂溢性皮炎等；休息欠佳可致斑秃或神经性皮炎；过度疲劳或房事过度，可加重皮肤病病情，如红斑狼疮、硬皮病等；劳倦导致免疫力低下可诱发带状疱疹等。

（2）禀赋遗传　禀赋遗传导致皮肤病，如鱼鳞病、着色性干皮病等。禀性不耐多指素体湿热之人，遭受食物、药物或其他特殊物品的刺激，突发皮肤病，如药疹、过敏性皮炎、接触性皮炎等。皮肤病所称的毒有内外之分。外毒指虫毒、漆毒、药物毒、食物毒、热毒等；内毒指脏腑功能失常，气血失调，郁积化热化火，日久成毒。由毒所致的皮肤病，皮损部位多见红肿、灼热、丘疹、水疱、溃疡等，自觉瘙痒或疼痛。临床上还可见全身症状，如寒战、高热、神昏谵语、口干唇燥、大便秘结、小便黄赤、舌红绛、苔黄糙、脉数等。

（3）虫毒所伤　昆虫类叮咬蜇伤，虫的毒素侵入或过敏引起皮肤病，如虫咬虫炎。中医学认为，皮肤病大多由虫所致。如《诸病源候论·癣候》中所列11种皮肤病，认为有虫的共计10种。古人所指的虫其实是真菌。由虫所致皮肤病，其皮损多为丘疹、水疱、糜烂、红肿、瘙痒、疼痛等。

尚有一毒，乃生活不洁，毒从下受，精化而染，如性病、艾滋病等。一旦感染，真元大伤，毒伏日深，终于不治，预后不良。

（二）流派对皮肤病病机的认识

正常情况下，脏腑化生的营卫气血津液，通过经脉的输布，周流全身，维持皮肤正常的生理活动。脏腑气血经络功能失调，影响皮肤的正常生理活动则发生皮肤病。皮肤病病机包括邪正盛衰、阴阳失调、气血失和、脏腑失调、经络失常。

1. 邪正盛衰

根据正邪力量对比，邪正盛衰包含邪盛正实、邪盛正虚、邪正相持和邪去正虚。

邪盛正实证多是感邪太盛，正气充足，邪毒炽盛而发病。如热疮、蛇串疮（带状疱疹）等病初期，局部出现红肿热痛，重则全身伴有高热、烦渴、舌红、苔黄、脉数等。

邪盛正虚多因先天不足或后天失调，体质虚弱，邪气入侵，凝滞积留而发病。如系统性红斑狼疮后期等。全身多伴有畏寒、倦怠、食少、神疲、舌淡苔薄、脉细弱等。

邪正相持是指在皮肤病发展过程中的阶段性病理反映。临床表现多无变化，但也是疾病向愈、恶化的转折。邪正的转化，反映了邪正的消长。临床应详察病情，细致诊疗，争取正气渐复，邪气渐消。

皮肤病重证，邪正相争，邪毒渐衰而正气大伤，成为邪去正虚之象。临床上常因正气虚弱和感邪不同而异，有阴、阳、气、血之虚。由于邪气已去，正气已虚，治疗中应把握阴阳互依、气血相生的规律，扶助正气使之恢复。如邪去正不复者，常因正气衰竭或脏腑功能已败所致。

2. 阴阳失调

阴阳失调是皮肤病的核心病机，包括阴阳偏盛、阴阳偏衰、阴阳互损及阴阳亡失。

（1）阴阳偏盛又可分为阳偏盛及阴偏盛。①阳偏盛主要表现为阳气亢盛、阴液未虚的实热证，如皮肤病常见的水痘，因外感时邪之毒，侵入人体导致阳胜则热。阳气亢盛，必然灼伤津液，阴液耗伤，久之则损及阴精，由实热证转为实热兼阴虚或虚热证，如皮肤病常见的热疮。②阴偏盛主要病机和临床表现：一是阴气偏盛，常见形寒肢冷、舌淡苔白、脉沉等，如冻疮。二是阴气偏盛，阳气被遏，气化失常，则出现痰湿、血脉凝涩等病证。三是阴气偏盛伤阳气，如荨麻疹。

（2）阴阳偏衰包含阳偏衰和阴偏衰。①阳偏衰主要病机和临床表现：一是阳气不足，常见畏寒肢冷、喜温喜按、面色苍白、舌淡苔白等。二是阳虚气化不利，常见精神不振、喜卧蜷卧、脉迟而弱等。三是阳虚水液不化，可见尿少、浮肿或小便清长、下利清谷等，如常见的系统性红斑狼疮。②阴偏衰主要病机和临床表现：一是阴液不足，常见消瘦、口燥咽干、心烦失眠、舌尖红少津等。二是阴虚内热，常见五心烦热、骨蒸潮热、面红、盗汗、舌红苔薄脉细数等。三是阴虚病变以肝肾阴虚为主，如常见的黄褐斑、黑变病等色素性皮肤病。

（3）阴阳互损有阴损及阳、阳损及阴两种情况。①阴损及阳是指在阴虚的基础上进而导致阳虚，形成了以阴虚为主的阴阳两虚的病理状态。如肾阴虚常有五心烦热、眠差多梦、盗汗、遗精、腰膝酸软、舌体小、舌尖红、苔薄、脉细数等。日久阴损及阳，可出现畏寒肢冷、精神萎靡、体倦等。如雷诺病。②阳损及阴是指在阳虚的基础上进而导致阴虚，形成了以阳虚为主的阴阳两虚的病理状态。如肾阳虚常见形寒肢冷、腰膝冷痛、下肢浮肿、神疲体倦等。日久阳虚无以化生阴液，则导致阴液亏损，可出现烦躁、形体消瘦等阴虚症状，此即阳损及阴的阴阳两虚证。如皮肤恶性肿瘤。

（4）阴阳亡失包括亡阳和亡阴。①亡阳是指机体的阳气突然脱失，导致全身功能严重衰竭的病理状态。可出现大汗淋漓、四肢冰冷、脉微欲绝等。如严重冻疮、系统性红斑狼疮晚期。②亡阴是指机体阴液（精血、津液等）突然大量消耗或丢失，导致全身严重衰竭的病理状态。可出现汗出而黏、喘渴烦躁、形体消瘦，甚则手足蠕动。如皮肤恶性肿瘤晚期。

3. 气血失和

气血失和所致的皮肤病，主要有气血两虚所致的皮肤瘙痒症、毛发爪甲疾病；气不摄血所致的紫癜、脉管炎等；气滞血瘀所致的结节性红斑、硬红斑等；血燥所致的鱼鳞病、银屑病、干燥综合征等；血热所致的各种皮炎、红皮病等。

4.经络失疏

经络是病邪传导的通路。如酒渣鼻属肺经，耳部湿疹属肝胆经，唇炎属脾经，带状疱疹属肝胆经，均与经络失疏有关。

此外，五脏六腑均与皮肤相关，肺主皮毛，脾主肌肉四肢。各脏腑其华均在皮肤，均开窍于体表，脏腑功能与皮肤密切相关，此内容已在前文皮肤与脏腑之间的关系中细述，此处不再赘述。

综上所述，无论是外感六淫，还是内伤七情、饮食劳倦等，最终导致阴阳失调。阴阳失调是皮肤病病机总纲，调理阴阳为皮肤病总的治疗原则。根据皮肤病的常见病机，扶正祛邪、调整脏腑、调理气血、疏通经络是皮肤病基本治疗方法。

（三）流派对皮肤病辨证的认识

1.运用皮肤病辨证方法的基本思路

（1）辨病辨证相结合　贾敏教授认为，辨病与辨证是辨证的统一。无论是辨病还是辨证，其根本原则都是治病必求于本。本即疾病的真正病机。辨证，就是辨别症状，根据四诊所得的资料进行分析、综合、归纳，以判断疾病原因、部位、性质，从而正确地诊断，为治疗疾病提供依据。清代医家徐灵胎说："病之总者为之病，而一病总有数证。"可以看出，证与病是不同的概念。病可以概括证。贾敏教授强调皮肤病临床实践应该做到辨证辨病相结合，既辨病又辨证，但主要不是着眼于病的异同，而是将重点放在证的区别上，通过辨证进一步认识疾病。

（2）皮损辨证、痒痛辨证、麻木辨证并举　治疗皮肤病除了辨病与辨证相结合之外，应做到皮损辨证、痒痛辨证与麻木辨证并举。皮损辨证是通过观察皮损的形态、形状和排列特点，了解皮损的性质，为辨证提供依据。瘙痒、疼痛和麻木是皮肤的自觉症状。由于病因不同，发病机制亦异，兼患者个体差异，因此，自觉症状的性质、程度、发生部位、发作和持续时间等亦不尽相同。临床上掌握这些变化，有助于正确辨证。需要说明的是皮损辨证、痒痛辨证、麻木辨证只是辅助辨证，最终还要通过望闻问切，收集整体信息，然后整体辨证。例如红斑，斑色红者为热，便开清热解毒药，而忽视患者畏寒、倦怠、腹泻等症状，犯虚虚之戒。

（3）多种辨证方法联用　皮肤病常用辨证方法有皮损辨证、毛发辨证、痒痛辨证、脏腑辨证、气血辨证、经络辨证、六经辨证、卫气营血辨证等。治疗皮肤病宜多种辨证方法联用，才能全面深入地认识皮肤病，达到准确辨证的目的。如痤疮发病与肺胃功能失常有关，但是，肺胃功能失常，是肺胃偏热还是偏寒，需要与皮损辨证和脏腑辨证等相结合，进一步研究分析，才能全面正确地诊治痤疮。根据张仲景方证对应原则和温病学说，将伤寒六经辨证、温病卫气营血辨证用于皮肤病的治疗，相得益彰。

2. 常用皮肤病辨证方法

本流派常用的皮肤病辨证方法有皮损辨证、毛发辨证、痒痛辨证、脏腑辨证、气血辨证、经络辨证、六经辨证、卫气营血辨证等。

（1）皮损辨证

①斑疹：根据颜色可分为红斑、黄斑、青斑、白斑、黑斑、紫斑等。

红斑：红斑有阴阳之分。赤属火，红属热。赤为红之甚，红为赤之渐。辨斑色可知热势轻浅。如斑色红者为热，斑稀疏、色浅红为热轻，斑密集、色深红为热重。发热初起则斑色鲜红，发热日久则斑色暗红。病重热深挟瘀则斑色紫红，病久热势渐退则斑色红褐。压迫斑疹可知热在何处。红斑压之褪色为热在气分，压之不褪色为热在血分；如红斑不断出现，迅速融连成大片或遍及全身为气血两燔。斑色红伴有水疱或水肿者为湿热；斑色红伴有血疱者为血热兼湿；斑色红伴有瘙痒为风热。红斑消退后，或见浅褐色色素沉着者，为正常现象。如斑色淡红或暗红，多由气不足或外感风寒所致。

黄斑：黄褐斑片即发于颜面的黄褐斑。如斑色随情志波动而变化，兼胁胀胸痞者，为肝郁气滞。兼胁胀胸痞、纳呆、腹胀腹泻者，为肝脾不和。

青斑：婴儿臀部见青斑，属正常现象，为肝肾未充，长大后肝肾充盛，斑色自行消退。青为肝之本色，面部见青斑者，多为肝肾不足。数年后仍不消退者，应考虑气滞血瘀。有的在下肢出现网状青斑者，轻则为寒凝，气血失和；重则（如青紫色、麻木隐痛）为气滞血瘀。

白斑：白癜风斑色淡白或乳白，边缘清楚，平滑无屑，多为气血失和所致；斑色浅白，边缘清楚或不明显，点片相间，有细碎白屑，多为风邪外袭所致，如汗斑；某些皮肤病原发皮损消退后，遗留浅白色色素脱失斑，属正常现象。

黑斑：面部黑斑常见于瑞尔黑变病或阿狄森病。前者是因肾阴不足，水亏火盛，火郁孙络，本色外露所致；后者是因肾阳不足，命门火衰，虚阳上越，本色外露而出现黑斑。

紫斑：紫斑分虚实。实证色紫红，发病急，病程短，多由血热迫血妄行所致；虚证色紫暗，无光泽，发病缓，病程长，反复发作，多由气血两虚或脾不摄血所致。邪热入血，迫血外溢则见紫斑，压之不褪色。实证如血热妄行，则突然出现紫斑或紫红斑，且密集成片，色浅者为紫斑，深者为瘀斑或血肿。寒邪外束，气滞血瘀，或湿热阻络，气血郁滞，亦可出现紫斑。前者如冻疮，后者如结节性红斑。脾不摄血所致紫斑或紫暗斑，大多逐渐出现，散在分布，反复发作，伴纳呆、便溏、面色苍白等。若伴腰痛、尿少、肢肿等症者，则为脾肾阳虚。紫斑亦可由瘀血阻滞而生。临床当详细诊察。

②丘疹：色红为有热，色紫红为热盛或热而有瘀。丘疹与脓疱相间为毒热。丘疹上有小水疱为湿热。丘疹上有黑头，好发于颜面，多见于痤疮，由肺胃有热所致。丘疹坚实而痒为风热。丘疹扁平紫红而坚实，为血热瘀阻，见于扁平苔藓。丘疹色红，发病急骤，多属风热或血热。丘疹色红，表面有鳞屑，多属血热受风。慢性苔藓样丘疹，多属脾虚湿盛，蕴结肌肤所致。

③水疱：水疱多为湿聚肌肤所致。有湿热、寒湿之分。浅表性水疱，基底潮红，多属湿热。深在性水疱，多由脾虚湿蕴或寒湿所致。色白者为水湿，水疱密集，疱液饱满，周围无红晕为湿盛，周围有红晕为湿热盛。水疱破裂后渗出液稀薄为湿盛，渗出液黏稠为湿热盛。风与湿相搏，郁于肌肤，则水疱发无定处，渗出较少而伴瘙痒。寒湿凝滞肌肤则水疱发于头足、耳郭，疱多白而肤凉。如湿盛毒困，郁阻肌肤，则水疱群集，色红，疱液初清后浊，常见于带状疱疹、单纯疱疹、水痘等。

④大疱：由湿郁皮肤，失于开阖所致。由脾虚湿阻所致者，大疱疱壁松弛，疱液清稀，如大疱性类天疱疮、大疱性表皮松解症。由脾虚兼湿毒浸淫所致者，大疱疱壁紧张，疱液饱满，如大疱型丘疹性荨麻疹。

⑤脓疱：有内发与外侵二种。且有虚实之分。实者多见发病急，疱壁饱满，脓液黏稠，周围红肿疼痛。虚者多见发病缓，疱壁松弛，脓液清稀，周围红肿热痛不明显。脓疱发自体内者，由湿热蒸酿，郁久化毒，火热邪毒与气血相搏，毒热腐肉，肉腐成脓，郁于肌肤所致。湿热邪毒蕴结熏蒸，则见脓疱小如粟粒，疱液浅黄，成片出现，反复发作，可自行干枯结痂。如热毒深入营血，郁阻气机，则可见脓疱小如粟粒，发在红斑上，疱液混有血色，干枯结成脓血痂等。外感毒邪，郁久生热，浸淫肌肤，亦可致脓疱，如脓疱疮。症见脓疱周围红晕明显，脓液混浊，流溢他处常可引起新脓疱。

⑥风团：风团常突然发生，迅速消退，不留痕迹。风寒所致风团，以色粉白或瓷白、遇寒加重为特征。风热所致风团，以色红或粉红、遇热加重为特征。血热所致风团，以色鲜红或抓后起条索状为特征。血瘀所致风团，以色暗红、压迫处多见为特征。风团，色淡红，兼肠胃症状者，为肠胃积热。气血两虚所致风团，以风团色淡、时发时退、长年不愈、劳累后加重为特征。

⑦结节：多因气血凝滞，痰凝络阻所致。一般而言，痛者多见于血瘀，不

痛者多为痰凝。起病急，按之疼痛，结节色紫红者，多见于气血凝滞，如结节性红斑。起病慢，结节皮色不变，质地柔软，多见于气滞、寒湿或痰核聚结，如皮肤囊肿。气滞血瘀或痰凝络阻所致结节，多发于下肢。前者多发于小腿，发于伸侧者，结节表面呈红或鲜红色，较小较浅，不破溃，消退后易复发。发于小腿屈侧者，结节表面呈暗红色，较大较深可破溃，难以痊愈。后者多孤立散在或密集成群，高于皮肤，触之坚硬碍手，不破溃。痰火凝结所致结节，瘰瘰如珠状，肤色不变，日久色深红，触之坚硬移动，日久变软破溃，流溢清稀脓液，外不收口。

⑧鳞屑：多因风化燥，肌肤失养所致。外感风邪者，鳞屑细碎如糠秕状。风与湿合，困阻肌肤所致者，鳞屑细薄细腻。郁热扰血，热而生风，风胜化燥所致者，鳞屑层叠、干燥，灰白或银白色，其肤底色红。血虚生风化燥所致者，鳞屑少而干燥，灰白或银白色，其肤底色浅红或白，如鱼鳞病。湿热蕴阻肌肤所致者，鳞屑油而色黄，如脂溢性皮炎。急性者多为余热未消，慢性病多为血虚风燥。

⑨痂：痂由皮肤渗液、渗血或脓疱干燥后生成。湿热所致者多见黄痂。血热所致者多见血痂。毒热蕴结不解者多见脓痂。

⑩糜烂：糜烂与湿密不可分。急性者多属湿热；慢性者多属脾虚湿盛。湿盛所致者，糜烂面色淡或微黄，潮湿，渗出液清稀。湿热邪毒蕴结者，糜烂面鲜红，湿润，有淡黄色清亮渗出液。脾虚湿盛，气阴两伤所致者，糜烂面色淡或暗红，渗出液少，缠绵难愈。

⑪浸渍：浸渍系皮肤久浸水中，表皮发白变软，甚至起皱，易于剥脱，多因水湿蕴结日久所致。

⑫溃疡：热毒所致者，发病急，红肿热痛，溃疡面鲜红或赤，分泌物黄稠。湿毒所致者，溃疡面暗红有渗出液。气血两虚所致者，病程长，经久不敛，红肿疼痛不显，分泌物清稀，溃疡面色淡白。阳气不足所致者，溃疡面色淡，触之较凉。气虚血瘀不化所致者，溃疡边缘色暗紫。

⑬皲裂：多因血热、血虚或风燥所致。血热风燥所致者，皲裂出血。阴伤湿恋所致者，皲裂有渗水。毒邪浸淫所致者，皲裂而发痒。气血不足，失于濡养所致者，皲裂干燥。裂隙深，疼痛出血，多为风寒所致。

⑭瘢痕：瘢痕是溃疡愈合后形成的新生纤维组织，多与痰湿凝聚或瘀血阻滞有关。继发性瘢痕，隆起高于表面，坚硬，多因气血凝滞。塌陷于皮面，皮肤失去弹性者，多因气血不足。

⑮苔藓样变：常为某些慢性瘙痒性皮肤病的主要表现。色浅者由血虚风燥，

或肝肾不足，肌肤失养所致。色暗红者由气血瘀滞或痰湿阻于肌肤所致。

⑯萎缩：常因感受外界毒邪，或内伤气血不足或肝肾两虚所致。由毒邪浸淫所致者，萎缩表面光亮，正常纹理消失或有轻度皱纹。寒凝血瘀所致者，萎缩表面光滑，触之较硬，肤温偏低。气血不足所致者，萎缩表面色淡并失去正常纹理，可呈塌陷状，甚则累及肌肉、骨。肝肾阴虚所致者，萎缩皮肤薄呈线条形，纹理消失，或起大的皱褶，灰褐或红褐，皮肤干燥失润。

（2）痒痛麻木辨证

①瘙痒：多由风、湿、热、虫客于肌肤，皮肉间气血不和，或血虚风燥，阻于皮肤，肤失濡养所致。从临床皮肤病来看，痒的病因一是邪气阻滞气血，二是气血亏虚所致。

风痒：风气往来于皮肤腠理之间，故瘙痒。外风所致瘙痒，其特点是走窜无定，遍体作痒，抓破血溢，随破随收，速发速消，多为干性，不致化腐。外风所致瘙痒，多发于感受风邪之后。风邪常与寒、热相兼为病，故瘙痒兼有风与寒、热相合为病的症状。遇热痒甚，遇凉转轻，多为风热证。反之，遇冷加重，遇热则缓，多为风寒证。如荨麻疹、皮肤瘙痒症、神经性皮炎。内风所致瘙痒，其特点是发无定时。血热、血虚、血瘀、血燥均可生风。血热生风所致瘙痒，多见于青壮年，症见抓破后见血痕，伴舌红，脉数，心烦口渴等。血虚生风所致瘙痒，多见于久病或年老体虚之人，症见皮肤干燥或有糠秕状鳞屑，兼面色无华，心悸少眠等。因瘀血所致瘙痒者，多见于皮肤病瘙痒久治不愈者，症见皮肤因反复搔抓而粗糙或呈苔藓样变，兼面色晦暗，舌暗有瘀斑，脉弦等。血燥生风所致者，瘙痒多从血热或血瘀转化而来，常见皮肤干燥粗糙、鳞屑多等。

寒痒：瘙痒多因风寒外袭，或汗出受凉或脾肾阳虚内寒所致，伴见形寒肢冷、大便稀溏。其特点是遇寒加剧、得暖减轻，好发于冬季，多见于暴露部位，如荨麻疹、冻疮等。

热痒：瘙痒多因风热侵袭所致。其特点是遇热加剧，得凉则轻，皮肤隐疹，灼热或痒。或见红斑、肿胀、灼热、丘疹、风团，甚则有水疱、大疱、糜烂、渗出，或干燥鳞屑，作痒作痛。或只发于暴露部位，常不传染。好发于春夏，见于身体任何部位。热胜作痒，多系禀赋不耐、皮肤腠理不密的表现，如丹毒、接触性皮炎、银屑病初期等。

湿痒：多因风湿浸淫肌肤所致。其特点是多见水疱渗出，糜烂，浸淫四窜，缠绵不断，抓破后渗水，黄水淋漓，易沿表皮蚀烂，越腐越痒，或有传染性。多见于阴囊和外阴，如阴囊湿疹、亚急性湿疹等。

虫痒：瘙痒多因虫毒浸淫肌肤所致。其特点是状如虫行皮中，部位不定，其痒尤烈，最易传染。多见丘疱疹、渗出、抓痕、结痂、浸淫蔓延。遇热或入夜瘙痒加重。如疥疮或蛲虫病等。如疥虫所致者，白天痒较轻，入夜则剧痒难忍。如昆虫叮咬所致者，受咬部位迅速肿胀且剧痒，如虫咬皮炎。

毒痒：瘙痒由外界毒物，如漆、外用药、砂土等，直接刺激皮肤所致。其特点是常有特定部位，切断毒物，经过治疗，瘙痒随病情好转而逐渐减轻。如接触性皮炎（漆疮）。因服药所致的瘙痒，多伴有较突出的皮肤症状和全身症状，如药疹。

食痒：多因进食鱼虾海味，或吃兔、狗、鸡、鹅肉后所致。其特点是属于先天禀赋不耐或过敏性体质，瘙痒发作快，消失亦快，与进食某些食物密切相关。或先痒后出皮疹，或瘙痒与皮疹同时出现，伴胃脘不适、心烦意乱等症。饮酒或吃葱、蒜、辣椒等辛辣刺激之品所致者，瘙痒伴面红耳赤、咽干口渴等症。

虚痒：瘙痒由血虚或肝肾阴虚，生风化燥，肌肤失于濡养润泽所致。其特点是慢性皮肤病伴有虚象，皮肤多厚而干燥、脱屑、体痒、苔藓样变、抓痕，血痂，很少糜烂流水，无传染性。如老年性皮肤瘙痒症、神经性皮炎等。

②疼痛：疼痛是皮肤病中最常见的自觉症状之一。一般因寒邪、热邪或痰凝血瘀阻于经络，不通则痛。或气血亏虚，不荣则痛。疼痛之处多伴肿胀。先肿而后痛者，病情较轻，病位较浅，如丹毒之类。先痛后肿者，病情较重，病位较深。初起既无肿块，也不肿胀，只有疼痛和触痛，而后逐渐肿胀，如带状疱疹。亦有肿而不痛者，如皮肤恶性肿瘤。

热痛：其发病特点是皮色红，灼热疼痛，肿胀，遇冷则痛减，遇热则疼痛加重。如红斑肢痛病，皮肤变红，皮温升高，双足灼烧疼痛。又如带状疱疹，因湿毒偏盛郁滞体表而疼痛，伴红斑、水疱等症状。丹毒则由毒热炽盛所致，常见局部灼热红肿疼痛等。

寒痛：其特点为皮肤不红或苍白，或紫暗，不热，酸痛，得暖则痛减，遇寒则加重，如冻疮、雷诺病等。

虚痛：其特点是不红不肿、喜温喜按、按之痛减等，如慢性脓疡等。

实痛：其特点是多见红肿热痛、拒按喜凉、按之痛剧等，如毛囊炎、疖、痈等。

湿痛：其特点是疼痛伴有酸胀，肢体沉重，遇温痛减，或见糜烂流滋，如丹毒等。

瘀痛：其特点是疼痛伴有结节或肿块，固定不移，痛而拒按。初起隐痛，微胀，皮色不红。继而胀痛，皮色转青紫，如结节性红斑。又如带状疱疹后遗神经痛，多为气血瘀滞所致。

刺痛：痛如针刺，多由瘀血所致，病变多在皮肤，如蛇串疮（带状疱疹）、热疮（单纯疱疹）等。

③麻木：多因气血不足、气血不运或毒邪炽盛、阻塞经脉所致。血虚则麻，气虚则木。麻为血不运，木为气不行。肌肤失于濡养润泽，气血不行，则皮肤肌肉麻木不仁，如麻风。血虚风燥所致的手足皲裂、银屑病等，皮肤粗厚如同枯木，感觉迟钝，抓不知痛。毒邪炽盛、气血壅塞所致的疔疮，多见麻木而肿胀。

（3）毛发爪甲辨证　毛发和爪甲也是皮肤重要组成部分，临床上与毛发爪甲病相关的皮肤病较多，故毛发及爪甲的辨证也是必要的。

①脱发：脱发多由血热、血虚及血瘀所致。血热所致者，多见头发正常，突然成片脱落，头皮光滑呈肤色或淡红色，伴血热诸症。血虚所致者，多见头发细软干燥或发焦黄，突然脱落或日渐脱落，伴血虚诸症。头发脱落日久不愈，应从血瘀方面考虑。头癣亦可致脱发，以头发易断、松动易拔出、病发区有黄痂或白屑为特征。青少年头发变白，多因肾精不足。忧愁心情不畅，头发变白，为脾虚肝郁。

②爪甲病变多因气血虚弱、阴伤血燥、气滞血瘀或虫毒浸淫所致。爪甲薄软易折，多由气血虚弱所致。爪甲干燥脆裂变形，多由阴伤血燥所致。爪甲变形常见于气滞血瘀。爪甲变厚、变色、分离、变形或残缺，多因外感虫毒浸淫爪甲所致。

（4）脏腑辨证　脏腑辨证是临床诊断疾病的基本方法，是其他各种辨证的基础。从临床来看，有的皮肤病如虫咬皮炎、疥疮、手足癣等病，感受外邪较轻，只发生皮肤局部病变，无全身症状，不内传脏腑。但是，许多皮肤病是由毒邪偏盛累及脏腑，或发于体内，出现皮肤局部病变和全身症状，需通过脏腑辨证进行诊治。脏腑辨证包括脏病辨证、腑病辨证以及脏腑兼病辨证。

①心与小肠辨证　皮肤症状：皮肤潮红，红斑，丘疹，或皮肤灼热，疼痛，瘙痒。伴有心气虚、心阳虚、心血虚、心阴虚、心火亢盛、小肠实热等全身症状。常见疾病：各种皮炎、皮肤瘙痒症、红斑狼疮、硬皮病、荨麻疹等。

②肺与大肠辨证　皮肤症状：斑疹，丘疹，风团色淡，皮肤干燥，毛发枯槁不泽，皮肤粗糙或有角化现象。伴有风邪犯肺、肺热上蒸、肺气虚、肺阴虚、大肠湿热等全身症状。常见疾病：荨麻疹、痤疮、酒渣鼻、血管神经性水肿、慢性湿疹、皮肤瘙痒症、银屑病、红斑狼疮、硬皮病等。

③脾与胃辨证　皮肤症状：大疱，水疱，丘疱疹，浸润性红斑，糜烂，渗出，皮肤角化，皮下结节。伴有脾胃气虚、脾阳虚、脾虚湿盛、脾不统血、胃火炽盛、食滞胃脘、虫积伤脾等全身症状。常见疾病：湿疹、各种皮炎、皮肤瘙痒症、荨麻疹、天疱疮、过敏性紫癜、色素性紫癜性皮肤病等。

④肝与胆辨证　皮肤症状：风团，红斑，黄褐斑，水疱，爪甲变形，瘙痒，麻木。伴有肝气郁结、肝火上炎、肝胆湿热、肝血不足等全身症状。常见疾病：皮肤瘙痒症、荨麻疹、带状疱疹、天疱疮、外阴湿疹、阴囊湿疹、白塞综合征、爪甲疾病等。

⑤肾与膀胱辨证　皮肤症状：黑斑，黄褐斑，毛发脱落。伴有肾阳不足、肾阴不足、膀胱湿热等全身症状。常见疾病：老年性皮肤瘙痒症、系统性红斑狼疮、黄褐斑、黑变病、白癜风、白塞综合征、天疱疮、先天遗传性皮肤病等。

（5）经络辨证　经络辨证，就是通过皮肤损害的部位，测知所属经络，进而推断病在何处，确定所在脏腑，达到正确辨证的目的。经络辨证要点如下：掌握经络循行部位和所属脏腑。如头部正中属督脉，两侧属足太阳膀胱经，秃疮是由湿热生虫袭扰两经所致。面部出现红丘疹或黑头粉刺，面部属胃经，可知痤疮与胃有关。又如肺胃有热所致的面部单纯糠疹，亦与胃经有关。鼻属肺经，由肺经血热所致的酒渣鼻、痤疮与肺经有关。耳部属肝胆经，肝胆湿热所致的耳部湿疹与肝胆经有关。唇属脾经，脾热上蒸所致唇炎与脾经有关。胸胁部属肝胆经，由肝胆湿热蕴结所致的带状疱疹与肝胆经有关。又如腋下属脾经，脾经湿热所致腋臭，与脾经有关。阴囊湿疹亦属肝经。另外，有些皮肤病如线状苔藓、线状扁平苔藓、疣状痣、局限性硬皮病等，其皮肤损害呈线条状，粗糙坚硬，裸露可见，且与经络循行路线一致，可以考虑是经络自身发生病变所致。

六经辨证、卫气营血辨证已在流派学术体系中介绍，此处不再赘述。

需要说明的是，皮肤病的发病"有诸内，必形诸外"，局部皮疹必然与内在的脏器及组织功能失调有关。皮肤病的辨证绝不能见皮治皮，仅仅以局部皮疹的辨证来代替全局。如：见到红斑，就辨为风热或热毒而疏风清热或清热解毒；见到渗液就辨为湿邪为患，而用燥湿；见到鳞屑瘙痒，就辨为血虚风燥，而养血润燥。应将患者的局部皮损结合整体状况来考虑，找到疾病的真正病机，选择正确的治法方药，才能效如桴鼓。古人云"见痰非治痰，见血非治血，识得个中趣，方为医中杰"，说的就是这个道理。

（三）流派对皮肤病治法的认识

1. 治病求本是皮肤病辨证论治的精髓

贾敏教授认为，中医学治病强调治本，辨证是求本的第一要务。要明辨病因、病性、病势、病位，找出症结之所在。在治疗时，同病异治、异病同治亦是治本的体现。现在的中医治疗皮肤病，多以皮损辨证、局部辨证为主，以西医理论为指导，清热解毒、苦寒败胃之药大行其道。治病虽有疗效，但伤敌一千，自损八百，往往愈后脾胃戕伤，而百病滋生。所以说，治疗皮肤病应四诊合参，辨证求因，找到疾病的真正病机，遣方用药，才能疗效确切。

2. 治病要区分标本

"标"就是标志或现象，"本"就是根本或本质。只有分清标本，才不会被错综复杂、变化多端的临床表现所迷惑，在治疗上才能步骤井然、有条不紊。疾病的标本，往往随具体疾病、具体患者而各有不同。以病因论，引起疾病发生的原因是本，所有表现于外的各种临床表现是标；以症状论，原发症状是本，继发症状是标；以症状新旧论，旧病是本，新病是标。疾病虽多，但总不出标本二字。所以，一切错综复杂的症状都可以分清标本。对疾病的治疗，原则上是治本。但也不是千篇一律，要根据疾病的轻重缓急而定。在病急、病重的情况下，就要首先治标。

3. 内外兼治，针药并施，多法联用，注重特色治疗技术

皮肤病的治法有内外之分。临床上，根据疾病的种类及严重程度，或内服，或外用，或内外合治，或针药并施，以增强疗效。内治注重脾胃的调护，因为脾胃的功能状态在皮肤科的发病、转归、预后乃至治疗等方面都有着很重要的意义。毛发及色素性疾病和肾脏关系更为密切，故此类疾病更加关注肾脏的功能状态。外治法我流派目前有自制剂外用、中药熏洗、游走罐、刮痧、针灸等（详见第五章）。

第二节　学术特色

一、创立特色疗法治疗带状疱疹及后遗神经痛和银屑病

1. 带状疱疹及后遗神经痛特色疗法

带状疱疹是我流派的优势病种，因治疗方法独特，疗效显著，在省内外有较大的社会影响力。带状疱疹及后遗神经痛特色疗法是在国家科技部"十一五"

支撑计划项目、贵州省科技厅、省长基金项目等4个科研课题的基础上，历时近20年，从中医基本理论和临床实践的角度，以带状疱疹及后遗神经痛（1.5万例住院患者和近20万人次的门诊患者）的治疗为研究对象，经过深入发掘和系统研究而形成的。

本特色疗法以华佗夹脊穴结合单侧脊神经节分布穴位注射为主，兼中药内服、苗药外敷、刺络拔罐等治疗带状疱疹及后遗神经痛。选择适当的药物，对华佗夹脊穴、颈骶部夹脊穴结合单侧脊神经节分布进行穴位注射，既发挥穴位疏经通络、调和气血的作用，又使药物直达病所，加快药物的吸收，充分发挥药物与穴位的协同作用。同时予以中药内服、苗药外敷、刺络拔罐等措施，共奏活血化瘀、行气止痛、解毒逐邪之功，平衡阴阳，以治其本。

本特色疗法吸取中西医之长，既有原创性、先进性，又有实用性、可行性；既保持了中医特色，又拓展了苗医药的治疗范围，极大地提高了临床疗效和治疗水平。具有两大优势：一是临床疗效显著，研究结果表明在体征（水疱干涸时间、开始结痂时间、脱痂时间）、症状（疼痛改善程度）、生活质量（睡眠质量）、后遗症发生率等指标上明显优于传统中医疗法和西医疗法，能缩短病程，缩短发疹、水疱干涸、结痂时间，明显减轻带状疱疹急性期的神经疼痛，提高患者的生活质量；二是能够预防带状疱疹后遗神经痛。

初步研究发现，华佗夹脊穴穴位注射治疗带状疱疹及后遗神经痛的作用机制主要是通过激发经气、通络导滞而达到"通则不痛"的治疗目的，其作用机制与减轻外周神经炎症反应、防止神经纤维化与神经敏化有关。

本特色疗法在全国13个省区市的113家医院推广应用，其中包括10余家著名三甲中医医院，反响良好。本项目的实施，为省内外中医人员的进修学习提供了良好的平台和基地，来自山东、辽宁、江苏等13个省区市的113家医院的148名中西医皮肤科医生来贵州中医药大学第一附院进修学习（注：本特色疗法成果获得2019年贵州省科技进步奖三等奖）。

2. 寻常型银屑病（血热风燥型）特色疗法

寻常型银屑病（血热风燥型）特色疗法，是对国家科技部"十一五"支撑计划项目研究的进一步深化，以贵州省科技厅、省长基金项目等6个科研课题为支撑，历时近20年，从中医基本理论和临床实践的角度，对寻常型银屑病（血热风燥型）（住院患者2000余例、门诊患者30000人次）的治疗进行深入发掘和系统研究而形成。

本特色疗法以足太阳膀胱经穴位注射结合病变局部刮痧走罐为主，兼苗药外敷、中药内服、塌渍、封包等治疗寻常型银屑病。具有三大优势：①临床疗效明显优于传统中医疗法和西医疗法，能缩短皮损病程，提高患者生活质量。②能够降低或避免西药的毒性及不良反应。③展示了苗药独特的疗效，为苗药治疗皮肤病开辟了广阔的前景。在贵州省内10余家医院推广应用，反响良好（注：本特色疗法成果获得2020年贵州省科技进步奖三等奖）。

二、中西结合，内外兼治，针药并施，多法联用治疗皮肤病

为了有效地治疗皮肤病，提高临床疗效，贾敏教授及其学术团队经过20年的不断探索，总结出治疗皮肤病的基本思路和方法，即中西结合，内外兼治，针药并施，多法联用，多渠道、多途径、多形式治疗治疗皮肤病。如以足太阳膀胱经穴位注射结合病变局部刮痧走罐为主，兼苗药外敷、塌渍、封包及刺络拔罐等，治疗寻常型银屑病（血热风燥型），标本同治，临床疗效明显，降低了银屑病复发率。

坚持中西医结合，吸取中西医之长，运用中医中药和西医的新方法、新药物治疗各种类型的天疱疮、类天疱疮、结缔组织疾病、暴发性紫癜、各类重症药疹，均取得良好的疗效。首次将消疣汤联合光动力及电离子治疗各种腔道尖锐湿疣，相比传统治疗方法，明显地缩短了对难治性尖锐湿疣治疗的疗程，并极大地提高了对该病的根治率。在国内率先应用点阵铒激光联合中药治疗结节性痒疹、玫凌颗粒联合光子治疗敏感肌肤、激素依赖性皮炎，均取得了满意的效果。将"疡理诊瘤，疡法治瘤，疡药疗瘤"的学术思想，大胆运用于肿瘤的治疗。在皮肤科常见的鳞癌、基底细胞癌、隆突性肉瘤的术后恢复方面，以益气养阴润燥和清热解毒散结等法修复皮肤黏膜，从而减毒增效，防止复发转移，取得了良好的临床疗效。

同时，重视中医外治法在皮肤病治疗中的重要作用，对《医宗金鉴》颠倒散进行改良，完成了"保效减毒"的组方比例以及外治法改良的实验研究并验之临床，提高了寻常痤疮、脂溢性皮炎、酒渣鼻的临床疗效。

三、疑难皮肤病辨治重在补肾

肾为先天之本，肾中精气是人体活动之本，对人体生理活动起着极其重要的作用。贾敏教授认为皮肤病与肾密切相关，肾气虚衰，卫外不固，气血失和，则易致系统性红斑狼疮和弥漫性硬皮病。肾主水，肾气虚，气化失常，津液化源不足，则皮肤黏膜枯燥失润而干萎，如干燥综合征。肾气虚衰，气化不力，水液停留皮肤则发生水肿，如系统性红斑狼疮损害常有水肿尤其是下肢水肿。肾其华在发，发为血之余。肾气虚衰，毛发变白枯槁或脱落，毛发相关性疾病

与肾密切相关。肾虚是许多疑难或慢性皮肤病久治不愈的重要因素，运用补肾法往往可使皮肤顽疾得到有效控制，甚至痊愈。贾敏教授运用补肾法治疗皮肤顽疾的观点，与贵州地区气候和饮食结构有着莫大的关系。贵州地处云贵高原，属于高原气候，空气湿度日平均80%，湿邪偏盛，加上饮食偏于辛辣，湿易生热，积热日久耗伤阴液，阴虚火旺而出现"上火"症状，如口舌生疮、目赤肿痛等。现代人工作、生存压力大，作息紊乱，精神易烦躁，忧思过度，情志失调，阴津更伤，阴虚则不能藏火而火更旺，如此循环，阴虚更甚。诸多因素导致处于现代社会的贵州人肾阴不足状况较为突出。

贾敏教授针对因肾虚导致的难治性皮肤疾病，注重肾的阴阳平衡，滋阴补肾和温补肾阳并举。在滋补肾阴方面，除了常用的二至丸、六味地黄丸外，流派经验方有蛇疮2号方、消疣汤2号方、滋阴补肾祛斑汤、补肾消白汤等。在滋阴补肾的同时，根据患者具体情况灵活施治，如伴见血虚予养血补肾法；伴见血热予凉血补肾法；伴见毒邪较重予解毒补肾法；伴见风邪予祛风补肾法；伴见血瘀予活血补肾法；伴见湿邪予祛湿补肾法。

肾阳虚又可分为肾阳不足和肾虚水泛两型。肾阳亏虚表现为畏寒怕冷、四肢不温、精神疲乏、小便清长、大便溏薄、舌淡胖而润、苔白滑、脉沉弱无力等。肾虚水泛表现为腰酸肢冷，水肿，腰以下为甚，尿少，腹胀满，站立、行走摇摇欲坠，舌质淡胖，舌边有齿痕，苔白，脉沉细。此类肾中真阳亏乏常见于黄褐斑、白癜风、各类脱发、系统性红斑狼疮、硬皮病、冻疮、雷诺病等。若辨证属肾阳虚衰，治宜温阳补肾，若辨证为肾虚水泛，治宜温阳利水。我派常用的温补肾阳经验方有补肾活血祛斑汤、补肾消白汤，补肾养血生发汤等。常用药物有补骨脂、骨碎补、黑芝麻、杜仲、桑椹、菟丝子等。

四、"以色治色"在色素性皮肤病的运用

"有诸内者必形诸外""五脏有五色，皆见于面"，贾敏教授重视五色主病理论在皮肤病的运用，取象比类，以色治色。如黄褐斑颜色属黑，色黑责之于肾，是肾之本色，黑色的皮损可以用白色的药物治疗，即"以白治黑"。在辨证上，以补肾为基础，活血化瘀为辅，兼疏肝解郁，引药上行头面，祛斑美白。用白及、白芷、薤白、百合、僵蚕、白术、白茯苓等白色或浅白色的药物治疗黄褐斑，常常取得较好疗效。在内服中药基础上，外用美白粉（茯苓、白附子、白及、白芷等），温水调为糊状外敷面部，内外兼治，疗效明显。

现代研究表明，白及、茯苓、白附子、白芷等药具有良好的抗氧化作用，能够有效清除皮肤氧自由基，对酪氨酸酶的活性也有较强的抑制作用，它能抑

制黑素细胞的活性，减少黑素细胞的增殖，从而达到治疗黄褐斑的目的，即"以白制黑"。

白色的皮损可以用黑色的药物治疗，通过增黑来治疗白斑，增肾之本色以消白斑，即"以黑治白"。如治疗白癜风，在辨证论治基础上，优先选用黑色类中药，如制何首乌、熟地黄、黑芝麻、酒女贞子、桑椹、旱莲草、菟丝子、补骨脂等，这些中药的乙醇提取物对酪氨酸酶有激活作用。黑素细胞中酪氨酸酶的活性是调节黑色素生成的关键条件之一，它能决定黑色素生成的类型、数量和质量因素。在内服中药基础上，自制补骨脂酊（贾敏教授治疗白癜风经验方），以补骨脂、骨碎补、紫草、菟丝子共研粗末，用75%乙醇浸泡后外搽。方中补骨脂、骨碎补外用，既可消风祛斑，又可增强光感性，使皮肤黑色素新生，常常取得较好疗效。

五、苗医药治疗皮肤病疗效独特

苗药是苗族同胞经过数千年来医疗实践总结出来的独具民族特色和地域特色的药材。贾敏教授在临床实践中将苗药引入皮肤病的治疗，发掘和总结出治疗带状疱疹后遗神经痛疗效明显的外敷方（由苗药蛙敂劳、窝比哈、都阿能、代等、遮岗哇等按一定比例组方研末而成）。经过多年的实践经验及临床观察发现，在规范抗病毒治疗的前提下，用苗药内服外敷，结合华佗夹脊穴穴位注射治疗带状疱疹及防治后遗神经痛，在体征（水疱干涸时间、开始结痂时间、脱痂时间）、症状（疼痛改善程度）、生活质量（睡眠质量）、后遗症发生率等指标上明显优于单纯常规的抗病毒治疗方案，可明显缩短病程，切实减轻带状疱疹性疼痛及后遗神经痛。贾敏教授充分发挥了苗医药的治疗功效，进一步拓宽了苗医药的治疗范围，对弘扬苗医药具有积极的意义。

六、重视治未病

《内经》："圣人不治已病治未病，不治已乱治未乱……夫病已成后药之，乱已成而治之，譬犹渴而穿井，斗而铸锥，不亦晚乎？"强调了中医对治未病的高度重视。贾敏教授认为，皮肤病尤其需要注意治未病。重点突出防重于治。世界卫生组织（WHO）关于健康的定义是："健康乃是一种在身体上、精神上的完美状态，以及良好的适应力，而不仅仅是没有疾病和衰弱的状态。"贾敏教授首次将此作为预防皮肤病的指导思想，以心理健康、身体健康和健康的生活方式为切入点，预防皮肤病，为古老的中医治未病学说赋予了时代新意。

（一）皮肤病治未病的基本思路

（1）调摄精神以促进心理健康。保持乐观的态度，在精神上怡情适怀、随遇而安、知足常乐，避免外界的不良刺激因素，增强正气。如《素问·上古天真论》所说："恬淡虚无，真气从之，精神内守，病安从来？"

（2）加强锻炼以增强身体健康。适量运动以疏通气血，气机调畅，筋骨壮实。"动能增寿，静能延年"。根据体质、年龄的不同，可以六分动四分静或七分动三分静。如《素问·刺法论》所说："正气存内，邪不可干。"

（3）树立健康的生活方式，以提高抗病能力。饮食有度，以清淡富有营养为主，以"胃喜为补，适口者珍"为进食原则；起居有常，不妄作劳。

（二）皮肤病治未病的基本要点

一是保持皮肤清洁卫生；二是控制传染源，切断传播途径，防止接触传染；三是寻找病因，避免接触。具体如下：

1. 变态反应性皮肤病

如变态反应性接触性皮炎、湿疹、荨麻疹等，花粉、鱼虾、蟹类、霉菌、虫螨、药物以及其他化学物质，都是变态反应性皮肤病的致敏因素。平时注意避免接触导致过敏的因素，可减少疾病的复发几率。

2. 瘙痒性皮肤病

如银屑病、皮肤瘙痒症等，应尽量寻找并去除病因，避免刺激性饮食及热水或盐水过度洗烫。

3. 精神神经因素性皮肤病

如斑秃、神经性皮炎、瘙痒症等，应保持乐观、稳定的情绪，避免精神创伤，注意休息，调节情志，减少思想顾虑，增强战胜疾病的信心。

4. 皮肤肿瘤

皮肤肿瘤是可以预防的，如避免日光长期过度的暴晒和反复接触致癌物质，不吸烟等，有助于皮肤肿瘤的预防。

5. 职业性皮肤病

某些皮肤病与职业和环境有关，应针对生产环境中的致病因素积极预防。

第三章

流派用药经验

第一节　解表药

荆芥

【一般认识】荆芥为唇形科一年生草本植物荆芥的干燥全草或花穗。荆芥最早以"假苏"之名载于《神农本草经》。假苏，味辛，性温。主治寒热鼠瘘瘰疬生疮，破结聚气，下瘀血，除湿。荆芥一名首次出现于《吴普本草》。在后人的实践中对其功效有了进一步认识，历代本草著作均有记录。《中华本草》载荆芥主要功效为"祛风、解表、透疹、止血"，用于治疗"感冒发热、头痛、目痒、咳嗽、咽喉肿痛、麻疹、痈肿、疮疥、衄血、吐血、便血、崩漏、产后血晕等"。现代研究表明，荆芥具有抗炎、抗病毒、抑菌、解热镇痛和一定的抗肿瘤作用。同时荆芥还可以促进汗腺分泌，加速皮肤血液循环。荆芥所含挥发油有局部止痒作用，挥发油对大鼠被动皮肤过敏反应（PCA）有一定的抑制作用。荆芥对毛囊有明显促生长作用。荆芥穗配于复方中或单用对皮肤病均有较好的治疗作用。

【皮科特能】本品味辛，性微温，有解表散风、宣毒透疹、消疮止血之效。荆芥在皮科应用广泛，常与防风等药配合使用。荆芥和防风配伍称荆防散，具有祛风止痒的功效。荆芥连翘汤可以用于治疗慢性溃疡。荆芥炭收敛止血，与凉血止血药配伍用于过敏性紫癜。荆芥外用可以止痒散风。

【配伍应用】配地榆、侧柏叶治血热证。配防风、当归、黄芪治血虚风燥证。配桂枝治外感风寒证。配制何首乌、苍术治血燥脾湿证。配黄芩、苍术治风热、风湿证。

【剂量要点】内服：煎汤，3~10g；或入丸、散。外用：煎水熏洗；捣烂敷；或研末调散。祛风解表生用，止血炒炭用。

【各家论述】《神农本草经》：主寒热，鼠瘘，瘰疬生疮，破结聚气，下瘀血，除湿痹。

《开宝本草》：妇人血风及疮疥。

《本草拾遗》：去邪，除劳渴，主疗肿，出汗，除风冷。

《本草衍义》：治产后血晕及中风，目带上，四肢强直。

《中华本草》：祛风、解表、透疹、止血，用于治疗感冒发热、头痛、目痒、咳嗽、咽喉肿痛、麻疹、痈肿、疮疥、衄血、吐血、便血、崩漏、产后血晕等。

【常用方剂】湿疹 2 号方、消风散、荆芥连翘汤。

防风

【一般认识】防风为伞形科植物未抽花茎的干燥根，性味辛温，归膀胱、肺、脾、肝经，功能解表散风、胜湿止痛、祛风止痉，主治外感风寒、头痛目眩、周身尽痛、风寒湿痹、骨节疼痛、风疹瘙痒、破伤风等。防风又名"屏风"，首载于《神农本草经》。其质松而润，被誉为"风药中之润剂"。李时珍曾在《本草纲目》中作如下解释："防者防御也，因其功疗风最要，故名防风。"防风祛风除邪之效由此可见一斑。现代研究表明，防风具有解热镇痛、镇静、抗炎、抗肿瘤、增强非特异性免疫、抗过敏、抗凝血、抗惊厥及止血作用。

【皮科特能】主治外感表证、风湿痹痛、破伤风、风疹瘙痒及脾虚湿盛等。其祛风解表之功，可用于外感风邪所致皮肤疾患，如荨麻疹、风瘙痒等。风湿邪气浸淫血脉，郁于肌肤腠理之间，故见皮肤瘙痒不绝、疹出色红、或抓破后津水流溢。防风具胜湿之功，与清热解毒、解表药合用可治湿疮、摄领疮等。并且荆芥、防风可以用于风湿类的损美性疾病，如酒渣鼻、粉刺、头面疮疖、雀斑、皮肤燥涩等。

【配伍应用】常与荆芥相须为用。荆芥、防风均具有祛风除湿止痒之功，可用于治疗多种皮肤病，如风疹、湿疹、荨麻疹等。配黄芪、白术，称为"玉屏风散"，可治荨麻疹。配荆芥、生地、牛蒡子、蝉蜕等祛风、清热及养血活血药，可治风疹、湿疹等。配黄柏、苦参等清热燥湿药可治扁平疣。配金银花、薄荷、荆芥、黄芩等清热解毒、祛风药，可治过敏性皮炎。配荆芥、陈醋等，外用治疗局限性湿疹。配荆芥、连翘、当归清热养血，可治粉刺。配荆芥、大黄、栀子泻下降火，可治头面部疖肿。

【剂量要点】内服：煎汤，5~10g；或入丸、散。外用：适量，煎水熏洗。

【各家论述】《神农本草经》：主大风头眩痛，恶风，风邪，目盲无所见，风行周身，骨节痛痹，烦满，久服轻身。

《名医别录》：胁痛胁风，头面去来，四肢挛急，字乳金疮内痉。

《日华子本草》：治三十六般风，男子一切劳劣，补中益神，风赤眼，止泪及瘫缓，通利五脏关脉，五劳七伤，羸损盗汗，心烦体重，能安神定思，匀气脉。

《医学启源》：疗风通用，泻肺实，散头目中滞气，除上焦风邪之仙药也。

《主治秘要》：身去上风，梢去下风。其用主治诸风及去湿也。

《医学启源》：治破伤风，偏正头风，为补脾胃之引药，解乌头、芫花、野菌诸热药毒。

【常用方剂】湿疹2号方、消风散、荆防散、玉屏风散。

柴胡

【一般认识】柴胡属于解表药，功能解表退热、疏肝解郁、升举阳气。现代药理研究发现柴胡具有镇静、镇痛、解热、镇咳等广泛中枢抑制作用，内含柴胡皂苷，有抗炎作用，还能降低胆固醇。柴胡具有利胆、抑制胃酸、抑制结核杆菌、抗感冒病毒等作用。临床上广泛用于发热表证、少阳病、肝郁气滞、气虚下陷、脏器脱垂等，还能截疟。

【皮科特能】柴胡辛散苦泄，微寒退热，能退六经邪热往来，配伍应用于治疗发热性皮肤病，包括病毒、细菌感染性皮肤病等，如水痘、麻疹、风疹、带状疱疹、丹毒、各类疮疡肿毒。也可用于荨麻疹、湿疹、血管炎、脓疱型银屑病等有发热表证者。柴胡条达肝气，疏肝解郁，除肝胆邪热，行肝经逆结之气，故可用于疏解肝胆经气以止痛，治疗带状疱疹神经痛。柴胡还能升举脾胃清阳之气，可配伍治疗肝肾不足引起的黄褐斑、扁平疣、斑秃等。

【配伍应用】与龙胆草、黄芩配伍能清泄肝胆湿热。与香附、川芎同用为柴胡疏肝散，治疗肝失疏泄、气机郁阻所致的胸胁胀满及带状疱疹后遗神经痛。与黄芩合用组成小柴胡汤，清半表半里之热，治疗发热性皮肤病，如脓疱型银屑病。与补骨脂、骨碎补配伍可治肝肾不足型的皮肤病，如黄褐斑、白癜风、斑秃等。

【剂量要点】剂量一般3~9g。用于解表退热剂量稍大，剂量大于20g，宜生用。疏肝解郁升阳用量稍小，剂量宜10~20g。疏肝醋炙，升举阳气剂量宜小于10g，生用或酒炙。因其性升散，阴虚阳亢，肝风内动，阴虚火旺及气机上逆者忌用或慎用。

【各家论述】《神农本草经》：主心腹肠胃中结气，饮食积聚，寒热邪气，推陈致新。

《滇南本草》：伤寒发汗解表要药，退六经邪热往来，痹痿，除肝家邪热、痨热，行肝经逆结之气，止左胁肝气疼痛，治妇人血热扰经，能调月经。发汗用嫩蕊，治虚热、调经用根。

《本草纲目》：治阳气下陷，平肝、胆、三焦、包络相火，及头痛、眩晕、目昏、赤痛障翳、耳聋鸣，诸疟，及肥气寒热，妇人热入血室，经水不调，小儿痘疹余热，五疳羸热。

《名医别录》：除伤寒心下烦热，诸痰热结实，胸中邪逆，五脏间游气，大肠停积，水胀，及湿痹拘挛。亦可作浴汤。

《药性论》：治热劳骨节烦疼，热气，肩背疼痛，宣畅血气，劳乏羸瘦；主下气消食，主时疾内外热不解，单煮服。

《千金方》：苗汁治耳聋，灌耳中。

《日华子本草》：补五劳七伤，除烦止惊，益气力，消痰止嗽，润心肺，添精补髓，天行温疾热狂乏绝，胸胁气满，健忘。

【常用方剂】蛇疮1号方、补肾活血祛斑汤、滋阴补肾祛斑汤、补肾消白汤、祛疣汤、补肾养血生发汤等。

第二节　清热药

金银花

【一般认识】金银花是清热解毒药，常用于痈肿疔疮、喉痹、丹毒、热毒血痢、风热感冒、温病发热等。且能凉血止痢，炒炭后效果更佳。现代研究表明，金银花对多种革兰阳性及阴性细菌（如溶血性链球菌、金黄色葡萄球菌、伤寒杆菌、铜绿假单胞菌）、流感病毒、柯萨奇病毒等有抑制作用，具有抗炎、抗毒素、调节免疫等功能。

【皮科特能】本品甘寒，清热解毒、散痈消肿、止痛止痒，是治疗阳证痈肿疔疮的要药，故有"疮家圣药"之美誉，常用于细菌、病毒、过敏等导致的急性炎症性皮肤病。金银花既清里热，又解表热，既用于里热所致白疕、丹毒、瓜藤缠、紫斑病，又用于表热所致日晒疮、瘾疹、热疮、风热疮等。

此外，其茎枝忍冬藤除清热解毒外，尚可疏风、清热通络，用于瘾疹及紫斑相关的关节红肿热痛。

【配伍应用】配连翘、蒲公英、紫花地丁治热毒肿疡。配荆芥、防风治风寒化热表证。配赤芍、丹皮、蒲公英治血热肿痛。配连翘、牛蒡子、半夏、甘草治咽喉肿痛。配野菊花、黄芩治肝经实火导致的目赤肿痛、头面胸胁肿痛等。

【剂量要点】本品气味芳香，量小（10~15g）走表，善清气分热证，取轻清走表之效，偏清表热，散表清热。又甘寒入胃，量大（20~50g）厚肠，善走阳明及血分，长于消肿、化脓、止痛。

【各家论述】《滇南本草》：清热，解诸疮、痈疽发背，无名肿毒。

《洞天奥旨》：金银花半斤，水十碗，煎至二碗，入当归二两，同煎至一碗，一气服之（归花汤）。

《药性通考》：味甘寒气香，入肺散热，化毒解毒，补虚疗风，养血止渴。

治痈疽疥癣……凡肠痈、背痈，将金银花大剂，每日当茶服之，自然消矣。此药无经不达，多服将周身之毒气，化为黄水从大小便而出矣。毒既化，疮又从何而生哉！

【常用方剂】五味解毒汤、四味解毒饮、消疮1号方、消疮2号方。

连翘

【一般认识】连翘是清热解毒药，始载于《神农本草经》。味苦性微寒，归肺、心、小肠经，功能清热解毒、消肿散结、疏散风热，可治痈肿疮毒、瘰疬痰核。"诸痛痒疮，皆属于心"，连翘苦寒，主入心经，既清心火解疮毒，又消散痈肿结聚，故有"疮家圣药"之称。还可治疗风热感冒、温病初起，热淋涩痛、肢体湿肿等。现代药理研究表明，连翘有解热、抗炎、抗病毒、抗菌、抗肿瘤、降压等作用，临床可用于发热、流行性感冒、肿瘤、高血压病等。

【皮科特能】连翘配赤芍，清热解毒、散血消疮，治疗痤疮。其中连翘清热解毒、透邪达表，善清心火而散上焦风热，又能消痈散结，助赤芍消散面部瘀结的痤疮。连翘配金银花、牛蒡子解肌散热、清热解毒，治疗疮疡肿毒、咽喉肿痛等。配赤小豆治疗以皮肤瘙痒、水疱、糜烂、渗出等为特征的皮肤病，如日光性皮炎等。连翘清热散结，赤小豆除湿解毒，使邪有出路。配伍金银花、板蓝根治疗手足口病。

【外用特能】用于治疗疖疮、痈肿兼有发热等表实证者，最为合适。常配牛蒡子、栀子等疏风清热、消肿排脓。配黄柏等研末制膏外用，治疗实热痈肿未破溃者。

【配伍使用】配伍生甘草、桔梗、牛蒡子可清热解毒、疏散风热。配伍栀子、车前子、白茅根可祛风散邪、利湿退黄。配伍夏枯草、浙贝母、玄参可清肝散结、化痰消肿。

【剂量要点】临床用量多为6~30g，结合病种、证型、症状选择其最佳剂量。如清热解毒、疏散风热，治疗表证、痈肿疮毒、呼吸系统疾病等，用量一般为6~30g。如祛风散邪、利湿退黄，治疗肝病、内分泌系统及代谢系统疾病，用量一般为6~10g。如清肝散结、化痰消肿，治疗外科疾病、瘰疬痰核，用量一般为6~15g。

【各家论述】《神农本草经》：主寒热，鼠瘘，瘰疬，痈肿，恶疮，瘿瘤，结热，蛊毒。

《珍珠囊》：连翘之用有三：泻心经客热，一也；去上焦诸热，二也；为疮家圣药，三也。

《医学衷中参西录》：连翘，具升浮宣散之力，流通气血，治十二经血凝气聚，为疮家要药。能透肌解表、清热逐风，又为治风热要药。且性能托毒外出，又为发表疹瘾要药。为其性凉而升浮，故又善治头目之疾，凡头疼、目疼、齿疼、鼻渊，或流浊涕成脑漏证，皆能主之。

【常用方剂】麻黄连轺赤小豆汤、连翘散、清热利湿祛风汤、祛疣汤、粉刺汤、蛇疮1号方、蛇疮2号方、消疣汤1号方、消疣汤2号方、消疣汤3号方、湿疮2号方。

蒲公英

【一般认识】蒲公英是清热解毒药，功能清热解毒、消痈散结。首载于《新修本草》，常用于治疗热毒壅结所致的痈（如乳痈、肺痈、肠痈等）、疫病（如痄腮、痢疾、瘰疬）、感冒发热、咳嗽、咽喉疼痛、淋病、目赤肿痛等。《新修本草》记载：味甘、平，无毒，故在临床上可以长期内服和外用。《本草衍义》记载"入肝、胃二经"，因苦能泄、疏通经络、通乳，在《滇南本草》中记载可治疗乳痈。在《梅师集验方》记载治疗产后不自乳，蓄积乳汁，结作痈，蒲公英捣烂外敷上，日三四度易之。《随息居饮食谱》记载"清肺，利膈化痰"，临床上与鱼腥草、冬瓜仁、芦根等配伍治疗肺痈吐脓。《医学衷中参西录》记载单用蒲公英治疗肝火上炎引起的目赤肿痛，说明本品既能清热解毒，又能清肝明目。《上海常用中草药》记载"清热解毒利尿"，可配伍白茅根、金钱草、车前草等利尿通淋，治疗热淋小便涩痛。

【皮科特能】蒲公英苦、甘、寒，苦能泄热，甘能解毒，寒能清热散气滞，治疗皮肤体表和内科、外科的热毒疮痈诸证。在皮肤科临床可用于疔、疖、痈、有头疽、无头疽、流注、发颐、丹毒、走黄与内陷。配伍后可用于肺胃热盛的热疮、肝胆湿热证的蛇串疮、各种疣、暑湿热蕴的黄水疮、热毒蕴结或热毒湿蕴所致的虫咬皮炎、湿热浸淫的湿疮，以及药毒、天疱疮、银屑病、风热疮、粉刺、面油风、红蝴蝶疮等。在《本草纲目》中记载"乌须发、壮筋骨"，配伍后治疗斑秃、白发、白癜风、风瘙痒等证属肝肾亏虚者。

【配伍使用】蒲公英配伍夏枯草可清热泻火、消散痈结，既可用于热毒郁结、气血凝滞的疮疡肿毒，又可用于热毒郁结的粉瘤、结节性红斑、白塞综合征、粉刺脓肿。蒲公英配伍紫花地丁、连翘可清热解毒。紫花地丁性寒味微苦，寒能清热凉血解毒，可通散血热壅滞，二者配伍擅长治疗痈肿疔毒，可用于痈肿疔毒、丹毒、银屑病等。蒲公英与败酱草合用，败酱草化瘀消肿排脓，对于毒热血瘀所致的粉刺脓肿、各种痈有很好的疗效。体外实验表明败酱草具有抗微生物作用，对金黄色葡萄球菌、大肠杆菌、铜绿假单胞菌、痢疾杆菌、白色念珠菌等有一定抑制作用。口服具有抗内毒素的作用，还有免疫调节作用。

【剂量要点】本品苦、寒，无毒，不宜久服，非实热之证及阴疽者慎用。

【各家论述】《新修本草》：主妇人乳痈肿。

《本草正义》：蒲公英，其性清凉，治一切疔疮、痈疡、红肿热毒诸症，可内服可外敷，而治乳痈乳疬，包块红肿且坚，尤为捷效。鲜品捣汁温服，干者煎服，一味也可治之，而煎药方中必不可缺此。

【常用方剂】五味消毒饮。

紫花地丁

【一般认识】紫花地丁是清热解毒药，功能清热解毒、凉血消肿，其性寒，味苦辛，常用于疔疮肿毒、痈疽发背、丹毒、毒蛇咬伤等。现代研究表明紫花地丁对大肠杆菌、沙门菌、金黄色葡萄球菌有较强的抑菌作用，具有抗炎、调节免疫力的作用。

【皮科特能】紫花地丁清热解毒、消肿行滞，多用于热毒壅盛，内服多配合金银花、连翘、野菊花等，外用可取新鲜紫花地丁捣烂外敷局部。《本草新编》："火之最烈者，无过阳明之焰。阳明之火降，而各经余火无不尽消。"治疗热毒蕴结的温病发斑，用大量蒲公英、紫花地丁清热解毒，并清阳明之火，以助泻各经之火。紫花地丁与金银花、蒲公英、紫背天葵子、野菊花组成的五味消毒饮，清热解毒、消散疔疮，主治疔疮初起，症见发热恶寒、疮形如粟、坚硬根深、形状如铁钉，或痈疡疖肿、红肿热痛等。

【外用特能】治毒蛇咬伤：鲜紫花地丁、鲜连钱草、鲜野菊叶各 100g，用冷开水洗净，捣烂取汁约 150~200ml，一次内服；余渣加少量冷开水，敷在伤处。如病重体弱，可隔 8 小时再照上述剂量内服 1 次。服药后不可喝热水、吃热食。

【配伍使用】常配合连翘、蒲公英、金银花、野菊花等清热解毒、消肿止痛，用于疖、疔、肺风粉刺、白疕、丹毒、热疮、蛇串疮、荨麻疹、扁平疣等。配赤芍、丹皮、蒲公英治血热肿痛。配蒲公英治黄疸内热、喉痹肿痛。

【剂量要点】可以清热解毒、凉血消肿。中等剂量适合内服。大剂量适合鲜品取汁或外用。

【各家论述】《证治准绳》：紫花地丁、当归、大黄、赤芍药、金银花、黄芪、甘草。治诸疮肿痛。

《本草纲目》：用紫花地丁（连根）、苍耳叶等份，捣烂，加酒一杯，搅汁服下。治痈疽恶疮。

用紫花地丁草捣汁服。又方：用紫花地丁草、葱头、生蜜一起捣烂贴患处。又方：用紫花地丁根、去粗皮，同白蒺藜共研为末。加油调匀涂患处。治疗疮肿毒。

《本草易读》：取汁内服，杵烂外敷。治疗疮肿毒。同蒺藜末，油合敷。治疮疔、发背诸肿，以罐盛，烧烟熏之，出黄水尽，愈。治一切恶疮。同苍耳叶捣，酒下。治痈疽恶疮。

【常用方剂】蛇疮2号方（阴虚火旺证）、消疣汤1号（湿热聚肤型）、消疣汤2号（阴虚火旺证）、湿疮1号方（湿热蕴肤证）、湿疮2号方（风热证）、清热利湿祛风汤（脂溢性皮炎）、清热燥湿止痒汤（外洗1号方）、清热健脾止痒汤（外洗2号方）、祛疣汤（扁平疣）、粉刺汤、祛风清热固表汤（荨麻疹）、五味消毒饮。

野菊花

【一般认识】野菊花是清热解毒药，功能清热解毒、消肿、凉肝明目。其性微寒，味苦、辛。常用于疗疮痈肿、目赤肿痛、头痛眩晕等。现代研究表明野菊花具有降压、调节血流动力学和抗心肌缺血作用；抑制磷酸二酯酶；抑制血小板凝结；抗病原微生物；解热；增强吞噬细胞吞噬功能。煎剂体外实验表明具有一定的广谱抑菌作用，全草抑菌作用强于花，鲜品强于干品，加热则效果降低，挥发油有较强的抑菌作用；抗病毒作用，对带状疱疹、单纯疱疹、寻常疣、扁平疣、尖锐湿疣有治疗作用；注射液能抑制血小板的聚集，增加冠脉流量，降低心肌耗氧量。

【皮科特能】野菊花为外科痈肿要药，因其挥发油有较强抑菌作用，贾敏教授认为其在煎剂中后下效果更佳，也为本流派特色。其入肝经，过阴器，布胁肋，环口周，适用于治疗尖锐湿疣、带状疱疹、单纯疱疹等病。其味辛苦，辛能散气，苦能散火，凡痈毒疗肿、双目热痛、妇女瘀血等无不得此则愈。与蒲公英、紫花地丁、连翘等合用能清热解毒、消散疔疮。与白鲜皮、地肤子、金银花等合用能清热止痒。野菊花与金银花、蒲公英、紫花地丁、紫背天葵子组成的五味消毒饮，清热解毒，消散疔疮，主治疔疮初起，症见发热恶寒、疮形如粟、坚硬根深、形状如铁钉；或痈疡疖肿，红肿热痛。

【外用特能】治夏令热疖及皮肤湿疮溃烂：用野菊花或茎叶煎浓汤洗涤，并以药棉或纱布浸药汤掩敷，每日数次。

治头癣、湿疹：用野菊花、苦楝根皮、苦参根各适量，水煎外洗。

【配伍使用】治疗疮：野菊花和黄糖捣烂贴患处。如生于发际，加梅片、生地龙捣烂后同敷。

治痈疽脓疡，耳鼻咽喉阳证脓肿：野菊花 48g，蒲公英 48g，紫花地丁 30g，连翘 30g，石斛 30g。水煎。每日 3 次分服。

治毒蛇咬伤：野菊花 15~30g。水煎代茶饮。

治风热目赤肿痛：野菊花 15g，夏枯草 15g，千里光 15g，桑叶 9g，甘草 6g。水煎服。

治瘰疬疮肿不破者：野菊花根捣烂煎酒服，再将煎过的菊花根为末敷贴。

【剂量要点】内服：煎汤，10~15g，鲜品可用至 30~60g。

外用：适量，捣敷；煎水漱口或淋洗。

【各家论述】《本草汇言》：破血疏肝，解疔散毒。主妇人腹内宿血，解天行火毒丹疔。洗疮疥，又能祛风杀虫。

《本草求真》：是以经验方治瘰疬未破，用根煎酒热服，渣敷自消。孙氏治毒方用此，连根叶捣烂，煎酒热服取汗，以渣敷贴。或用苍耳同入，或作汤服，或为末酒调，自无不可。

《本草纲目》：治痈肿、疔毒、瘰疬、眼息。

《纲目拾遗》：治蛇咬、梅疮、天疱疮。

【常用方剂】蛇疮 1 号方（肝胆湿热证）、蛇疮 2 号方（阴虚火旺证）、消疣汤 2 号（阴虚火旺证）、五味消毒饮。

知母

【一般认识】知母味苦甘，性寒，入肺、胃、肾经，功能清热泻火、滋阴润燥、生津止渴。用于温热病气分热证、肺热咳嗽、阴虚燥咳、骨蒸潮热、阴虚消渴、肠燥便秘等。既能清上焦肺火，又能清中焦胃火，还可泻下焦肾火。现代药理研究发现知母有清热、抗菌、抗病毒、降血糖、抗肿瘤、抗炎、减少激素不良反应的作用。

【皮科特能】知母苦寒质柔，上清肺热，下泄肾火，中清胃经实热，还可滋阴润燥。故热邪伤阴所致皮肤病变，无论实证、虚证皆可应用。知母既能清实热，又能清虚热，无论实热、虚热皆可应用。临证时，清热泻火宜生用，滋阴降火宜盐水炙用。

【外用特能】知母、夏枯草各 30g，水煎湿敷治疗毛囊周围炎疗效较好。

【配伍使用】常与石膏相须为用，治疗阳明经实热证。与贝母合用为二母散，治疗阴虚燥咳，干咳少痰。与黄柏相须为用，配入养阴药中以加强滋阴降火之效。与银花配伍可治疗疮。

【剂量要点】知母临床用量为 6~90g。用于以阳明热盛为主要表现的疾病或糖尿病酮症酸中毒，常配伍石膏、甘草等，用量多为 30~90g。若用于降糖，常配伍桑叶、赤芍、牡丹皮、黄连等，用量多为 30~60g。用于内科杂病，包括自身免疫性疾病、失眠、妇科疾病、抑郁、皮肤病、咽炎、盗汗、便秘、甲亢、泌尿系统感染等时，知母主要作用为滋阴生津、清虚火，常配伍沙参、川贝母、黄柏、黄芪、生地黄、百合、青蒿、酸枣仁、草果等，用量多为 6~30g。

【各家论述】《神农本草经》：主消渴热中，除邪气，肢体浮肿，下水，补不足，益气。

《本草纲目》：肾苦燥，宜食辛以润之；肺苦逆，宜食苦以泻之。知母之辛寒凉，下则润肾燥而滋阴，上则清肺金而泻火，乃二经气分药也。

《本草新编》：黄柏未尝不入气分，知母未尝不入血分也。黄柏清肾中之火，亦能清肺中之火；知母泄肾中之热，而亦能泄胃中之热。胃为多气多血之腑，岂止于气分，而不入于血分耶？是二药不必兼用。

【常用方剂】白虎汤、知柏地黄丸、消疣汤 2 号方、清热利湿祛风汤、粉刺汤、补肾养血生发汤。

黄柏

【一般认识】黄柏属清热燥湿药，性味苦寒，归肾、膀胱、大肠经，功能清热燥湿、泻火除蒸、解毒疗疮。现代药理研究发现黄柏与黄连有相似的抗病原微生物作用，对痢疾杆菌、伤寒杆菌、结核杆菌、金黄色葡萄球菌、溶血性链球菌等多种致病细菌均有抑制作用；针对某些皮肤真菌、钩端螺旋体、乙肝表面抗原也有抑制作用；还有抗心律失常、降压、抗溃疡、镇静等作用。故临床用于治疗湿热痢、黄疸、湿热脚气、痿证、骨蒸劳热、盗汗、遗精等。

【皮科特能】黄柏苦寒沉降，擅长清泻下焦湿热，用于治疗湿热下注所致湿疹皮炎、银屑病、脚气等。黄柏还能泻火解毒，内服外用均可，用于治疗疮疡肿毒。黄柏入肾经，善泻相火，能退骨蒸，可配伍用于阴虚火旺型皮肤病，如脓疱型银屑病、感染性荨麻疹伴有低热等。黄柏擅长清热燥湿，广泛用于皮肤病外洗方。

【配伍应用】黄柏配知母，知母佐黄柏滋阴降火，有金水相生之义，黄柏无知母，犹水母之无虾。盖黄柏能治膀胱命门中之火，知母能清肺金，滋肾水之化源，故张洁古、李东垣、朱丹溪皆以为滋阴降火要药。

黄柏配苍术，黄柏苦寒沉降，能清热燥湿、泻火解毒，善清下焦湿热。苍术辛烈温燥，可升可降，功擅祛风胜湿，健脾止泻。二药相合，一温一寒，相互制约，相互为用，并走于下，增强清热燥湿、消肿止痛、除湿止带之力。

治疗湿热下注，足膝疼痛，痿证，下部湿疮，小便淋浊，女子带下，脚气等，多配牛膝应用，疗效甚佳。配黄连、黄芩，组成黄连解毒汤治疗疮疡。配苦参、荆芥、白鲜皮内服可治疗湿疹瘙痒。

【剂量要点】用量一般 3~12g，内服外用均可，外用适量。黄柏为苦寒药性，脾胃虚寒者忌用。生用则降实火，熟用则不伤胃，酒制则治上，盐制则治下，蜜制则治中。

【各家论述】《神农本草经》：黄柏，主五脏肠胃中结热，黄疸，肠痔；止泄痢，女子漏下赤白，阴伤蚀疮。

《长沙药解》：黄柏，泄己土之湿热，清乙木之郁蒸，调热利下重，理黄疸、腹满、伤寒。

《本草拾遗》：主热疮疱起，虫疮，痢，下血，杀蛀虫；煎服，主消渴。

《日华子本草》：安心除劳，治骨蒸，洗肝，明目，多泪、口干、心热。杀疳虫，治蛔心痛、疥癣、蜜炙治鼻洪、肠风、泻血、后分急热肿痛。

《濒湖集简方》：治痈疽肿毒；黄柏皮（炒）、川乌头（炮）等份。为末调涂之，留头，频以米泔水润湿。

《补缺肘后方》：治男子阴疮损烂：煮黄柏洗之，又白蜜涂之。黄连、黄柏等份，末之，煮取肥猪肉汁，渍疮讫，粉之。

《子母秘录》：治小儿脐疮不合：黄柏末涂之。

《简便单方》：治小儿脓疮遍身不干：黄柏末，入枯矾少许掺之。

【常用方剂】消疣汤 1 号方、清热燥湿止痒汤。

白鲜皮

【一般认识】白鲜皮，别名：八股牛、山牡丹、羊鲜草，为植物白鲜的干燥根皮。其味苦，微辛，性寒，归肝、胆、脾、胃、肺、膀胱经。用于治疗黄疸、淋证、阴痒阴肿等湿热证。现代药理研究表明，白鲜皮具有抗过敏的作用，能降低炎症组织中组胺及 5 羟色胺并能抑制炎症细胞因子的释放从而达到抗炎的作用。同时具备抑制真菌、增强机体免疫能力、杀虫、抗溃疡、解热、止血、抗肿瘤等作用。

【皮科特能】白鲜皮清热解毒、除湿祛风止痒，是治疗皮肤病的常用药，可用于治疗湿热夹风邪所致的面游风、湿疮、瘾疹、摄领疮、瘙痒症等。《本草原始》言："治一切疥癞、恶风、疥癣、杨梅、诸疮热毒。"现代研究亦表明本品抗真菌作用明显，可用于手足癣、体癣等，且在燥湿祛风基础上，有止血作用，可用于紫癜、葡萄疫等。明代王肯堂在其《证治准绳·疡医》中曰："夫紫癜风者……此皆风湿邪气客于腠理，气血相搏，致荣卫否涩，风冷在肌肉之间，故令色紫也。"

【外用特能】白鲜皮外用祛风止痒、清热燥湿，可治疗湿疮、疥癣、皮肤瘙痒等。另本品清热解毒力强，配白蔹入散剂外用，可增强解毒敛疮、生肌止痒的作用。现代研究表明本品具有止血的作用，可用于治疗外伤出血。

【配伍应用】配苦参、蛇床子祛风燥湿、杀虫止痒，治疗皮肤瘙痒、阴痒等。配地肤子可治湿疮、瘾疹等。配土茯苓可治梅毒或因梅毒服汞剂而致肢体拘挛者。配茵陈治湿热黄疸。配苍术、防己、牛膝治风湿性关节痛。配防风主治风热咳嗽。配白蔹主治湿热疮疡、痈疮肿毒、皮肤瘙痒、烧烫伤等。

【剂量要点】本品煎服，10~25g。外用适量。

【各家论述】《药性论》：治一切热毒风，恶风，风疮，疥癣赤，眉发脱脆，皮肌急，壮热恶寒。主解热黄、酒黄、急黄、谷黄、劳黄等。

《本草纲目》：白鲜皮，气寒善行，味苦性燥，为诸黄风痹要药，世医止施之疮科，浅矣。

《本草求真》：白鲜皮……阳明胃土喜燥恶湿，一有邪入，则阳被郁不伸而热生矣。有热自必有湿，湿淫则热益盛，而风更乘热至，相依为害，以致关节不通、九窍不利，见为风疮疥癣、毛脱疸黄、湿痹便结、溺闭阴肿、咳逆狂叫、饮水种种等症。治宜用此苦泄寒咸之味，以为开关通窍，俾水行热除风息，而症自克平……奈世不察，猥以此为疮疡之外用，其亦未达主治之意耳。然此止可施于脾胃坚实之人，若使素属虚寒，切勿妄用。

【常用方剂】白鲜皮汤、白鲜皮散、白鲜皮七味汤、湿疮 3 号方、清热利湿祛风汤、皮肤科外洗协定 1 号方等。

牡丹皮

【一般认识】牡丹皮属于清热凉血药，味苦、辛，性微寒，归心、肝、肾经，功能清热凉血、活血散瘀及退虚热。临床取其清热凉血、活血散瘀之功，可达解毒活血之效，常用于治疗温病热入营血之斑疹、吐血、衄血、温病伤阴、阴虚发热、无汗骨蒸、痈肿疮毒、肠痈、经闭痛经、跌打损伤等。现代研究证明牡丹皮（丹皮酚）有抗菌消炎作用，牡丹皮水提物可对大肠埃希菌、溶血性链球菌、金黄色葡萄球菌、伤寒杆菌等 20 余种致病菌产生较强的杀菌抑菌作用。现代中药化学和药理研究表明，牡丹皮含有丹皮酚、芍药苷等多种活性成分，具有抗菌、消炎、镇静、镇痛、降血糖、抗过敏、免疫调节及保护心血管等多种药理作用。

【皮科特能】本品苦辛、微寒，辛以散结聚，苦寒除血热，入血分，"凉血热之要药也"。凉血消痈，可用于治疗感染性皮肤病。解毒活血，常用于治疗瘙痒、炎症性皮肤病。其味辛，可散、可通，性微寒，无凉遏之弊，故可治发斑性皮肤病。

【配伍应用】常配伍生地黄、水牛角、芍药治疗热入血分证。配水牛角、生地黄可治疗温病热入营血的斑疹、吐血、衄血。《金匮要略》中大黄牡丹汤治肠痈，以牡丹皮配伍桃仁、大黄、芒硝、冬瓜子排脓消痈。配金银花、野菊花可治疮痈肿毒、肠痈。配地骨皮、银柴胡、知母、青蒿治疗阴虚发热、无汗骨蒸等。配桃仁、红花、当归、乳香、没药可治跌打损伤、癥瘕积聚等。配伍海桐皮、白鲜皮、地骨皮、桑白皮、海风藤、钩藤、青风藤、天仙藤、首乌藤，治疗慢性湿疹、慢性荨麻疹等瘙痒性皮肤病。

【剂量要点】常用内服剂量6~12g。牡丹皮生用活血祛瘀；炒制后药性缓和，凉血止血。牡丹皮辛散宜后下，煎煮10分钟效果最佳。赵炳南拟五皮五藤饮治疗慢性荨麻疹，牡丹皮常用9~20g。何复东用犀角地黄汤（水牛角60~100g，生地黄30~60g，牡丹皮30~60g）清热解毒、凉血散瘀，治疗过敏性紫癜。张炳厚以赵炳南经验方五皮五藤饮为基础，灵活化裁为凉血五皮五藤饮、止痛五皮五藤饮、化斑五皮五藤饮、消疮五皮五藤饮等治疗各种皮肤病，其中治疗带状疱疹，牡丹皮用30g。傅延龄用牡丹皮配黄柏、知母等以泻相火，共同协调内分泌平衡以治疗痤疮，牡丹皮多用15g。

【各家论述】《本草纲目》：牡丹皮，治手足少阴、厥阴四经血分伏火。盖伏火即阴火也，阴火即相火也。古方惟以此治相火，故仲景肾气丸用之。后人乃专以黄柏治相火，不知丹皮之功更胜也。赤花者利，白花者补，人亦罕悟，宜分别之。

《神农本草经》：主寒热、中风瘛疭、痉、惊痫邪气，除癥坚瘀血留舍肠胃，安五脏，疗痈疮。

《滇南本草》：破血、行（血）消癥瘕之疾，除血分之热。

《药性论》：治冷气，散诸痛；治女子经脉不通、血沥腰疼。

《本草求真》：世人专以黄柏治相火，而不知丹皮之功更胜。盖黄柏苦寒而燥，初则伤胃，久则伤阳，苦燥之性徒存，而补阴之功绝少；丹皮能泻阴中之火，使火退而阴生，所以入足少阴而佐滋补之用，较之黄柏不啻霄壤矣。

【常用方剂】消疮1号方、湿疮1号方、祛疣汤、祛风清热固表汤、五皮五藤饮、清营汤、犀角地黄汤、六味地黄汤、青蒿鳖甲汤、清胃散、丹栀逍遥散。

第三节　祛风湿药

豨莶草

【一般认识】豨莶草选取菊科植物豨莶、腺梗豨莶、毛梗豨莶的干燥地上部分。豨莶草味辛、苦，性寒，归肝、肾经，功能祛风湿、通经络、利关节和清热解毒。临床多用于治疗风湿痹痛、筋骨不利、四肢麻木、肢软无力，是治疗痛证的常用药。现代药理研究表明，豨莶草含生物碱、酚性成分、氨基酸、有机酸等，有明显的抗炎作用，其水浸液和乙醇－水浸液有降压和扩张血管作用。另有实验证明豨莶草对金黄色葡萄球菌高度敏感。

【皮科特能】豨莶草味辛、苦，性寒，祛风湿、通经络、善化湿热。在皮肤科可用于伴有风湿偏热的疼痛性皮肤疾病，如湿热引起的带状疱疹相关的神经性疼痛。现代药理研究也发现豨莶草经不同途径给药，均有缓解神经病理性疼痛的功能，其治疗神经病理性疼痛是通过减轻炎性反应，以缓解神经源性炎症所导致的周围神经末梢敏感化。同时豨莶草也可运用于风湿热邪引起的硬皮病、结节性红斑等。

【外用特能】豨莶草作为风湿外用药物，主要作用是抗炎，可以减轻风湿关节疾病方面的炎症。豨莶草捣烂外敷或研末撒于患处，也可用于痈肿疮毒、犬类动物咬伤、蜘蛛虫毒等。豨莶草清热解毒、祛风除湿止痒，可用于皮科疮疡肿毒，也可以用于治疗风疹、湿疹、皮炎作痒，达到除湿止痒的功效。可单用本品煎水外洗，也可配伍白蒺藜、地肤子等止痒。该药有小毒，应注意用量。

【配伍应用】

（1）配海桐皮　海桐皮苦辛平，入血分，祛风除湿、通络止痛，偏于走上；豨莶草祛风除湿、活血通络、解毒降压。两药配伍应用，祛风除湿、通利血脉、降低血压，用于风湿痹痛、筋骨不利、骨节疼痛、四肢麻木、半身不遂等。

（2）配威灵仙　两药皆能祛风湿止痛。豨莶草善利筋骨，威灵仙善于通络，两药相须为用，功效更著，用于风湿筋骨疼痛、四肢麻木等。

（3）与白鲜皮、地肤子、苍耳子等合用　化湿热、除风痒，用于皮肤风疹、湿疮瘙痒等。

【剂量要点】豨莶草味苦、辛，性寒，有小毒，水煎服，多为15~20g。外用适量，煎水洗。

【各家论述】《新修本草》：主热䘌，烦满不能食。生捣汁，服三四合，多则令人吐。

《证类本草》记载有豨莶丸（单味豨莶草嫩茎叶制成蜜丸），用以祛风除湿、通痹止痛，治疗风湿痹病、筋骨无力。

《本草图经》：主风湿疮，肌肉顽痹。

《本草纲目》：治肝肾风气，四肢麻痹，骨痛膝弱，风湿诸疮。生用则性寒，熟用则性温。

《景岳全书》：味苦、性微寒，有小毒。此物性味颇峻，善逐风湿诸毒……散撒麻疔恶毒、恶疮浮肿、虎伤狗咬、蜘蛛虫毒，或捣烂封之，或散敷并良。

《集验良方拔萃》使用豨桐丸（豨莶草、臭梧桐组成）来缓解由风寒湿邪引起的双腿酸软、步履艰难等症状。

【常用方剂】蛇疮1号方、蛇疮2号方、蛇疮3号方。

路路通

【一般认识】路路通，别名：枫实、枫球子、狼目、九空子。是祛风寒湿药，性味苦、平，归肝、肾经，功能祛风活络、利水通经，善治风湿痹痛、中风半身不遂、跌打损伤、水肿、经行不畅、经闭、乳少、乳汁不通等。现代研究发现本品含有28-去甲齐墩果酮酸、苏合香素等多种化学成分，对蛋清性关节炎肿胀有抑制作用。

【皮科特能】《本草纲目拾遗》记载路路通"通行十二经穴"，祛风活络。《素问·举痛论》提到"经脉流行不止，环周不休，寒气入经而稽迟，泣而不行，客于脉外则血少，客于脉中则气不通，故卒然而痛"，故"不通则痛"。路路通能通行经脉、散瘀止痛，善治皮肤诸痛证，如带状疱疹引起的神经痛、栓塞性静脉炎引起的疼痛等。其味苦，通经利水消肿，可治疗湿疹皮炎、荨麻疹、血管性水肿等引起的局部肿胀，也可用于痈疽肿毒。

【外用特能】用枫木球10个、白矾五厘（0.15g）共末，香油调和外搽，可治癣。现代实验表明，枫香乙醇溶剂（60%）外用，能防止钩蚴侵入小鼠皮肤，其防护效力与溶剂浓度成正比。《现代实用中药》中记录本品烧灰外用治疗皮肤湿癣、痔漏等，有收敛、消炎、消毒作用。

【配伍应用】配黄芪、川芎、桃仁、红花可治气血瘀滞、经脉不通所致的带状疱疹。配地肤子、刺蒺藜、苦参等祛风止痒，可治疗风疹瘙痒。

【剂量要点】内服一般5~9g，小剂量煎服可通利经脉。外用剂量宜大，可祛风止痒。阴虚内热、虚寒血崩者不宜服用或勿服用，凡经水过多者及孕妇忌用。

【各家论述】《本草纲目拾遗》：辟瘴却瘟，明目，除湿，舒筋络拘挛。周身痹痛、手脚及腰痛，焚之嗅其烟气皆愈。枫果去外刺皮，内圆如蜂窝，即路路通。其性大能，通行十二经穴，故《救生苦海》治水肿胀用之，以其能搜逐伏水也。

《岭南采药录》：治风湿流注疼痛及痈疽肿毒。

《中药志》：通经利水，除湿热痹痛。治月经不调、周身痹痛、小便不利、水肿胀满等证。

《湖南药物志》：以枫球一斤，煎浓汁，每天三次，每次六钱，空心服来治荨麻疹。

《常用中草药手册》：祛风除湿，行气活血。治风湿性腰痛、心胃气痛、少乳、湿疹、皮炎。

《浙江民间草药》：用路路通五钱煎服治耳内流黄水。

【常用方剂】蛇疮1号方、蛇疮3号方。

乌梢蛇

【一般认识】乌梢蛇，别名：乌蛇、黑梢蛇、剑脊乌梢。味辛、甘，性平，入肝经，功能祛风除湿、舒筋通络、祛风止痒，主治风湿顽痹、肌肤麻木、筋脉拘挛、肢体瘫痪、破伤风、麻风、风疹疥癣。现代药理研究表明，乌梢蛇水煎液有抗炎、镇痛、抗惊厥等作用；乌梢蛇血清有抗蛇毒作用，可以阻止五步蛇蛇毒所致的凝血时间延长。

【皮科特能】乌梢蛇"主诸风瘙瘾疹，疥癣，皮肤不仁，顽痹"（《开宝本草》）。

【外用特能】

（1）治烧伤　乌梢蛇适量，焙干，研为细末，加入冰片少许，用香油调成糊状，外涂创面，每日1~2次。

（2）治脱骨疽（坏死性脉管炎）　乌梢蛇头数个，焙干，研为细末，用香油调成糊状，涂患处，每日2~3次。

【配伍应用】

（1）祛风止痒　凡风疹瘙痒者，可与荆芥、蝉蜕、白蒺藜、地肤子等配伍，以增强祛风止痒之功。血虚生风者，须与当归、牡丹皮等同用，以养血祛风止痒。如反复发作、迁延不愈者，又当与生黄芪、何首乌等并施，以益气养阴、润燥止痒。又治白癜风，《太平圣惠方》用本品与防风、天麻、白蒺藜、熟地黄等相配，以祛风养血润燥。

（2）祛风湿、通经络　虫类药善行走窜，乌梢蛇主入肝经，祛风湿、通经络，临床常用于风湿顽痹、麻木拘挛、中风不遂等。痹证日久，偏寒者，常与麻黄、桂枝、附子、威灵仙等热性药相伍，以祛风散寒、温经通络；偏热者，与地龙、秦艽、鸡血藤、络石藤相伍，增强祛风清热通络之效。《太平圣惠方》乌蛇丸，乃乌梢蛇与天南星、干蝎、白僵蚕、羌活等同用，"治风痹，手足缓弱，不能伸举"者。

（3）息风止痉　乌梢蛇息风定惊止痉，常用于小儿惊风、破伤风等。凡小儿惊风，或破伤风，颈项强直、角弓反张者，可与蜈蚣、白花蛇配伍，如《圣济总录》定命散；或加全蝎、僵蚕以增息风止痉之功。凡癫痫抽搐者，可与白僵蚕、天南星、全蝎等合用，如《杨氏家藏方》五痫丸。

【剂量要点】内服：煎汤，9~12g；研末，2~3g；或入丸剂、浸酒服。外用：适量，研末调敷。

【各家论述】《本草纲目》：功与白花蛇同而性善无毒。

《太平圣惠方》：治风痹，手足缓弱，不能伸举。乌蛇三两（酒浸，炙微黄，去皮、骨），天南星一两（炮裂），干蝎一两（微炒），白附子一两（炮裂），羌活一（二）两，白僵蚕一两（微炒），麻黄二两（去根、节），防风三分（去芦、头），桂心一两。上药，捣细罗为末，炼蜜和捣三二百杵，丸如梧桐子大。每服不计时候，以热豆淋酒下十丸。

《太平圣惠方》：治婴儿撮口、不能乳者。乌梢蛇（酒浸，去皮、骨，炙）半两，麝香一分。为末，每用半分，荆芥煎汤调灌之。

《圣济总录》：治破伤风，项颈紧硬，身体强直。乌蛇、白花蛇各二寸（项后取，先浸酒，去骨，并酒炙），蜈蚣一条（全者）。上三味，为细散。每服二钱至三钱匕，煎酒小沸调服。

《秘传大麻风方》：治燥麻风，遍身如癣，其痒不可忍，后变成大风。元米一斗，乌蛇二条（去头、尾，酒煮，去骨，焙干为末）。蛇、酒、米一同拌匀，搭饭成浆，四五日后将小瓶盛贮，十日后开。空心服，服时用砂罐连糟蒸。

【常用方剂】乌蛇丸、大活络丹、乌蛇散、消疣汤1号方、消疣汤3号方等。

第四节　化湿利水药

苍术

【一般认识】苍术味辛、苦，性温，归脾、胃、肝经，功能燥湿健脾、祛风散寒。临床上，苍术主要用于湿阻中焦证、风湿痹证、风寒表证夹湿。苍术还可明目，用于治疗夜盲症及视物昏花干涩。现代药理研究发现苍术含挥发油，有抗乙酰胆碱引起的肠痉挛的功效；可治疗交感神经介质肾上腺素引起的肠肌松弛；小剂量挥发油对中枢神经系统有镇静作用，大剂量有抑制作用；苍术醇能促进胃肠运动。

【皮科特能】苍术，其味辛散气雄，能散邪发汗，可治疗皮肤病证属风寒表证夹湿者，如荨麻疹、玫瑰糠疹等。苦温燥湿，能祛湿浊，其燥湿之力，上、中、下三焦湿毒皆可治。若湿在上焦，易生湿痰，以此燥湿行痰；湿在中焦，气滞作泻，以此宽中健脾；湿在下部，足膝痿软，加黄柏治痿，能令足膝有力。能治疗各种湿毒引起的急慢性湿疹皮炎、银屑病、皮肤瘙痒等。

【配伍应用】苍术辛散苦燥，外能解风湿之邪，内能燥湿健脾，故湿邪为病，不论表里上下，皆可随症配用。

配伍黄柏组成二妙散，治疗湿热下注如阴囊湿疹。还可加陈皮组成平胃散治疗脘腹胀满。

苍术生用辛散性强，配防风以祛风发汗燥湿，因风能胜湿之故。苍术偏燥湿，防风偏祛风，两药合用，一燥一散，风湿俱除，用于治疗风疹、湿疹。苍术炒用辛散性减弱，多用于燥湿健脾。

苍术与白术配伍，苍术宽中发汗，其功胜于白术；补中除湿，其力不及白术。白术守而不走，苍术走而不守，故白术善补，苍术善行。其消食纳谷、止呕止泄亦同白术，而泄水开郁，苍术独长。

【剂量要点】一般剂量5~10g，煎服。发挥燥湿健脾、滋阴助阳的功效，多为5~25g；发挥蠲痹通络、清热利湿的功效，多为12~15g。阴虚内热、气虚汗多者不宜服用。

【各家论述】《本草正义》：苍术，气味雄厚，较白术愈猛，能彻上彻下，燥湿而宣化痰饮，芳香辟秽，胜四时不正之气，故时疫之病多用之。最能驱除秽浊恶气，阴霾之域，久旷之屋，宜焚此物而后居人，亦此意也。凡湿困脾阳，倦怠嗜卧、肢体酸软、胸膈满闷，甚至膜胀而舌浊厚腻者，非茅术芳香猛烈不能开泄，而痰饮弥漫，亦非此不化。夏秋之交，暑湿交蒸，湿温病寒热头胀如裹，或胸痞呕恶，皆须茅术、藿香、佩兰叶等香燥醒脾，其应如响。而脾家郁湿，或为膜胀，或为肿满，或为泻泄疟痢，或下流而足重跗肿，或积滞而二便不利，及湿热郁蒸，发为疮疡流注，或寒湿互结，发为阴疽酸痛，但有舌浊不渴见症，茅术一味，最为必需之品。是合内外各病，皆有大用者。

《本草纲目》：治湿痰留饮，或夹瘀血成窠囊，及脾湿下流，浊沥带下，滑泻肠风。张仲景辟一切恶气，用赤术同猪蹄甲烧烟；陶隐居亦言术能除恶气、弭灾诊。故今病疫及岁旦，人家往往烧苍术以辟邪气。

【常用方剂】消疣汤1号方。

地肤子

【一般认识】地肤子为藜科植物地肤的干燥成熟果实。地肤茎硬如铁骨，可作扫帚，俗称铁扫帚。地肤子微甘而后纯苦，且其气寒，无毒，归肾、膀胱经，能利膀胱水。地肤子是利尿通淋药，常用于淋证、小便涩痛、阴痒带下等。现代研究发现，地肤子含有三萜皂苷、脂肪油、维生素A类物质。地肤子水浸剂对许兰黄癣菌、奥杜益小芽孢癣菌、铁锈色小芽孢癣菌等多种皮肤真菌均有不同程度的抑制作用。地肤子水提物有抑制单核－吞噬细胞系统的吞噬功能及迟发型超敏反应。

【皮科特能】地肤子可用于治疗湿热毒蕴引起的瘙痒性皮肤病，如荨麻疹、疥癣、风疹、湿疹、阴囊湿疹、老年性皮肤瘙痒症等。其清热利水的功能类似于黄柏，黄柏其味苦烈，地肤子则味苦而甘，使湿热除而阴精自安。地肤子强阴，而非补益之品，我派使用地肤子治疗阴血亏虚型湿疮、血虚风燥型皮肤瘙痒。地肤子"上治头而聪耳明目"，治头目疮肿痛；可解恶疮毒，治疗头面部病毒疣、痈疮，亦可治疗脂溢性皮炎。

【外用特能】地肤子能清热利湿、祛风止痒，"外祛皮肤热气而令润泽"，是皮肤科外洗的要药。可单用地肤子外洗达到止痒消疹的目的。清热燥湿止痒汤中外用地肤子治疗瘙痒性皮肤病，疗效显著。

【配伍应用】配白鲜皮，能清热解毒、除湿止痒，适用于湿热痒疮、黄水疮、皮肤溃烂、皮肤瘙痒等。配蝉蜕、黄柏治疗湿疹、风疹。配蛇床子治疗疮疡肿痛。配苦参、龙胆草、白矾等，煎煮外洗，治疗湿热下注之外阴瘙痒。

【剂量要点】地肤子内服一般用量为9~15g，常规剂量可以清热利湿止痒。外洗剂量适中。

【各家论述】《本草求原》：地肤子，清利膀胱邪热，补膀胱阴血，热去则小便利。中焦之阴气自受益，而耳目聪明矣。故有阴火而小便不禁、尿数或淋疝，客热丹毒并治，为末酒服治白带。同白蔹为丸治白浊。地肤之功，上治头而聪耳明目，下入膀胱而利水去疝，外祛皮肤热气而令润泽。服之病去，必小水通长为外征也。

《名医别录》：祛皮肤中热气，散恶疮、疝瘕，强阴，使人润泽。

《本草原始》：祛皮肤中积热，除皮肤外湿痒。

【常用方剂】湿疮3号方、清热利湿祛风汤、清热燥湿止痒汤等。

第五节　活血化瘀药

桃仁

【一般认识】桃仁属活血祛瘀药，性平，味苦、甘，有小毒，归心、肝、大肠、肺、脾经，功能活血祛瘀、润肠通便、消痈排脓、止咳平喘。主治经闭、癥瘕、热病蓄血、风痹、疟疾、跌打损伤、瘀血肿痛、血燥便秘等。现代药理研究表明本药具有祛瘀血、镇痛、抗炎、镇咳、驱虫等作用。此外，桃仁对炎症初期有较强的抗渗出力，其水提物具有较强的抗大鼠实验性足跖肿胀的作用。桃仁水提取物能抑制小鼠血清中的皮肤过敏抗体和脾溶血性细胞的产生，具有抗过敏性炎症的作用。

【皮科特能】本品味苦能泄血热，有祛瘀生新之功，常用于感染性疾病及疼痛类疾患，如带状疱疹、血管炎、丹毒、溃疡、肿毒、瘢痕疙瘩等。桃仁体润能滋润肠燥，可用于治疗血虚风燥类皮肤病，如老年性皮肤瘙痒症、慢性湿疹、银屑病、皮肤淀粉样变等干燥类皮肤病。李东垣有云：桃仁"可除皮肤血热燥痒""可行凝滞之血"；《医学入门》记载本药治疗"妇人阴痒，捣泥敷之"。

【配伍应用】本品常与红花、三棱、莪术等活血药配伍使用，可加强活血化瘀之力，用于治疗血瘀类皮肤病，如带状疱疹、血管炎、瘢痕疙瘩等。与黄芪等补气类药物配伍使用，可用于脓毒排出不畅类溃疡、肿毒等皮肤顽疾。与当归、生地黄等养血类药物配伍使用，可用于血虚、血燥类皮肤病，如慢性湿疹、银屑病、瘙痒症、皮肤淀粉样变等。与延胡索、木香、川楝子、香附等行气解郁类药物配伍使用，可用于疼痛类皮肤病，如带状疱疹后遗神经痛、血管炎、丹毒等。

【剂量要点】煎服，常用剂量5~10g，宜捣碎入煎。无瘀滞者及孕妇禁服。过量服用可引起中毒，轻者可见头晕恶心、精神不振、虚弱乏力等，严重者可因呼吸麻痹而死亡。

【各家论述】《神农本草经》：主瘀血、血闭、癥瘕、邪气，杀小虫。

《名医别录》：止咳逆上气，消心下坚，除卒暴击血，破癥瘕，通月水，止痛。

《医学启源》：治大便血结、血秘、血燥，通润大便。

《药品化义》：桃仁，味苦能泄血热，体润能滋肠燥。若连皮研碎多用，走肝经，主破蓄血、逐月水，及遍身疼痛、四肢木痹、左半身不遂、左足痛甚者，以其疏经活血，有祛瘀生新之功。若去皮捣烂少用，入大肠，治血枯肠燥便闭、血燥便难，以其濡润凉血和血，有开结通滞之力。

【常用方剂】桃红四物汤、补阳还五汤、血府逐瘀汤、大黄牡丹汤、桃核承气汤、桂枝茯苓丸等。

红花

【一般认识】红花属活血祛瘀药，以花入药，辛、温，无毒，入心、肝经；功能活血通经、祛瘀止痛、化瘀消斑。主治经闭、癥瘕、难产、死胎、产后恶露不行、瘀血作痛、痈肿、跌仆损伤、斑疹等。现代药理研究发现，本药具有镇痛、镇静、改善微循环、增强细胞免疫和体液免疫等作用。此外，对甲醛性大鼠足肿胀、对组胺引起的大鼠皮肤毛细血管的通透量增加，以及对大鼠棉球肉芽肿形成均有明显抑制作用，从而发挥抗炎作用。

【皮科特能】本品为行血之要药，可用于治疗瘀血所致疼痛类皮肤病，如带状疱疹、血管炎、丹毒、溃疡、瘢痕疙瘩等。还可活血消肿，用于痈、疮、疔毒等感染性皮肤病。活血消斑，可用于色素沉着类皮肤病，如黄褐斑、黑变病等；可用于热郁血滞所致发斑类皮肤病，如药物性皮炎、多形性红斑等；可用于病毒感染类皮肤病，如寻常疣、扁平疣等。

【外用特能】红花水煎洗渍，可用治压疮。研末外涂，可用治神经性皮炎、扁平疣等局部硬结肿块。浸酒外涂可有效促进血液流通，清除肿胀。

【配伍应用】本品与金银花、连翘、赤芍等清热解毒、清热凉血药配伍使用，发挥活血消肿之功，可治疮疡、肿毒。常与桃仁、三棱、莪术、木香、川楝子等行气活血止痛类药物配伍使用，用于带状疱疹性神经疼痛、血管炎、银屑病等皮肤顽疾。与女贞子、墨旱莲、枸杞子等滋补肝肾类药物配伍使用，可用于黄褐斑、黑变病等色素沉着类皮肤病。与紫草、大青叶等凉血消斑类药物配伍使用，可用于热郁血滞而致斑疹色暗者。与山慈菇、浙贝母、半夏等软坚散结类药物配伍，可用于病毒感染类皮肤病如扁平疣等。常配伍桃仁、三七、延胡索、水蛭、金银花、蒲公英等，用于痈疮疔毒、溃疡等感染性疾病，色素沉着类疾病，神经性皮炎，病毒疣，以及疼痛类皮肤疾患。

【剂量要点】水煎服，常用量3~9g。外用适量。养血和血宜少用，活血祛瘀宜多用。有溃疡病及出血性疾病患者慎用，孕妇忌用。

【各家论述】《本草纲目》：活血、润燥、止痛、散肿、通经。

《本经逢原》：散赤肿。又谓：治小儿聤耳，解痘疔毒肿。

《药品化义》：红花，善通利血脉，为血中气药，能泻而又能补，各有妙义。若多用三四钱，则过于辛温，使血走散。同苏木逐瘀血，合肉桂通经闭，佐归、芎治遍身或胸腹血气刺痛，此其行导而活血也。若少用七八分，以疏肝气，以助血海，大补血虚，此其调畅而和血也。若只用二三分，入心以配心血，解散心经邪火，令血调和，此其滋养血生血也。`

《本草正》：达痘疮血热难出，散斑疹血滞不消。

【常用方剂】桃红四物汤、通窍活血汤、血府逐瘀汤等。

三七

【一般认识】三七属化瘀止血药，味甘、微苦，性温，归肝、胃、大肠经，功能散瘀止血、消肿定痛，且有止血不留瘀的特点。临床主治吐血、便血、咳血、崩漏以及跌打肿痛、胸腹刺痛、外伤出血、慢性劳损、软组织损伤、骨关节炎、关节痛、骨折后迟延不愈等。现代研究表明三七粉富含三七皂苷、三七多糖、三七素、黄酮，还含有止血活性成分田七氨酸，且具有止血、促进血液循环、镇痛、抗炎、调节免疫力、抗肿瘤、抗衰老、降血脂、祛除瘢痕及保护肝脏的作用。

【皮科特能】本品味甘、微苦，性温，归肝、胃、大肠经，散瘀止血、消肿定痛，为治疗血证及跌打损伤之要药，称为"止血之神药"。温可以通，甘可补，本品对粉刺、丹毒、疮疡后期、结节性红斑辨证为寒证、虚证、血瘀证者均可应用。

【外用特能】三七用于疮疡初期肿痛者，研末外敷可消。在利多卡因基础上加入三七制成三七和利多卡因巴布贴剂，简称三利巴布贴剂，用于治疗带状疱疹后遗神经痛。白及粉、三七粉按2∶1比例混合，用药时加入适量凡士林调成糊状，治疗压疮。用三七粉制成水剂、擦剂、酊剂、散剂、软膏等，可软化瘢痕疙瘩，缓解及消除瘙痒、疼痛。

【配伍应用】配伍连翘、蒲公英、紫花地丁、皂角刺、牡丹皮等，用于疖、疔、肺风粉刺、白疕、蛇串疮、过敏性紫癜等感染性、过敏性皮肤病。配伍蒲黄、茜草治疗血热出血证、瘀血痛证。配伍炮姜、艾叶治疗虚寒性出血证。配伍川芎、延胡索治疗血瘀气滞诸痛证。

【剂量要点】内服常用剂量3~9g；研粉吞服，1次1~3g。外用适量。具体使用剂量需根据病情酌情加减。本药"生消熟补"，生用可止血、活血化瘀，如用于内外伤出血、预防及治疗高血脂、祛斑；熟用补血养血，用于妇女产后失血、外伤失血过多、气血不足等。

【各家论述】《本草纲目》：止血散血定痛，金刃箭伤、跌仆杖疮、血出不止者，嚼烂涂，或为末掺之，其血即止。亦主吐血、衄血、下血血痢、崩中经水不止、产后恶露不下、血运血痛、赤目痈肿、虎咬蛇伤诸病。

《本草求真》：专入肝胃，兼入心大肠。又名山漆。或云能合金疮，如漆黏物也。

《本草从新》：散血定痛，治吐血衄血、血痢血崩、目赤痈肿。

《本草纲目拾遗》：人参补气第一，三七补血第一，味同而功亦等，故称人参三七，为中药之最珍贵者。

【常用方剂】蛇疮1号方、蛇疮2号方、蛇疮3号方、活血止痛汤、顺气活血汤、四黄膏、化血丹、生地黄汤、祛腐生肌散。

莪术

【一般认识】莪术味辛、苦，性温，归肝、脾经，功能破血行气、消积止痛。用于治疗气滞血瘀，癥瘕积聚、血瘀经闭、心腹气痛、食积不化、脘腹胀痛、跌打损伤、瘀肿疼痛等。现代药理研究表明莪术有抗病毒、抗菌、抗肿瘤、抗血小板聚集、抑制角质形成、抗纤维组织增生等作用。莪术主要成分是莪术油，以其霜剂外用治疗银屑病有较好疗效，取其有抑制角质形成细胞增殖、促进角质形成细胞正常分化的作用。

【皮科特能】莪术有抗菌作用，尤其对支原体、真菌及酵母样菌作用较强，可用于治疗支原体、真菌及酵母样菌感染的皮肤病和性病。莪术有抑制角质的作用。莪术活血化瘀，是中医治疗银屑病的常用药物之一。

【外用特能】莪术制成油霜剂外用治疗银屑病。酒调外敷可用于跌打损伤的血肿疼痛及关节脱臼。

【配伍应用】莪术药性强烈，用于破血逐瘀、消癥散积时常配用行气破气之品，气行则血行，以增强其破瘀消癥之效；或配伍攻下药以增其逐瘀之力。临床上三棱、莪术常相须为用，两药均味苦微辛，归肝、脾二经，擅长破血行气、消积止痛，治诸血凝气滞证。然三棱性平，莪术性温，两药均为化瘀要药，化血瘀之力三棱优于莪术，理气之力莪术优于三棱，两药对于气滞血瘀所致的癥瘕积聚、经闭以及心腹瘀痛等有殊效，故欲活血行气、消积止痛者，两相不可离。临床上发现，此两药对于久病顽症的包块、结节证属气滞血瘀者，具有推墙倒壁之力。

【剂量要点】莪术的功效发挥与剂量有密切关系。其中，发挥破血功效时，煎剂用量多为中剂量，为3~12g；发挥行气功效时，丸剂用量为15~30g；用于消积作用时，在丸剂中宜用中等偏大剂量，为15~45g；发挥止痛功效时，散剂用量为15~30g。醋制后可增强祛瘀止痛之功。本品破血之力较强，孕妇及月经过多者禁用。

【各家论述】《药性论》：治女子血气心痛，破痃癖冷气，以酒醋摩服。

《日华子本草》：治一切血气，开胃消食，通月经，消瘀血，止仆损痛，下血及内损恶血等。

《药品化义》：蓬术味辛性烈，专攻气中之血，主破积消坚，去积聚癖块、经闭血瘀、仆损疼痛。与三棱功用颇同，亦忽过服。

《开宝本草》：主心腹痛、中恶疰忤、霍乱、冷气吐酸水，解毒，饮食不消，酒研服之。又疗妇人血气、丈夫奔豚。

【常用方剂】消疣汤3号方。

川芎

【一般认识】川芎为活血止痛药，性味辛、散，归肝、胆、心包经，功能活血行气、祛风止痛，是治疗头痛的要药。临床上常用于治疗血瘀气滞痛证，如头痛、胸痹心痛、腹痛、胁痛、痛经等，还可以治疗风湿痹痛。现代药理研究发现，川芎内所含的生物碱（川芎嗪）可扩展冠状动脉，增加冠状动脉的血流量；改善心肌血氧供应，降低心肌耗氧量；同时也能扩张脑血管，降低血管阻力，显著增加脑及肢体血流量，改善微循环；还能降低血小板表面活性，抑制血小板聚集，预防血栓。其中所含阿魏酸中性成分小剂量促进、大剂量抑制子宫平滑肌，能降压，还可以加速骨折局部血肿吸收、促进骨痂形成等。

【皮科特能】川芎其性辛散温通，能上行头目，功能祛风止痒，用于治疗风热之邪引起的面部皮炎如脂溢性皮炎、肺风粉刺、扁平疣等。其活血行气，可用于肝肾不足、血瘀血虚的斑秃、黄褐斑、白癜风等。川芎能中开郁结，为血中之气药，所谓不通则痛、不荣则痛，川芎不仅能通利血脉，亦能行气活血，配伍当归能增强补血通经止痛之功效，可治疗气血瘀滞型带状疱疹疼痛、疮疡疼痛、静脉炎等。川芎能下行血海，用于治疗血虚风燥引起的各类瘙痒性疾病，如老年性皮肤瘙痒症、慢性湿疹。

【外用特能】取川芎30g，细辛、白芷各10g，研为细末，贴于双侧太阳穴，适用于内寒头痛、瘀血头痛。取川芎30g，香附、延胡索各15g，五灵脂、蒲黄各10g，共研细末，贴于双侧期门穴、阳陵泉穴、阿是穴，适用于带状疱疹引起的胁肋疼痛。

【配伍应用】川芎与当归并称归芎汤，又叫佛手散，川芎主行气，当归主养血，具有行气、养血与活血的功效。用于治疗各种气滞血瘀或血虚性皮肤病，如带状疱疹后遗神经痛、斑秃等。

【剂量要点】煎服，3~9g，或入丸、散。外用适量，研末撒或调敷。外感头痛不超过4g，瘀血疼痛用量较大，多用15g，但大剂量使用应慎重。阴虚火旺、上盛下虚及气弱之人忌服。多汗、热盛者及无瘀之出血证和孕妇均当慎用。

【各家论述】《本草汇言》：芎䓖，上行头目，下调经水，中开郁结，血中气药。尝为当归所使，非第治血有功，而治气亦神验也。凡散寒湿、祛风气、明目疾、解头风、除胁痛、养胎前、益产后，又癥瘕结聚、血闭不行、痛痒疮疡、痈疽寒热、脚弱痿痹、肿痛却步，并能治之。味辛性阳，气善走窜而无阴凝黏滞之态，虽入血分，又能祛一切风、调一切气。同苏叶，可以散风寒于表分；同芪、术，可以温中气而通行肝脾；同归、芍，可以生血脉而贯通营阴。若产科、眼科、疮肿科，此为要药。

《本草新编》：川芎，血闭者能通，外感者能散，疗头风其神，止金疮疼痛。此药可君可臣，又可为佐使，但不可单用。倘单用一味以补血则血动，反有散失之忧；若单用一味以止痛则痛止，转有暴亡之虑。

《日华子本草》：治一切风、一切气、一切劳损、一切血。补五劳，壮筋骨，调众脉，破癥结宿血，养新血，长肉。鼻洪、吐血及溺血、痔瘘、脑痈发背、瘰疬瘿赘、疮疥，及排脓消瘀血。

【常用方剂】蛇疮2号方、蛇疮3号方、湿疮3号方、补肾活血祛斑汤、补肾消白汤、清热利湿祛风汤、祛疣汤、粉刺汤、祛风清热固表汤、补肾养血生发汤等。

补骨脂

【一般认识】补骨脂，又名破故纸、胡韭子、胡故子等。其味辛、苦，性温，归肾、脾经，功能温肾助阳、固精锁尿、纳气平喘、温脾止泻；外用消风祛斑。用于肾阳不足的阳痿、遗精、遗尿、尿频、腰膝冷痛、肾虚作喘、五更泄泻等症。外用治白癜风、斑秃等。现代药理研究表明补骨脂具有以下作用：①壮骨作用；②抗肿瘤及抗肿瘤转移作用；③扩冠作用；④光敏作用；⑤抑制超抗原的T细胞增殖的作用；⑥提高机体非特异性免疫的能力、抗衰老作用；⑦抑菌、抗病毒作用；⑧肝药酶诱导作用及利胆作用；⑨升白细胞作用；⑩抗良性前列腺增生作用。

【皮科特能】补骨脂素口服后，增加皮肤对紫外线的敏感性，经UVA照射，可与表皮角质层细胞的DNA形成光化合物，抑制DNA合成，减少表皮细胞的过速增生，其用于银屑病治疗的疗效已为临床所肯定。补骨脂素为一光敏感物质，和其衍生物——8–甲氧基补骨脂素均能促进皮肤黑色素的合成，并使之沉积于皮下。95%乙醇的补骨脂提取物对酪氨酸酶有明显的激活作用，而酪氨酸酶是人体内黑素合成的关键酶，因此认为补骨脂系通过提高酪氨酸酶的活性使黑色素的生成速度和数量增加，从而治疗色素脱失性皮肤病。

另外有研究发现，补骨脂具有较强的雌激素效应，补骨脂中所含香豆素类、黄酮类以及单萜类成分是其雌激素样作用的物质基础。补骨脂冻干提取物及补骨脂素对黑素细胞的黑素转运有促进作用，补骨脂异查尔酮、补骨脂二氢黄酮等对黑素瘤B16细胞的黑素生成有抑制作用。补骨脂二氢黄酮具有抗炎、抗菌、抗氧化、抗肿瘤、治疗骨质疏松症和抑制酪氨酸酶等广泛的药理作用。植物雌激素具有内源性雌激素的活性，而且可能具有双重调节作用。

【外用特能】75%乙醇加补骨脂10g、僵蚕10g浸泡1周后，外涂治疗扁平疣。75%乙醇加补骨脂10g、鸦胆子10g浸泡1周，外涂治疗传染性软疣。补骨脂素与甲氧补骨脂素能促进皮肤黑色素的合成，并使之沉积于皮下，用于治疗白癜风。补骨脂干馏取油制成10%酊剂，每日外搽治疗慢性湿疹。

【配伍应用】配伍五味子、肉豆蔻、吴茱萸治疗脾肾阳虚、五更泄泻。配伍红花、当归、丹参治疗跌打损伤、瘀血腰痛。

【剂量要点】用量为6~10g，煎汤或入丸、散。外用20%~30%酊剂涂于患处。因其有毒性，且损害的程度和剂量与给药时间、剂量与性别可能有一定相关性。

【各家论述】《药性论》：主男子腰痛、膝冷囊湿，逐诸冷痹顽，止小便利、腹中冷。

《本草纲目》：治肾遗，通命门，暖丹田，敛精神。

《开宝本草》：治五劳七伤，风虚冷，骨髓伤败，肾冷精流，妇女血气堕胎。

【常用方剂】四神丸、补肾养血生发汤、补肾活血祛斑汤、滋阴补肾祛斑汤、补肾消白汤。

第六节　清热化痰药

浙贝母

【一般认识】浙贝母为百合科植物浙贝母的鳞茎，味苦，性寒，归肺、心经，功能清热化痰、止咳、解毒、散结、消痈。用于风热咳嗽、痰火咳嗽、肺痛、乳痈、瘰疬、疮毒等。现代药理研究表明，浙贝母具有镇咳、祛痰、松弛气管平滑肌、镇痛抗炎、降压、活血化瘀、抗溃疡、止泻等药理作用。

【皮科特能】浙贝母可用于治疗痤疮证属肺胃热盛、蒸郁肌肤者。浙贝母消痈，可治丹毒热盛者。因其散结化痰可治结节性疾病。

【外用特能】因其苦寒，用之外敷，通治阳证痈疡，可清热解毒、散结消肿敛疮。

【配伍应用】浙贝母配伍甘草治疗阳证痈疡肿毒初起。因其散结之性，配伍法半夏可治疗因痰结所致结节性痒疹。与白芷、防风、天花粉、皂角刺、穿山甲、赤芍、当归尾、乳香、没药、甘草节、金银花、陈皮，组成仙方活命饮，清热解毒、消肿溃坚、活血止痛，主治阳证痈疡肿毒初起，症见红肿焮痛，或身热凛寒，苔薄白或黄，脉数有力。《医宗金鉴》称誉仙方活命饮为"疮痈之圣药，外科之首方"，适用于一切阳证肿毒而体质壮实者，以局部红肿热痛为主要使用依据。

【剂量要点】通过总结古医籍以及现代医家临床应用浙贝母及其用量的经验，其临床用量多为3.7~30g。根据疾病、证型、症状，选择浙贝母最佳用量与配伍。浙贝母清热化痰，可配伍桑叶、薄荷叶、陈皮，治疗表证、呼吸系统疾病、耳鼻咽喉病，为3.7~12g。浙贝母解毒散结通络，可配伍玄参、地黄、瓜蒌，治疗脾胃病、癌性疼痛、痹证、慢性阻塞性肺病，为10~30g。浙贝母消痈，可配伍薏苡仁、法半夏、鱼腥草，治疗冠心病、皮肤病、妇科疾病、内分泌及代谢性疾病等，为6~30g。

【各家论述】《神农本草经》：主伤寒烦热、淋沥邪气、疝瘕、喉痹、乳难、金疮、风痉。

《本草纲目拾遗》：解毒利痰，开宣肺气，凡肺家夹风火有痰者宜此。

《本草从新》：祛时感风痰。

《本草正》：大治肺痈肺痿、咳喘、吐血、衄血，最降痰气，善开郁结，止疼痛，消胀满，清肝火，明耳目，除时气烦热、黄疸淋闭、便血溺血；解热毒，杀诸虫，及疗喉痹、瘰疬、乳痈发背，一切痈疡肿毒、湿热恶疮、痔漏、金疮出血、火疮疼痛。较之川贝母，清降之功，不啻数倍。

【常用方剂】仙方活命饮、蛇疮3号方、消疣汤1号方、消疣汤3号方、祛疣汤及粉刺汤。

第七节　补益药

黄芪

【一般认识】黄芪属补气固表药，其根入药，味甘，性微温，归脾、肺经。主补气固表、托毒排脓、利尿、生肌。用于气虚乏力、久泻脱肛、自汗、水肿、子宫脱垂、慢性肾炎蛋白尿、糖尿病、疮口久不愈合等。现代药理研究发现，黄芪含有胆碱、豆香素、叶酸、氨基酸、甜菜碱、皂甙、糖类、蛋白质、核黄素、黄烷化合物、铁、钙、磷以及硒、锌、铜、锰等多种微量元素。具补气固表、利尿、强心、降压、抗菌、托毒、排脓、生肌、加强毛细血管抵抗力、止汗和类性激素的功效，治表虚自汗、气虚内伤、脾虚泄泻、浮肿及痈疽等。对肝脏有保护作用，并能促进人体血液中白细胞的增加，可抵抗化学物质、放射线或其他原因引起的人体白细胞减少，显著提高单核 – 吞噬细胞系统和白细胞的吞噬功能。

【皮科特能】皮肤科临床应用黄芪取其扶正益气、托毒排脓、生肌之力，配伍广泛，常配伍葛根、甘草、桂枝、升麻、柴胡、防风、白术、党参、茯苓等，用于痈疮疔毒、溃疡等感染性疾病，荨麻疹、过敏性紫癜等变态反应性皮肤病，以及老年皮肤瘙痒症等。黄芪补气固表，可用于正气不足、卫外不固所致的病毒性皮肤病，如单纯疱疹、带状疱疹、湿疹等。

【配伍应用】配防风治中气虚弱、卫表不固、表虚自汗、经常感冒及荨麻疹等，如玉屏风散。配金银花、连翘等治疗痈、疮、疽后期气血虚弱、无力托毒之证。配白术、茯苓、党参等益气摄血，治疗过敏性紫癜之蛋白尿。配当归、川芎、桃仁、红花益气行血，治疗气滞血瘀所致的结节性痒疹、扁平苔藓。配党参补中固表，可治气虚诸证，主治久病虚损劳怯，中气不足，气虚衰弱，内脏下垂，脾胃两虚，消化不良，肌肉消瘦，食少便溏，肢倦乏力。配山药可补脾之阴阳，对肾炎水肿、糖尿病有效，并对消除尿蛋白、降低尿糖有一定作用，主治消渴、水肿。配附子能加强补气助阳、固表止汗作用，治阳虚自汗不止、形寒肢冷者。配防己可扶正祛邪、补利相兼、升降调和，增强利水祛湿效应，可用于气虚湿盛的慢性肾炎、心脏病引起的水肿等。配茯苓能益气行水，脾健则水自制，常治气虚水肿，汗出，小便短少，舌质较淡、边有齿痕。配浮小麦可养心固卫以止汗，治心肺两虚之自汗、盗汗。配牡蛎能益气敛阴、固表止汗，常用于气阴不足之自汗、盗汗、肢体倦怠等。配当归益气生血，以补气为主、补血为次，气血双补，阳生阴长，常治贫血、妇女经期产后出血，或疮疡溃后、血虚发热以及产后气血亏虚而无乳。配桂枝可补益气血、祛风散寒、温阳通络缓解疼痛。

【剂量要点】内服，一般剂量 10~15g，大剂量 30~60g。益气补中宜炙用；其他方面多生用。表实邪盛、气滞湿阻、食积停滞、痈疽初起或溃后热毒尚盛者，以及阴虚阳亢者，均禁服。

【各家论述】《本草正义》：黄芪，补益中土、温养脾胃，凡中气不振、脾土虚弱、清气下陷者最宜。

《医学衷中参西录》：黄芪，能补气，兼能升气，善治胸中大气（即宗气）下陷。

《名医别录》：逐五脏间恶血。

《本草逢源》：调通血脉，流行经络，可无碍无壅滞也。

《本经疏证》：黄芪利营卫之气，故凡营卫间阻滞，无不尽通，所谓源清流自洁也。

【常用方剂】黄芪桂枝五物汤、当归补血汤、防己黄芪汤、归脾汤、补中益气汤、玉屏风散、芍药黄芪汤、补阳还五汤等。

当归

【一般认识】临床上当归应用十分广泛，是补血的圣药，治疗血虚诸证。当归味甘、辛，性温，归肝、心、脾经。甘温缓急、温中止痛，其气轻而辛，行血，又可补血，能缓解气滞血瘀所致带状疱疹疼痛。当归梢，主癥癖，破恶血，去诸疮疡肿结，治金疮恶血，治痈疽；排脓止痛，和血补血，温中润燥。现代药理研究发现，当归含有兴奋和抑制子宫平滑肌的两种成分，具有双向调节作用。抑制成分主要为挥发油，兴奋成分为水溶性或醇溶性而乙醚不溶性的非挥发性物质。当归中性油对实验性心肌缺血亦有明显保护作用等。临床上主要用于月经不调、经闭、痛经、虚寒腹痛、跌打损伤、风寒痹痛、血虚肠燥便秘等。

【皮科特能】当归甘能滋补，补五脏、生肌肉，治附骨痛及一切恶疮、跌打瘀滞，具有敛疮生肌功效。当归辛能发散于头面，能活血消斑去疹，治疗黄褐斑、痤疮等。当归补血养血，可用于斑秃及白癜风的治疗。在治疗湿疹瘙痒方面，以"治风先治血，血行风自灭"为理念，血虚、血热、血寒、血瘀、血燥皆可引起风证，均可从血论治。当归能治一切风、一切血，补一切劳，破恶血，养新血及主癥癖。历代治疗风证的皮肤病名方，研究其方中药物都含有治血的功效。当归饮子治疗血虚风燥型皮肤瘙痒、四物消风饮治疗赤白游风等，均以治血为主，从古沿用至今，疗效显著。

【配伍应用】破血用当归头（尾），补血用当归身，和血用全当归，止血用当归炭，酒制能增强活血功能。配金银花、赤芍、天花粉等能解毒消痈、活血消肿止痛，治疗疮疡初起肿胀疼痛，如粉刺。配黄芪、人参、肉桂治疗痈疽成脓不溃或溃后不敛。配金银花、玄参、甘草治疗脱疽溃烂、阴血伤败。配制何首乌、黄芪、生地黄、荆芥、防风等组成当归饮子、四物消风散、地黄饮子等可治疗瘙痒。配伍补骨脂、骨碎补可治疗黄褐斑、白癜风等。

【剂量要点】内服，一般剂量5~15g。小剂量使用可补血，6~10g；大剂量使用可活血止痛，15g以上。四妙勇安汤中可用到60g，生化汤中可用到24g。湿盛中满、大便泄泻者忌服。

【各家论述】《药性论》：止呕逆、虚劳寒热，破宿血，主女子崩中，下肠胃冷，补诸不足，止痢腹痛。单煮饮汁，治温疟，主女人沥血腰痛，疗齿疼痛不可忍。患人虚冷加而用之。

《太平圣惠方》神效白膏：白蜡一两，麻油四两，当归一两半（生锉）。先将油煎当归令焦黑，滤去滓，次入蜡，候消，相次急搅之，放冷入瓷盒中收，以故帛子涂贴。治汤泼火烧疮，疼痛甚者。

《奇效良方》当归散：当归半两，甘草一两，山栀子十二枚，木鳖子一枚（去皮）。上为细末，每服三钱，冷酒调服。治附骨痈及一切恶疮。

【常用方剂】蛇疮2号方、蛇疮3号方、湿疮3号方、补肾活血祛斑汤、补肾消白汤、清热利湿祛风汤、祛疣汤、粉刺汤、祛风清热固表汤、补肾养血生发汤等。

鳖甲

【一般认识】鳖甲首载于《神农本草经》，味咸，微寒，无毒，归肝、肾经，功能滋阴潜阳、软坚散结、退热除蒸。用于阴虚发热，骨蒸盗汗；热病伤阴，夜热早凉；虚风内动，手足瘈疭；里有郁热，寒热如疟；疟疾寒热，久疟疟母；胸腹痞块，癥瘕积聚；月经不调，经闭带下；阴虚肺痨，梦泄遗精。现代药理研究发现鳖甲有抗肿瘤、强壮、免疫促进、抗肝纤维化及增加骨密度的作用。

【皮科特能】鳖甲咸寒潜降，清热泻火、软坚散结、滋阴潜阳，可用于治疗热毒伤阴、面赤如锦纹的阳毒证，血热壅盛的丹毒、紫癜及银屑病等，亦可以治疗热毒壅盛、气血腐溃之痈肿疮疡。本品味咸软坚、质重下潜，长于破坚积、消癥瘕，治疗激素依赖性皮炎、丹毒、慢性溃疡以及皮肤肿瘤如基底细胞癌、鳞状细胞癌等。

【外用特能】鳖甲单用研末，治疗痈疽不敛。本品与鸡子白和敷于阴茎以治疗阴茎痈肿。

【配伍应用】鳖甲味咸而补益属阴，莪术味辛而走散属阳；鳖甲滋阴散结，莪术行气破血。两药合用，一补一攻、寒温相宜、阴阳相适，为消积聚癥瘕之要药。

【剂量要点】煎服 9~24g，先煎。滋阴潜阳宜生用，软坚散结宜醋炙用。

【各家论述】《神农本草经》：主心腹癥瘕坚积、寒热，去痞、息肉、阴蚀、痔、恶肉。

《本草纲目》：除老疟疟母，阴毒腹痛，劳复，食复，斑痘烦喘，妇人难产，产后阴脱，丈夫阴疮，石淋；敛溃痈。

【常用方剂】升麻鳖甲汤、鳖甲煎、青蒿鳖甲汤。

女贞子

【一般认识】女贞子是一种滋补肝肾药，又名女贞实、冬青子、水蜡树、鼠梓子等，始载于《神农本草经》，列为上品。本品性凉，味甘、苦，归肝、肾经，功能乌须明目、清虚热。常用于治疗头晕目眩、腰膝酸软、盗汗遗精、耳鸣、目暗不明、骨蒸潮热、须发早白等。现代研究表明，女贞子具有提高机体免疫功能、抗衰老、抗炎、抗肿瘤、抑制变态反应、降血脂、降血糖、保护肝功能、抗诱变和抗血卟啉衍生物光氧化作用、降低眼压、升高白细胞、抗血小板聚集、促进造血功能的作用，对性激素也有影响，可升高雌激素水平。

【皮科特能】本品性凉，味甘、苦，归肝、肾经，为补益肝肾之要药。可用于肝肾不足之黄褐斑或白癜风。或情志内伤、肝失疏泄、冲任失调导致的痤疮，可予女贞子配伍其他药物调理冲任，使雌激素和雄激素比例达到平衡。

【外用特能】女贞子不限量，捣汁熬膏，净瓶收存，埋地中 7 日后，取之点眼以治风热赤眼。用女贞叶捣烂，加朴硝调匀贴眼部，治一切眼疾。

【配伍应用】女贞子与墨旱莲相须为用（二至丸），以增强滋补肝肾之药效，清上补下，变白为黑，理腰膝，壮筋骨，且二至丸药力和缓平稳，无峻补之弊，适应证广，可用于治疗齿衄、盗汗、失眠、耳鸣、纳减、遗精等。女贞子配伍墨旱莲、桑椹、生地黄等，治疗头晕目眩、腰膝酸软、遗精、耳鸣、须发早白、目暗不明等效果显著。女贞子配伍地骨皮、青蒿、夏枯草，既清虚热又补阴，为治疗阴虚骨蒸潮热的良好配伍。女贞子配伍菊花能明目去翳。女贞子配伍金银花煎服治疗口腔炎。女贞子配伍何首乌补肝益肾、乌须黑发、明目、健腰膝。女贞子配伍钩藤可祛散外风、平息内风。

【剂量要点】内服：煎汤，6~15g；或入丸剂。外用：敷膏点眼。清虚热宜生用，补肝肾宜熟用。脾胃虚寒泄泻及阳虚者慎服。

【各家论述】《本草新编》：女贞实，近人多用之，然其力甚微，可入丸以补虚，不便入汤以滋益。与熟地、枸杞、南烛、麦冬、首乌、旱莲草、乌芝麻、山药、桑椹、茄花、杜仲、白术同用，真变白之神丹也，然亦为丸则验，不可责其近功。女贞子缓则有功，而速则寡效，故用之速，实不能取胜于一时，而用之缓，实能延生于永久，亦在人之用之得宜耳。

《神农本草经疏》：盖肾本寒，因虚则热而软，此药气味俱阴，正入肾除热补精之要品，肾得补，则五脏自安、精神自足、百病去而身肥健矣。此药有变白明目之功，累试辄验。

《本草述》：女贞实，固入血海益血，而和气以上荣……由肾至肺，并以淫精于上下，不独髭须为然也，即广嗣方中，多用之矣。女贞同固本健阳丸服之，尚有腹疼，则信兹味性果寒也，时珍云温，亦不察之甚矣。

《本草再新》：养阴益肾，补气舒肝。治腰腿疼，通经和血。

【常用方剂】二至丸、首乌丸、蛇疮2号方、消疣汤2号方、滋阴补肾祛斑汤、补肾消白汤。

墨旱莲

【一般认识】墨旱莲又名莲子草、金陵草、旱莲子等，是滋补肝肾药，且能凉血止血、祛湿止痒。始载于《新修本草》。性寒，味甘、酸，归肝、肾经，常用于肝肾不足、头晕目眩、须发早白、腰膝酸软、肾虚齿疼、阴痒、白浊、赤白带下、吐血、咯血、衄血、便血、血痢、崩漏、外伤出血等。现代研究表明，墨旱莲具有提高免疫功能的作用，对某些革兰阳性及阴性细菌如金黄色葡萄球菌、伤寒杆菌、宋氏痢疾杆菌、铜绿假单胞菌有抑制作用，对肝功能具有保护作用，对心血管系统亦有正性作用，还具有止血、抗诱变、止痛、镇静等疗效。墨旱莲还具有抗衰老作用。

【皮科特能】墨旱莲可用于治疗白癜风。白癜风主要病机是肝肾不足，从滋补肝肾入手治疗白癜风，具有良好的临床疗效。现代研究发现，墨旱莲水提物对黑素细胞生长无明显影响，其可能并非主要通过促进黑素细胞增殖，而是主要通过上调MITF的表达，进而作用于黑素细胞而发挥治疗作用的。

另外，墨旱莲亦可配伍补益肝肾药物，治疗肝肾不足之黄褐斑、过敏性紫癜等。

【外用特能】墨旱莲与苦瓜同捣烂，敷于患处可治肿毒。鲜墨旱莲揉成团，治阴癣。墨旱莲加钩藤根少许，并煎汁，加白矾少许外洗，可治妇女阴道发痒。墨旱莲煎汁浓缩，加明矾、凡士林、苯甲酸，调匀后外敷治疗稻田性皮炎。用鲜墨旱莲头状花序或杨梅样果实反复擦扁平疣，可去疣。墨旱莲用 75% 乙醇浸泡后，涂于斑秃处，待干后用梅花针叩刺以皮肤潮红为度，可治疗斑秃。墨旱莲水煎洗头，可治疗脂溢性皮炎。

【配伍应用】墨旱莲滋阴益肾养肝，多与补益肝肾的女贞子相须为用，以增强滋补肝肾之药效，可清上补下，变白为黑，理腰膝，壮筋骨，酒色痰火之人服用尤更奇效。配白及治咳血、便血。配铁苋菜治血痢。配灯心草可治胃、十二指肠溃疡出血。配车前子治小便溺血。配钩藤根，可治妇女阴道发痒。

【剂量要点】内服：煎汤，10~15g；熬膏，捣汁或入丸、散。外用：研末撒或捣汁滴鼻，适量。脾胃虚寒者慎服。

【各家论述】《新修本草》：主血痢。针灸疮发，洪血不可止者，敷之立已；汁涂发眉，速生而繁。

《日华子本草》：排脓，止血，通血，通小肠，敷一切疮并蚕瘑。

《滇南本草》：固齿，乌须，洗九种痔疮。

《本草纲目》：乌须发，益肾阴。

《分类草药性》：止血，补肾，退火，消肿。治淋、崩。

《生草药性备药》：治跌打伤，理酒顶，化痰，杀蟛，止痒，干水，乌须。

《医林纂要》：补心血，泻心火，济水火，交心肾。

《神农本草经疏》：鳢肠善凉血。须发白者，血热也；齿不固者，肾虚有热也。凉血益血，则须发变黑，而齿亦因之而固矣。故古今变白之草，当以兹为胜。

【常用方剂】二至丸、消疕汤 2 号方、蛇疮 2 号方。

骨碎补

【一般认识】骨碎补是活血化瘀药，味苦，性温，归肝、肾经，功能活血通络、消瘀散肿、补肾强骨，为伤科要药。常用于跌仆闪挫、筋骨损伤、肾虚腰痛、筋骨痿软、耳鸣耳聋、牙齿松动，以及皮痹、金刃伤、足跟溃疡等。外治斑秃、白癜风等。现代药理研究表明，骨碎补有抗骨质疏松、成骨细胞诱导、促进骨折愈合、降血脂、抗动脉粥样硬化等作用。

【皮科特能】骨碎补入肾补骨，能通能散，补中有行，行中有补，补益肝肾，治疗肝肾不足导致的诸多难治性皮肤病如白癜风、斑秃、黄褐斑等。

【外用特能】骨碎补外用消风祛斑，制成酊剂外治白癜风、斑秃。骨碎补浸酒外搽，治疗白癜风、斑秃、顽固性皮炎等。骨碎补捣烂或晒干研末敷于患处，治疗鸡眼、寻常疣等。骨碎补用醋酒煎剂热敷局部，治疗骨质增生。

【配伍应用】骨碎补配补骨脂可治疗白癜风、斑秃、黄褐斑。骨碎补与补骨脂、菟丝子等药配伍制成补骨脂酊剂，外用治疗白癜风。骨碎补与补骨脂、侧柏叶等药配伍制成斑秃酊治疗斑秃。骨碎补配血竭、乳香、没药治疗筋骨折伤。骨碎补配熟地黄、山茱萸治疗肾虚耳鸣、耳聋。骨碎补配杜仲、附子治疗肾虚腰痛、足膝痿弱。

【剂量要点】本品可内服煎汤，常用剂量10~15g；或入丸、散。外用适量，捣烂敷或晒干研末敷，也可浸酒搽。

【各家论述】《药性论》：主骨中毒气，风血疼痛，五劳六极，口手不收，上热下冷，悉能主之。

《开宝本草》：骨碎补主破血、止血、补伤折。

《本草纲目》：胡孙姜（骨碎补）、野蔷薇嫩枝煎汁，刷之。

【常用方剂】补肾消白方、补血养血生发汤、补肾活血祛斑汤、滋阴补肾祛斑汤、补骨脂酊、斑秃酊、骨碎补丸、骨碎补散。

第四章

流派经典方剂

第一节　蛇串疮系列

蛇疮 1 号方

【组成】
龙胆草 6g	野菊花 20g	金银花 10g	连翘 10g
桃仁 10g	红花 10g	豨莶草 10g	路路通 10g
北柴胡 6g	生地黄 5g	车前草 15g	泽泻 10g
黄芩 10g	板蓝根 15g	三七粉（吞服）5g	

【功效】清利肝胆湿热，活血通络止痛。

【主治】蛇串疮（肝胆湿热证）。

【组方特色】本方由龙胆泻肝汤化裁而来，用于治疗肝胆湿热型的蛇串疮。方中龙胆草善泻肝胆实火，并能清下焦湿热，为君。黄芩苦寒泻肝经之火，车前草清热利水渗湿，泽泻利水渗湿、泄热解毒、化浊降脂，三药为臣药，清利湿热，使湿热从小便而解。肝为藏血之脏，肝经有热则易伤阴血，故佐以生地黄、当归养血益阴，使邪去而阴不伤；金银花、连翘、野菊花、板蓝根等清肝胆实火、泄气分热结，配合成方，标本兼顾，共奏泻肝胆实火、清肝经湿热之功。蛇串疮疼痛，多为邪致脉络瘀阻，不通则痛，方中佐以当归、三七、路路通、豨莶草、延胡索活血化瘀、通络止痛。肝体阴用阳，性喜疏泄条达而恶抑郁，火邪内郁，肝胆之气不舒，骤用大剂苦寒降泄之品，既恐肝胆之气被抑，又虑折伤肝胆生发之机，故用柴胡疏肝胆之气，并引诸药归于肝胆之经，作为佐使之药。全方泻中有补、利中有滋、降火清热、分清湿浊，可直接祛除病因，兼以活血化瘀通络，使经络通畅，疼痛自消。

【方证要点】本方以龙胆泻肝汤为主方合五味消毒饮、桃红四物汤等加减得来，主治肝胆湿热郁滞经络的蛇串疮，偏于肝胆实火上炎、湿热郁滞者最为相宜。具体方证要点如下：

（1）一般无脾胃虚寒或阴虚阳亢之证。

（2）多为急性病程。

（3）肝胆之经循行部位疼痛，多以灼热刺痛为主。

（4）皮损多鲜红，疱壁紧张。

（5）多伴口苦咽干、烦躁易怒、大便干或小便黄；舌质红，苔薄黄或黄腻，脉弦滑数。

【加减变化】贾敏教授称本方主要是针对实证的蛇串疮、热疮等，而加减后也可治疗湿热蕴肤的湿疮。龙胆草苦寒，不宜久服，可去龙胆草，加二妙散（黄柏、苍术）以清热燥湿。若湿重热轻者，去黄芩、生地黄，加滑石、薏苡仁以增强利湿之功；湿盛困脾，食少腹胀、便溏者，去龙胆草，加砂仁、藿香芳香化湿、行气利水；若肝火犯胃，症见胁肋疼痛、嘈杂吞酸、呕吐口苦者，加黄连、吴茱萸以清泻肝火、和胃降逆。

【使用禁忌】脾胃虚寒和阴虚阳亢之证皆非所宜。

【贾敏医案】

王某，女，74 岁。初诊时间：2019 年 3 月 2 日。

主诉：腰部烧灼样疼痛 4 天。

现病史：患者自觉右侧腰部烧灼样疼痛，呈放射性，休息后疼痛未见缓解，疼痛处皮色略红、中有皮疹形成。周身乏力，口苦，纳差，寐安，小便色黄，大便调。

舌象：舌体瘦、质暗红，苔薄黄。

脉象：细弦。

西医诊断：带状疱疹。

中医辨证：蛇串疮（肝胆湿热、瘀阻经络证）。

治法：清肝泻火，化瘀止痛。

处方：龙胆泻肝汤加减。

龙胆草 6g	野菊花 20g	金银花 10g	连翘 10g
桃仁 10g	红花 10g	豨莶草 10g	路路通 10g
三七粉（吞服）5g	北柴胡 6g	生地黄 5g	车前草 15g
泽泻 10g	黄芩 10g	板蓝根（冲服）15g	

每日 1 剂，水煎，分 3 次服。

3 月 4 日二诊：患者诉烧灼样疼痛逐渐好转，现右侧腰部微有疼痛，疹出明显，皮色较前明显变浅。舌质暗红，苔白，脉细略弦。前方加延胡索 15g、白花蛇舌草 15g、紫花地丁 20g，以增强活血化瘀止痛之功。

3 月 8 日三诊：疹退痛减，大便稀。舌红苔腻，脉细略弦。症状缓解，但热象稍明显。上方加赤芍 10g、玄参 10g、泽泻 20g，凉血止痛，兼以化湿。服药 14 剂，病愈。

按：龙胆泻肝汤出自《医方集解》引自《太平惠民和剂局方》，李东垣原方为治因饮酒湿热下注于下焦，前阴热痒臊臭等症。后世加黄芩、栀子、甘草，用以治疗肝胆湿热所致的胁痛、口苦、耳聋耳肿、尿赤、溲血、妇女黄带臊臭等症。文中言道："此足厥阴、少阳药也。龙胆泄厥阴之热，柴胡平少阳之热，黄芩、栀子清肺与三焦之热以佐之，泽泻泻肾经之湿，车前泻小肠、膀胱之湿以佐之，然皆苦寒下泻之药，故用当归、生地以养血而补肝，用甘草以缓中而不伤肠胃，为臣使也。"方中为恐泻肝胆利湿药太甚而佐以当归、生地黄等滋养肝血，有战胜而安邦之意。本方加白花蛇舌草以清热解毒，加赤芍以清热凉血止痛，加三七粉、紫花地丁、玄参以活血化瘀，加泽泻以利湿邪，共奏清泄肝胆湿热、活血化瘀止痛之功。

蛇疮 2 号方

【组成】
女贞子 10g	墨旱莲 10g	金银花 10g	连翘 10g
蒲公英 15g	紫花地丁 15g	野菊花 10g	板蓝根 10g
知母 10g	黄芩 10g	地骨皮 10g	三七粉(吞服) 5g
豨莶草 10g	延胡索 10g	当归 10g	川芎 6g

【功效】滋阴清热，凉血解毒，活血止痛。

【主治】带状疱疹、带状疱疹后遗神经痛。

【组方特色】方中二至丸出自明·吴旻所辑的《扶寿精方》，其原文曰："女贞丹，冬青子本草名女贞实，采去梗叶，酒浸一昼夜，粗布袋擦去皮，晒干为末。待旱莲草出时，采数石捣汁熬浓，丸如梧桐子大。每夜酒下百丸，旬日间膂力加倍，发白返黑，健腰膝，强阴不足，能令老者无夜起之劳。"二至丸由女贞子、墨旱莲组成，是平补肝肾之阴的经典方剂。现代研究表明，二至丸补肝益肾、滋阴养血，在保肝降酶、抗肝纤维化、抗衰老、调节免疫功能、缩短血液凝血时间、改善血液流变性、抑制肿瘤、益智、抗炎、降血糖、抗疲劳等方面有较好的作用。

金银花、连翘、蒲公英、紫花地丁、野菊花由五味消毒饮改紫背天葵为连翘化裁而来。五味消毒饮出自清代吴谦《医宗金鉴·外科心法要诀》，具有清热解毒之功，既能直接增强机体免疫功能，又能通过调节菌群而间接增强机体的免疫力，达到调节阴阳平衡、扶正祛邪的目的。方中金银花、野菊花清热解毒散结，金银花入肺、胃，可解中、上焦之热结，具有抗病毒、对抗皮肤真菌的作用；野菊花入肝经，专清肝胆之火；二药相配，善清气分热结。蒲公英、紫花地丁均具清热解毒之功，为痈疮疔毒之要药，蒲公英能利水通淋、泄下焦之湿热；紫花地丁体内外试验研究显示有抗病毒、抗炎抑菌活性；蒲公英与紫花地丁相配，清血分之热结。连翘有抗菌、解热、抗炎、抗病毒的作用。五药合用，气血同清、三焦同治，能散三焦热结、利湿消肿。

知母清热泻火、滋阴润燥，性寒质润，清肺胃气分实热，其清热泻火可加强五味消毒饮清热解毒之功效；其味甘性寒，甘寒养阴，可加强二至丸滋阴之功效。板蓝根清热解毒，加强五味消毒饮清热解毒之功。地骨皮甘寒养阴，清虚热、生津、凉血止血，与知母合用以滋阴清热。黄芩味苦而薄，薄而升浮，能清上焦之热；苦能燥、能坚，可清热燥湿，使湿热分消。黄芩不仅能清热也能疏散，对于火郁重者不仅要清，还要疏散，此为治火之道，纯清不疏，则火邪郁结不散。

三七属化瘀止血药，有散瘀止血、消肿定痛之功；延胡索利气止痛；当归、川芎补血活血；三七、川芎、延胡索搭配可治疗血瘀气滞诸痛证。豨莶草具有通经络、清热解毒、止痛的功效。阴虚火旺煎灼津液，日久则生痰生瘀，故需在滋阴清热的基础上加用行气活血药，气行则血行，气行则痰瘀消而痛止。

全方共奏滋阴清热、凉血解毒、活血止痛之功。

【方证要点】本方对带状疱疹、带状疱疹后遗神经痛疗效佳。因方中大量寒凉药物易伤脾胃，行气活血药辛香走窜，久用易耗气伤阴，故用药时间不宜过长。对于脾胃虚弱及肾阳虚患者不宜使用。具体方证要点如下：

（1）阴虚火旺。

（2）阵发性疼痛，痛处固定不移，昼轻夜重。

（3）皮损肥厚或形成结节，皮疹消退遗留色素沉着，触之有灼热感。

（4）脉细弦数，舌质淡暗，舌苔薄黄、少津。

【加减变化】夜间汗出者加黄芪固表止汗；神疲乏力、气短、纳差者加党参、白术健脾益气；口干、口苦、烦躁易怒、小便黄者加龙胆草、泽泻、车前草清泻肝胆之火；大便干结、口干舌燥、皮肤干燥者加玄参、生地黄、麦冬、天冬等滋阴润燥。

【使用禁忌】实证慎用。服此方时禁食生冷、荤腥海味、辛辣动风的食物。孕妇慎用。儿童与老年人酌情减量。

【贾敏医案】

医案一 彭某，男，49岁。初诊时间：2015年12月9日。

主诉：右侧胸背部红斑、水疱伴疼痛5天。

现病史：患者于5天前因劳累后右侧胸背部出现红斑、水疱伴疼痛，自行口服阿昔洛韦片，疼痛无明显缓解。患者诉右侧胸背部感阵发性刺痛、胀痛、灼痛，夜间睡眠差，二便正常，精神、饮食尚可。

检查：右侧胸背部见掌面大小片状红斑，其上簇集分布粟粒至绿豆大小水疱，疱液清亮、疱壁紧张，触痛明显，皮损未超过前后正中线，对侧未见相同皮疹，未见破溃及糜烂。

舌象：舌红，苔少。

脉象：弦数。

西医诊断：带状疱疹。

中医辨证：蛇串疮（阴虚火旺证）。

治法：滋阴清热，化瘀止痛。

处方：二至丸合五味消毒饮加减。

女贞子10g	墨旱莲10g	金银花10g	连翘10g
蒲公英15g	紫花地丁15g	野菊花10g	板蓝根10g
知母10g	黄芩10g	地骨皮10g	三七粉（吞服）5g
豨莶草10g	延胡索10g	当归10g	川芎6g

7剂，每日1剂，水煎，分3次服用。

二诊：2015年12月16日复诊。患者诉右侧胸背部红斑、水疱渐干涸、结痂，皮损区疼痛明显减轻，但夜间睡眠差，夜间出汗明显。鉴于患者夜间出汗明显，考虑表虚不固，加黄芪固表止汗，酸枣仁、合欢皮安神。

三诊：诸症皆消，嘱续服上药5剂以巩固疗效。

医案二 赵某，女，82岁。初诊时间：2019年8月3日。

现病史：患者右侧胸背部见掌面大小片状红斑，其上簇集分布粟粒至绿豆大小水疱，疱液清亮、疱壁紧张，触痛明显，皮损未超过前后正中线，对侧未见相同皮疹，未见破溃及糜烂，且皮损处伴有阵发性的刺痛、胀痛、灼痛。二便正常，精神、饮食尚可，睡眠差。

舌象：舌红，苔少。

脉象：弦数。

西医诊断：带状疱疹。

中医辨证：蛇串疮（阴虚火旺证）。

治法：滋阴降火，化瘀止痛。

处方：

女贞子20g	墨旱莲15g	金银花20g	连翘15g
蒲公英20g	紫花地丁15g	知母10g	黄芩15g
地骨皮10g	豨莶草10g	延胡索15g	当归20g
川芎10g	三七粉（吞服）10g		

7剂，每日1剂，水煎，分3次服用。

二诊：患者诉右侧胸背部红斑、水疱渐干涸、结痂，皮损区疼痛明显减轻，但夜间睡眠差，夜间出汗明显。鉴于患者夜间出汗明显，考虑表虚不固，加黄芪固表止汗，酸枣仁、合欢皮安神。

三诊：诸症皆消，嘱续服上药 5 剂以巩固疗效。

按：本例西医诊断"带状疱疹"，中医辨证为"蛇串疮"。该病主要由于情志内伤，肝失条达，损伤脾气；饮食失调，脾失健运；肝脾不和，气机郁滞，化热化火，循经外发，湿热毒火外伤肌肤而致。根据病程分为初、中、晚期：初期多为湿热困阻肌肤；中期为湿毒火盛，灼伤肌肤；晚期为余毒未尽，火热伤阴，经络阻滞。初期以肝胆湿热实证者居多；中、晚期往往为虚证或虚实夹杂证，以阴虚火旺证居多；年老体弱者或久病不愈者往往疼痛剧烈，以气滞血瘀证居多。本方用女贞子、知母、墨旱莲、地骨皮滋阴降火，黄芩、金银花、连翘、蒲公英、紫花地丁清热，三七粉、豨莶草、延胡索止痛，当归、川芎活血止痛，诸药合用，共奏滋阴降火、化瘀止痛之功。

蛇疮 3 号方

【组成】
当归 10g	川芎 6g	生地黄 5g	苦参 10g
豨莶草 10g	路路通 10g	桃仁 10g	王不留行 10g
黄芩 20g	红花 6g	水蛭 3g	法半夏 6g
浙贝母 10g	野菊花 10g	板蓝根 10g	三七粉（吞服）5g

【功效】行气活血，通络止痛。

【主治】疼痛性皮肤病，如带状疱疹后遗神经痛；或瘀血型皮肤病，如结节性红斑、淤积性皮炎、囊肿型痤疮等。

【组方特色】本方是由桃红四物汤化裁而来的经验方，主要功效是行气活血、通络止痛。常用于久病阴血亏虚，气血凝滞，气机不畅，瘀血内生所引起的带状疱疹后遗神经痛，亦可用于其他气滞血瘀证。方中当归性味甘辛温，甘温能缓急、温中止痛，其气轻而辛，既能行血，又可补血；川芎中开郁结，为血中之气药，能通利血脉，配伍当归增强补血通经止痛之功效；桃仁、红花活血化瘀，共为君药。王不留行、三七、水蛭协助君药加强活血散瘀之力，同为臣药，其中王不留行活络，三七散瘀止血、消肿定痛。生地黄清热凉血以除瘀热，合当归滋养阴血；黄芩清热燥湿，使祛瘀不伤正；法半夏、浙贝母清热燥湿，也能散结止痛；野菊花、板蓝根清热解毒，能解温毒，贾敏教授同时取二者抗病毒、抗菌的功效治疗带状疱疹，疗效显著。以上俱为佐药。豨莶草、路路通祛风通经络，能通十二经，为使药。诸药配伍，使血活气行、瘀化热清、结散痛止，气机畅通，疾病自愈。本方气血兼顾，行气于活血之中，行气活血相得益彰；寓养于行散之中，活血而无耗血之虑，通络止痛，气机畅达。

【方证要点】本方对慢性疼痛性顽固性皮肤病、血瘀体质患者最为适宜，也可用于瘀血结节型皮肤病。因方中有活血化瘀药物，孕妇不宜使用。具体方证要点如下：

（1）辨证为气滞血瘀者。

（2）多为慢性病程。

（3）肝胆之经循行部位疼痛，痛有定处，或有瘙痒。

（4）皮损暗红或色素沉着斑，或有结节囊肿。

（5）多伴有头晕、乏力、失眠。

（6）舌暗红或有瘀斑，脉涩或弦紧。

【加减变化】本方治疗病程长的气滞血瘀型带状疱疹后遗神经痛，气虚甚者，如面色无华、少气懒言、乏力，加黄芪、白术等健脾益气；瘀血甚者，加大当归剂量，加丹参增强活血散瘀之力；瘀热甚者，如五心烦热，重用生地黄，加牡丹皮凉血除热；湿盛者，如身重乏力、大便溏泄，加黄柏、苍术化湿；气滞甚者，如胸闷、胸痛及短气，加瓜蒌宽胸理气；如胁肋疼痛有结块、善太息，肝气郁结者，加柴胡、郁金、延胡索加强疏肝解郁之功效。

【使用禁忌】忌食辛辣刺激、肥甘厚味的食物。孕妇慎用。儿童与老年人酌情减量。

【贾敏医案】

蒋某，男，88岁。初诊时间：2018年5月6日。

主诉：右侧头颈肩部红斑水疱伴疼痛1个月余。

现病史：患者1个月前无明显诱因右侧头颈肩部出现大片红斑，其上见簇集性水疱分布，伴局部剧烈疼痛，严重影响日常生活及夜间睡眠。当地医院诊断为带状疱疹，予常规抗病毒治疗，阿昔洛韦口服，甲钴胺片营养神经，氨酚双氢可待因片止痛。经治疗后患者右侧头颈肩部红斑水疱逐渐干瘪、结痂，疼痛稍减轻，但仍影响生活。再次就诊当地医院予加巴喷丁胶囊口服缓解神经痛。经过上述治疗患者疼痛仍未得到有效控制，遂就诊于我院。患者表情痛苦，言语少，诉右侧头颈肩部呈烧灼样疼痛，频繁出现阵发性电击样痛，严重影响生活及睡眠。伴咳嗽咳痰，无畏寒发热，精神差，面色无华，饮食及睡眠差。

检查：右侧头颈肩部见大片暗褐色色素沉着斑及少量痂壳，未见糜烂、溃疡及渗出。

舌象：舌暗红，苔薄白。

脉象：细涩。

西医诊断：带状疱疹后遗神经痛。

中医辨证：蛇串疮（气滞血瘀证）。

治法：行气活血，化瘀止痛。

处方：当归 12g　　　川芎 10g　　　桃仁 10g　　　红花 10g

三七粉（吞服）5g　豨莶草 10g　　　路路通 10g　　　生地黄 5g

黄芩 20g　　　水蛭 3g　　　法半夏 10g　　　浙贝母 10g

7 剂，每日 1 剂，水煎，分 3 次服用。

外用：青鹏软膏、栀龙膏。

2018 年 5 月 13 日复诊：服上方 7 剂后，患者精神状态较前好转，诉局部剧烈阵发性电击样疼痛有所缓解，但发作频率仍较高，其余部位烧灼感有明显减轻，夜间睡眠仍差，咳嗽好转，痰仍难咯出。查体：右侧头颈肩部色素沉着斑色泽较前变淡，痂壳基本脱落，无糜烂及溃疡。处方如下：

当归 12g　　　川芎 10g　　　桃仁 10g　　　红花 10g

三七粉（吞服）5g　豨莶草 10g　　　路路通 10g　　　生地黄 5g

黄芩 15g　　　法半夏 10g　　　浙贝母 10g　　　柴胡 10g

郁金 10g　　　延胡索 10g

7 剂，每日 1 剂，水煎，分 3 次服用。

外用：青鹏软膏、栀龙膏。

2018 年 5 月 20 日复诊：患者诉局部阵发性电击样疼痛发作频率较前减少，疼痛程度减轻，烧灼感好转，夜间睡眠有所好转，偶有咳嗽，痰不易咳出。查体：右侧头颈肩部见淡褐色色素沉着斑，无糜烂及溃疡。处方如下：

当归 12g　　　川芎 10g　　　桃仁 10g　　　红花 10g

豨莶草 10g　　　路路通 10g　　　生地黄 5g　　　柴胡 10g

黄芩 10g　　　法半夏 10g　　　浙贝母 10g　　　白芍 10g

酸枣仁 10g

7 剂，每日 1 剂，水煎，分 3 次服用。

2018 年 5 月 27 日复诊：患者诉局部阵发性电击样疼痛发作频率明显减少，烧灼感好转，疼痛程度可忍，夜间睡眠改善，偶咳嗽，痰难咯。查体：右侧头颈肩部见淡褐色色素沉着斑，无糜烂及溃疡。上方加入厚朴、茯苓行气化痰止咳。处方如下：

当归 10g　　　川芎 10g　　　桃仁 10g　　　红花 10g

生地黄 5g　　　柴胡 10g　　　黄芩 10g　　　法半夏 10g

白芍 10g　　　厚朴 10g　　　茯苓 10g

再予 7 剂。嘱患者注意休息。

7 剂后病情平稳，停中药内服及外用，随诊复查。

第二节　白疕系列

消疕汤 1 号

【组成】金银花 10g　　连翘 10g　　蒲公英 15g　　紫花地丁 15g
　　　　生地黄 5g　　　牡丹皮 10g　　桃仁 10g　　　红花 6g
　　　　浙贝母 10g　　乌梢蛇 10g　　蜂房 10g　　　水蛭 3g
　　　　黄柏 10g　　　苍术 10g

【功效】清热利湿，活血祛风。

【主治】瘙痒性皮肤病，如白疕（银屑病）、湿疮（湿疹）、摄领疮（神经性皮炎）、马疥（结节性痒疹）、四弯风（特应性皮炎）、风瘙痒（老年性皮肤瘙痒症）等证属湿热者。

【组方特色】本方清热利湿、活血消斑、祛风止痒。方中黄柏性苦、寒，清热燥湿、泻火解毒；苍术性辛、苦，善燥湿健脾、祛风湿。两药相伍为君，使清热燥湿之功倍增。金银花气味芳香，轻宣疏散，善清热解毒、疏散风热；连翘苦寒，长于清热解毒、疏散风热，两者药性平和，清热不过于苦寒，凉血而无助湿之弊；蒲公英苦甘微寒，善清热解毒、清利湿热；紫花地丁功善清热解毒。四药合用，共奏清热解毒之效。乌梢蛇祛风湿、祛风止痒，蜂房善攻毒祛风，两药合用以祛风止痒。水蛭咸苦入血分，逐瘀以疏通经络，桃仁活血散瘀，红花活血通经，三药合用以达"治风先治血，血行风自灭"的目的，使血脉通利、红斑消退，则邪风自除。浙贝母性苦寒，有清热化痰、散结消肿之功效；牡丹皮清热凉血、活血散瘀，有"凉血而不留瘀，活血而不妄行"的特点，两药以佐助上述活血之品化瘀消斑。生地黄清热凉血、养阴生津，以防苦寒燥湿之品伤阴。

【方证要点】本方对红斑瘙痒性皮肤病偏于湿热者最为适宜，而对于阴虚受风邪侵袭所致者则不宜使用。具体方证要点如下：

（1）发病早、中期。

（2）皮损区潮红、灼热，瘙痒明显，搔抓后见渗出、结痂，或局部皮肤糜烂，或伴有脓疱。

（3）胸闷纳呆，神疲乏力。

（4）舌质红，苔黄腻，脉滑数。

【加减变化】脾虚湿盛者加白术、茯苓、薏苡仁；脘闷纳呆者加佛手、砂仁、神曲、麦芽；热邪偏盛者加石膏、知母（尤其脓疱型银屑病症见发热者）；肝经湿热者加黄芩、茵陈；瘙痒明显者加地肤子、白鲜皮；睡眠不佳者加龙骨、牡蛎、远志。

【使用禁忌】服此方时禁饮酒，少食辛辣油腻之品。孕妇禁用。儿童与老年人酌情减量。

【贾敏医案】

李某某，女，36 岁。初诊时间：2012 年 3 月 5 日。

主诉：四肢红斑、鳞屑伴瘙痒 5 年余，加重半个月。

现病史：患者 5 年前无明显诱因左小腿出现数个黄豆大小红色丘疹、斑丘疹，瘙痒不适，搔抓后腰背部、双上肢及右下肢亦出现类似皮损，部分融合成片状，大部分红斑、丘疹上覆银白色鳞屑，瘙痒剧烈。无畏寒发热，未见明显脓疱，无关节疼痛、变形等。曾先后就诊于某医学院附属医院、某省人民医院，均诊断为"银屑病"，予药物口服、外用等治疗（具体不详），病情无明显改善。半年前就诊于某中医学院第二附属医院，诊断为"银屑病"，予口服"青黛丸"及外用软膏治疗（具体不详），治疗后部分皮损变薄，瘙痒减轻，后未及时复诊及用药。半个月前无明显诱因上述症状复发加重，瘙痒明显，影响夜间睡眠。

刻下症：全身皮损区瘙痒，四肢为甚，夜间、遇热加重，精神尚可，饮食不佳，夜间睡眠差。无发热、咳嗽，无关节疼痛，口干口苦，大便干结，小便黄。患者平素饮食不节，嗜食辛辣油腻之品。

舌象：舌红，苔黄腻。

脉象：滑。

西医诊断：寻常型银屑病。

中医辨证：白疕（湿热聚肤证）。

治法：清热利湿，活血祛风。

处方：消疕汤 1 号。

金银花 10g	连翘 10g	蒲公英 15g	紫花地丁 15g
生地黄 5g	牡丹皮 10g	桃仁 10g	红花 6g
浙贝母 10g	乌梢蛇 10g	蜂房 10g	水蛭 3g
黄柏 10g	苍术 10g		

14 剂，每日 1 剂，水煎，分 3 次服用。

2012 年 3 月 20 日复诊：患者诉全身皮损区瘙痒减轻，精神可，饮食不佳，睡眠改善，二便调。全身未见新发皮损，四肢及腰背部散见黄豆至蚕豆大小不等的红斑，皮损颜色较前变淡，鳞屑减少，腰背部皮损较前变薄。舌红、苔黄腻，脉滑数。患者湿邪仍重，饮食不佳，考虑湿邪困脾。上方加薏苡仁利湿健脾，砂仁化湿开胃，佛手理气和胃。处方如下：

金银花 10g	连翘 10g	蒲公英 15g	紫花地丁 15g
生地黄 5g	牡丹皮 10g	桃仁 10g	红花 6g
浙贝母 10g	乌梢蛇 10g	蜂房 10g	水蛭 3g
黄柏 10g	苍术 10g	薏苡仁 20g	佛手 10g
砂仁 10g			

14 剂，每日 1 剂，水煎，分 3 次服用。

2012 年 4 月 4 日复诊：全身红斑颜色变淡，皮损变薄，部分消退，夜间及遇热时局部仍时感瘙痒，夜间睡眠尚可，精神可，饮食可，二便调。舌红、苔黄稍腻，脉数。患者湿热减轻，饮食改善。原方去佛手、砂仁，加地肤子、白鲜皮以加强清热利湿止痒的作用。处方如下：

金银花 10g	连翘 10g	蒲公英 15g	紫花地丁 15g
生地黄 5g	牡丹皮 10g	桃仁 10g	红花 6g
浙贝母 10g	乌梢蛇 10g	蜂房 10g	水蛭 3g
黄柏 10g	苍术 10g	薏苡仁 20g	白鲜皮 10g
地肤子 10g			

14 剂，每日 1 剂，水煎，分 3 次服用。

继服原方调整治疗半年，红斑变薄，大部分消退，皮损区无明显鳞屑，瘙痒缓解。

消疕汤 2 号

【组成】
女贞子 10g	墨旱莲 10g	生地黄 5g	知母 10g
黄芩 10g	金银花 10g	连翘 10g	蒲公英 15g
紫花地丁 15g	野菊花 10g	蜂房 5g	水蛭 3g

【功效】滋阴清热，活血止痒。

【主治】白疕（阴虚火旺证）。

【组方特色】中医学认为肝肾在皮肤病的发生发展中起着关键作用，直接影响疾病的预后，故特别重视对肝肾的调补，以达到良好的治疗效果。部分银屑病患者素体羸弱，气血不足，或病久耗伤气阴精血，且反复发作，乃为"本虚标实"之证，故临床上阴虚火旺证亦不少见。本方以二至丸为君药，补养肝肾、滋阴凉血，二至丸滋补肝肾之阴，"益水之源以制阳光"。生地黄味甘苦、性寒质润而入血分，能清营血分之热而凉血养阴，亦能生津以滋阴。知母甘寒质润，既能清实热，亦清虚热，此处取其甘寒之性以滋阴降火润燥。白疕大多初因热毒血瘀血热，久则耗阴，阴虚则阳亢，加上阴伤之余热毒未清，故热毒仍为治疗的重点，故方中辅以金银花、连翘、蒲公英、紫花地丁、黄芩，此药组为我科常用的清热解毒之基础方，名为"五味解毒汤"，为治疗肺经热毒、胃火胆热之核心组方，旨在清余热。野菊花增强清热解毒之力。蜂房、水蛭活血祛风、解毒止痒。全方辛甘苦寒，攻而不守，共奏滋阴清热、活血化瘀、祛风止痒之效，标本兼治，寓意较深。

【方证要点】本方治疗白疕之阴虚火旺证者。具体方证要点如下：

（1）病程较长、迁延难愈、病久表现为阴虚火旺者，或素体阴虚者。

（2）寻常型、红皮病型、脓疱型、关节病型银屑病证属阴虚火旺者。

（3）舌红，苔少，脉弦细数。

【加减变化】脾胃虚者加山药补益脾胃，使气血得生、肌肤得养、血燥得润；湿较重者加泽泻、冬瓜皮、薏苡仁利湿；瘙痒剧烈者加白鲜皮、地肤子止痒；大便秘结者视患者体质，或大黄通下，或火麻仁润下；睡眠不佳者加酸枣仁、合欢皮安神助眠；合并脾气虚表现为乏力肢软、面色萎黄者加黄芪、党参健脾益气。

【使用禁忌】本方适用于阴虚火旺证型者，因滋阴清热药居多，故阳虚明显者禁用。禁烫、搔抓刺激皮肤。调畅情志。用药期间禁食荤腥海味、辛辣动风的食物，宜清淡饮食。

【贾敏医案】

医案一　周某，女，63岁。初诊时间：2018年3月10日。

主诉：头部斑块、鳞屑伴瘙痒5年余，加重1周。

现病史：患者5年前无明显诱因头部出现片状红斑，约鸡蛋大小，上覆厚层鳞屑，头发成束，瘙痒明显，搔抓则皮疹处白屑纷飞，曾多次就医均诊断为"银屑病"，经各种治疗（具体不详）未见明显好转，后皮疹逐渐增多。1周前无诱因皮疹突然加重，头部、腰腹部均见蚕豆至鸡蛋大小红色斑块，上覆鳞屑，瘙痒剧烈，求诊于我院。

检查：头部及腰腹部见多处蚕豆至鸡蛋大小红色斑块，边缘清楚，其上覆盖厚层银白色鳞屑，刮除鳞屑后基底可见薄膜样改变，继续刮皮疹后，基底层可见散在针尖大小出血点，以上皮疹孤立存在，互不融合。毛发近头皮处见白色发鞘，毛囊口棘状隆起。腰腹部见大量抓痕。未见明显糜烂及渗出。

舌象：舌红偏暗，苔少，舌体中见一条纵形裂纹，舌边有齿痕。

脉象：弦细数。

西医诊断：寻常型银屑病。

中医辨证：白疕（阴虚火旺证）。

治法：滋阴清热，凉血止痒。

处方：女贞子 10g　　墨旱莲 10g　　生地黄 5g　　知母 10g
　　　黄芩 10g　　　金银花 10g　　连翘 10g　　蒲公英 15g
　　　紫花地丁 15g　野菊花 10g　　蜂房 5g　　　水蛭 3g
　　　地肤子 15g

14 剂，每日 1 剂，水煎，分 3 次服用。

外用：外用 1 号。

嘱禁烫、抓避免刺激皮肤，调畅情志，清淡饮食。

二诊：服用前方 14 剂后，未见新发皮疹，原红斑部分变薄，鳞屑较前减少，瘙痒有所减轻。此乃余热已解，当调和气血。上方去金银花、野菊花，加当归 10g、川芎 12g 滋养阴血、活血化瘀。

三诊：服用前方 14 剂后，瘙痒明显减轻，皮疹变薄，部分红斑消退，鳞屑减少。舌淡，苔薄。此乃"血行风自灭"。上方去蒲公英、紫花地丁，加牡丹皮、丹参各 15g。7 剂。

四诊：服用前方 7 剂后，全身无明显瘙痒，红斑大部分消退，未见新发皮疹，未见鳞屑。舌淡红，苔薄白，脉稍细。临床治愈。

医案二　李某，男，53 岁。初诊时间：2018 年 11 月 2 日。

主诉：全身散在红色斑丘疹 10 余年，加重 5 天。

现病史：患者 10 年前无明显诱因周身出现斑丘疹，后明确诊断为"银屑病"，经多家医院诊治后病情时轻时重。于 2018 年 5 月开始皮疹出现进行性加重，间断出现发热，一直院外就诊，具体治疗不详，治疗效果不佳。5 天前无明显诱因上述症状加重，为进一步治疗而入我科。发病以来无发热、恶寒，无心慌、胸闷等不适，伴五心烦热、夜间盗汗、周身酸痛，皮疹区有灼热感，睡眠欠佳，纳差，二便可。

检查：全身弥漫性潮红斑，上见大量白色鳞屑，胸背、四肢可见片状红色鳞屑性斑丘疹，未见糜烂及渗出。双下肢轻度水肿。

舌象：舌红瘦，苔少，舌体中见一条纵形裂纹。

脉象：细数。

西医诊断：红皮病型银屑病。

中医辨证：白疕（阴虚火旺证）。

治法：滋阴清热，活血止痒。

处方：女贞子 10g　　墨旱莲 10g　　生地黄 10g　　知母 10g

　　　　黄芩 15g　　　金银花 10g　　连翘 10g　　　蒲公英 15g

　　　　紫花地丁 15g　野菊花 10g　　蜂房 5g　　　水蛭 3g

　　　　地肤子 15g　　牡丹皮 15g　　泽泻 10g

7 剂，每日 1 剂，水煎，分 3 次服用。

嘱加强润肤，用保湿霜外擦患处，每日 3~5 次。

二诊：患者周身皮肤红斑颜色较前变淡，仍有灼热感，鳞屑减少，未见新发皮疹。双下肢水肿消退，精神、饮食可，眠改善，仍有盗汗。舌红苔少，脉细数。考虑患者仍属阴虚火旺，效不更方，继服上方滋阴清热、消斑止痒。双下肢无水肿，去泽泻。

三诊：继服 7 剂后，患者周身弥漫性红斑大部分消退，下肢无肿胀，全身皮温不高，瘙痒明显缓解，精神、纳可，眠改善，偶有盗汗。舌质偏红，脉细数。患者病情进一步好转，继服上方滋阴清热。

四诊：再服上方 7 剂后，患者全身红斑大部分消退，未见鳞屑，皮温不高，无明显瘙痒。患者症状基本缓解，皮疹基本消失，病情治愈。

消疕汤 3 号

【组成】石膏 30g　　　知母 10g　　　黄芩 10g　　　金银花 10g

　　　　连翘 10g　　　苦参 10g　　　浙贝母 10g　　蜂房 5g

　　　　水蛭 3g　　　丹参 10g　　　桃仁 10g　　　红花 6g

　　　　乌梢蛇 10g　　莪术 10g

【功效】清热解毒，利湿化瘀，祛风止痒。

【主治】白疕（热毒火盛、湿滞血瘀证）。

【组方特色】本方为经方白虎汤加解毒活血、燥湿散结之品化裁而成，主治热毒火盛、湿滞血瘀所致白疕。方中以石膏、知母、黄芩为主药。石膏味甘、辛，性大寒，归肺、胃经，生用可上清肺热、中消阳明实热，陈士铎在《本草秘录》中云"石膏救死之药也，用石膏能变死为生"，可见此药生用主气分大热，能救垂危之证；黄芩苦寒，寒可清里外热邪，苦可燥湿解毒，方中配伍苦参取《千金》三物黄芩汤方证之意，清阳明里热以除烦。白疕属身心疾病，病久心烦，心烦加重病情，如此恶性循环，故三者同伍为宜。金银花甘寒，清热解毒、散痈消肿；连翘味苦性微寒，归肺、心、小肠经，有清热解毒、消肿散结、疏散风热的功效，本品苦寒，主入心经，"诸痛痒疮，皆属于心"，既能清心火、解疮毒，又能消散痈肿结聚，故有"疮家圣药"之称。金银花、连翘相须为用，共奏清热解毒、祛风止痒之效。浙贝母清热解毒、散结消痈，配合破血行气的莪术以消疹散结。乌梢蛇祛风通络、定惊止痉，能外达皮肤、内通经络，其搜风透骨之力最强；蜂房攻毒杀虫、祛风止痒、清热解毒，与乌梢蛇配伍，祛风止痒之功倍增，亦加强君药清热之功。佐以桃仁、红花、水蛭活血化瘀，桃仁、红花相须为用，加强祛瘀之力，可散血中之滞、理血中之壅，为活血化瘀常用之对药；水蛭，主逐恶血瘀血、破血癥积聚，本着"治风先治血，血行风自灭"的原则，从活血养血行血着手，使血脉得通、血液能行，则邪风自无可容之地。丹参补血活血、祛瘀生新，活血祛瘀之力胜于养血之功，通过活血化瘀而促进新血的生成，"瘀血不去，新血不生"。全方共奏清热解毒、燥湿散结、活血化瘀、祛风止痒之功。

【方证要点】本方治疗热毒火盛、湿滞血瘀证体质偏实者。具体方证要点如下：

（1）体格壮实，无出血倾向者。

（2）寻常型、红皮病型、脓疱型、关节病型银屑病证属热毒火盛、湿滞血瘀者。

（3）舌红暗、苔黄，脉弦滑或弦涩。

【加减变化】如瘙痒剧烈者加白鲜皮、刺蒺藜止痒，白鲜皮苦咸寒，入肺、大肠、脾、胃经，清湿热而疗死肌，为风热疮毒、皮肤瘙痒的特效药；大便干结者加生大黄（后下）；湿热并行，若湿重于热则加车前草、茯苓、白术健脾利湿、导热下行，使邪有出路；伴睡眠不佳者加磁石、牡蛎重镇安神助眠；热毒火盛者，因热郁血络，故多见血热之症，加白茅根、生地黄、牡丹皮凉血清热。

【使用禁忌】本方清热活血之力较强，凡年老体弱、素体虚寒者及孕妇禁用。用药期间禁食荤腥海味、辛辣动风的食物，禁搔抓及热水烫洗皮肤。

【贾敏医案】

王某，男，42岁。初诊时间：2019年5月14日。

主诉：四肢红斑、鳞屑伴瘙痒2年余，加重半个月。

现病史：患者2年前外伤后右小腿胫前出现黄豆大小红色丘疹，遂即皮疹泛发至双上肢及左下肢，上覆白色鳞屑，瘙痒剧烈，无畏寒、发热，无关节疼痛等，曾就诊于当地医院，被诊断为"银屑病"，接受药物治疗（具体不详），病情无明显改善。半年前就诊某医科大学附属医院诊断为"银屑病"，予以"口服复方甘草酸苷片及外用软膏"（具体不详）治疗后瘙痒缓解。半个月前无明显诱因皮疹蔓延至躯干，瘙痒剧烈。遂来我院就诊。

检查：患者表情痛苦，性情急躁，面红，躯干及四肢见大量红色斑块，其上覆盖厚层白色鳞屑，刮除鳞屑可见薄膜，刮除薄膜可见点状出血。双下肢及腹部抓痕累累。

舌象：舌红，苔黄腻。

脉象：弦数。

西医诊断：寻常型银屑病。

中医辨证：白疕（热毒火盛、湿滞血瘀证）。

治法：清热解毒，燥湿散结，活血化瘀，祛风止痒。

处方：石膏（先煎）45g　知母 10g　　　黄芩 15g　　　金银花 10g

　　　连翘 10g　　　苦参 10g　　　浙贝母 10g　　蜂房 5g

　　　水蛭 3g　　　丹参 10g　　　桃仁 10g　　　红花 6g

　　　乌梢蛇 10g　　莪术 10g　　　白鲜皮 15g　　刺蒺藜 15g

14 剂，每日 1 剂，水煎，分 3 次服用。

配合尿素软膏及复方樟脑软膏外擦润肤止痒。嘱患者加强润肤，用保湿霜外擦患处 3~5 次／天。

二诊：服上方 14 剂后，鳞屑较前减少，红斑颜色变淡，斑块大部分变薄，痒感明显缓解，未见新发皮疹。大小便正常，舌红，苔薄黄，脉大。效不更方，继予上方 14 剂内服。

三诊：患者诉全身未感明显瘙痒，精神、饮食、睡眠尚可，二便调。躯干及四肢原红斑大部分消退，未见明显鳞屑，全身未见新发皮损。舌淡红，苔薄黄，脉稍数。原方石膏减为 30g，黄芩减为 10g。继服 7 剂。

四诊：患者诉全身无瘙痒，精神、饮食、睡眠可，二便调。躯干及四肢原红斑消退，散见褐色色素沉着，全身未见新发皮损。舌淡红，苔薄黄，脉稍数。临床治愈。

第三节　湿疮系列

湿疮 1 号方

【组成】龙胆草 10g　　蒲公英 15g　　紫花地丁 15g　　牡丹皮 10g

　　　　丹参 10g　　　桃仁 10g　　　生地黄 15g　　　黄芩 10g

　　　　龙骨 15g　　　牡蛎 15g　　　法半夏 10g　　　酸枣仁 10g

　　　　车前草 10g　　泽泻 10g

【功效】清热利湿，息风止痒。

【主治】急、慢性湿疮。

【组方特色】本方是以龙胆泻肝汤为借鉴而化裁的经验方，具有清利湿热、息风止痒的功效。方中龙胆草大苦大寒，既能泻肝胆实火，又能利湿热，泻火除湿，两擅其功，切中病机；黄芩苦寒泻火、燥湿清热，加强龙胆草泻火除湿之力，共为君药。湿热宜利导下行，膀胱是主要出路，故用渗湿泄热之泽泻和法半夏、车前子导湿热从水道而去；肝乃藏血之脏，若为实火所伤，阴血亦随之消耗，且方中诸药以苦燥渗利伤阴之品居多，故用生地黄养血滋阴，使邪去而阴血不伤。以上皆为臣药。湿热之邪侵淫肌肤，见肌肤浸润、渗出，蒲公英、紫花地丁，二者苦寒清热，入心经，既能清热，又能凉血消疹安神。病久入血，桃仁苦甘而平，性柔润，入血分，归心、肝经；丹参苦而微寒，养血安神，二者一润一养。以上为佐药。《素问·至真要大论第七十四》曰："诸痛痒疮，皆属于心。"《素问·灵兰秘典论第八》曰："心者，君主之官，神明出焉。"心主神志，睡眠质量欠佳，龙骨、牡蛎，轻者单用，病久者效力不强，故加入酸枣仁、珍珠母以助药力。龙骨甘平，珍珠母咸寒，二者既长于重镇安神，又可敛疮生肌；酸枣仁甘酸性平，酸入肝，益肝血而补肝虚，肝血足则心血旺。此四味药，取其重者，取其补者，使安神作用更强，心神调达，则痒减轻、睡眠舒畅而为使药。本方的配伍特点是泻中有补、利中有滋，祛邪而不伤正、祛湿而安神，使火降热清、湿浊得利，循经所发诸症皆可相应而愈。

【方证要点】本方适用于急、慢性湿疮，也适用于慢性湿疮急性发作。具体方证要点如下：

（1）皮损　对称性、多形性、渗出明显。

（2）症状　剧烈瘙痒，眠差。

（3）舌脉　舌红，苔黄腻或白腻，脉弦或滑数有力。

【加减变化】头面部皮损加黄芩、野菊花、青葙子；上肢皮损加桑枝、荆芥、防风；腰背皮损加川续断、杜仲；耳周、口周皮损加黄连、栀子；肛周、外阴皮损加黄柏、防己、川楝子；下肢皮损加木瓜、牛膝、车前草等。

【使用禁忌】方中药多苦寒，易伤脾胃，故对脾胃虚寒和阴虚阳亢之证，皮损暗红、淡白者皆非所宜。

【贾敏医案】

某某，女，29岁。

主诉：双小腿皮疹反复发作伴渗出、瘙痒2个月余。

现病史：患者2个月前无明显诱因双小腿皮肤出现手掌大小红色皮疹，瘙痒明显，搔抓后流水，曾于某人民医院诊断为"湿疹"，予以"西替利嗪口服、派瑞松外涂"后未见明显好转。此后进食辛辣或劳累后反复,范围日渐扩大,遂来就诊。患者平素嗜食辛辣,大便稀溏,余无特殊不适。

检查:双小腿皮肤干燥,见边界欠清的片状肿胀性潮红斑,其上见密集分布的丘疹、丘疱疹,表面少量黄色渗出液,部分结痂。

舌象:舌红,苔黄腻。

脉象:弦滑。

西医诊断:湿疹。

中医辨证:湿疮(湿热蕴肤证)。

治法:清热利湿,祛风止痒。

处方:龙胆草 10g　　蒲公英 15g　　紫花地丁 15g　　牡丹皮 10g

　　　丹参 10g　　　桃仁 10g　　　生地黄 15g　　　黄芩 10g

　　　车前草 10g　　泽泻 10g　　　法半夏 10g　　　酸枣仁 10g

　　　龙骨 15g　　　牡蛎 15g

7 剂,每日 1 剂,水冲服,分 2 次服用。

外用:黄柏 15g,地肤子 15g,苦参 15g,马齿苋 15g,硫黄 6g,冰片 5g,土荆皮 15g。7 剂,熬煮后溻渍渗出明显皮损。每日 2 次,每次 10~20 分钟。

并嘱饮食忌辛辣油腻、煎炸烧烤、生冷寒凉,宜清淡。

1 周后复诊,红斑颜色变淡,渗出明显减少,瘙痒减轻,舌淡红,苔薄腻,脉弦。上方去龙胆草、生地黄,加木瓜 15g、生白术 20g、泽泻 20g,继服 2 周,并停用外洗方。2 周后复诊,皮疹颜色明显变淡,基本无渗出,偶有轻微瘙痒。

湿疮 2 号方

【组成】金银花 20g　　连翘 15g　　　黄芪 30g　　　乌梢蛇 15g

　　　　荆芥 15g　　　防风 10g　　　蒲公英 15g　　紫花地丁 15g

　　　　丹参 10g　　　鸡血藤 10g　　珍珠母 20g　　徐长卿 15g

　　　　首乌藤 15g　　酸枣仁 15g　　生龙骨 20g　　生牡蛎 20g

　　　　车前草 10g

【功效】清热益气,祛风除湿,安神止痒。

【主治】各种急、慢性皮炎,如湿疹、过敏性皮炎、玫瑰糠疹、荨麻疹、日光性皮炎、脂溢性皮炎、结节性痒疹等属风热相搏证者。

【组方特色】本方由银翘散合五味消毒饮化裁而来,主要功效是清热益气、祛风除湿、安神止痒。常用于外感风毒邪气蕴结肌肤,与湿热相搏之证;或本为血分蕴热,热伤阴液,化燥生风,复感风热外邪,里应外合,郁闭肌肤腠理。也可用于表里皆实之证。方中金银花、连翘剂量稍大，既能解表热，又能清里热；黄芪为疮家圣药，能走能补，方中重用黄芪，大补元气而托毒。三者合用，既能清热，又能益气托毒，共为君药。蒲公英、紫花地丁可加强金银花、连翘清热解毒之功效；乌梢蛇祛风止痒；荆芥、防风宣发腠理，能透解瘀滞肌肤的风毒，使邪从汗解而痒止，"痒自风来"，取其"止痒先疏风"之意；湿热相搏，水湿流溢，用徐长卿祛风化湿，亦有单用徐长卿能治疗湿疹一说；车前草清热利湿，可导湿热从水道排出。以上可加强清热之功，使表里邪热从汗便分消，共为臣药。火热之邪易灼伤气血，汗下并用易伤正气，首乌藤祛风通络，又能宁心安神、补益肝肾；丹参、鸡血藤活血补血、化瘀消斑，助黄芪以补气、行气活血、祛风止痒，取血行风灭之意，上三味并用，防止苦寒伤阴；酸枣仁养心安神；珍珠母平肝潜阳、定惊息风；龙骨、牡蛎育阴潜阳、平肝息风，能解旁症。以上均为佐药。诸药合用，共奏清热益气、祛风除湿、安神止痒的功效。

【方证要点】

（1）风毒、湿热搏于肌肤引起的急、慢性湿疹。体质平和，无其他严重内科疾患，表里实热证，均可使用。

（2）瘙痒剧烈，阵发加剧，遇热或遇风加剧；身热不扬，口苦咽干，烦躁不眠，二便秘涩。

（3）疹出多形而色红，扪之灼手，或伴渗出或黏腻。

（4）舌红，苔黄，脉数。

【加减变化】内热甚而发热者加石膏；体质壮实者去补益之品；热毒偏盛，口渴者，可重用金银花、连翘清热解毒；湿热偏盛，胸脘痞满、身重无力、苔厚腻者，加地肤子、黄柏、苍术清热利湿；血分热甚，五心烦热、舌红绛者，加赤芍、牡丹皮清营凉血。

【使用禁忌】脾胃虚弱者慎用，虚热生风者不宜使用。本方汗下之力较为峻猛，体质虚弱者及孕妇慎用。服药期间忌食辛辣刺激、肥甘厚味的食物。

【贾敏医案】

李某，男，73岁。初诊时间：2012年2月27日。

主诉：四肢、躯干皮疹伴瘙痒4个月，加重7天。

现病史：4个月前患者发现右侧躯干出现散在粟粒大小丘疹伴瘙痒，当时未经诊治，皮损逐渐发展至腰腹部、颈部、背部。2个月前因瘙痒难忍就诊某西医院，诊断为"泛发性湿疹"，并住院治疗，经抗组胺药口服、葡萄糖酸钙静脉滴注、樟脑止痒膏及丁酸氢化可的松外擦等治疗后，皮损基本控制出院。7天前无明显诱因瘙痒再发，红斑、丘疹再次泛发至全身，瘙痒剧烈难忍，遂就诊我院。患者诉全身皮损区瘙痒剧烈，皮肤灼热感，烦躁不安，夜不能寐，口干，无咳嗽及气喘，大便秘结，小便黄赤。发病以来无恶寒、发热、恶心呕吐等。

检查：全身见大量大小不等、形态不规则红斑、丘疹，部分皮损区表面被抓破结痂，可见大量线状抓痕，未见糜烂及渗出。

舌象：舌红，苔黄微腻。

脉象：数。

西医诊断：泛发性湿疹。

中医辨证：湿疮（风热证）。

治法：清热祛风，安神止痒。

处方：

金银花20g	连翘15g	荆芥15g	防风10g
蒲公英20g	紫花地丁20g	珍珠母20g	首乌藤20g
酸枣仁20g	生龙骨20g	生牡蛎20g	车前草15g
黄柏10g	厚朴10g	枳实10g	

7剂，每日1剂，水煎，分3次服用。

外用：皮科外用1号霜剂、癣湿擦剂。

2012年3月5日复诊：患者诉躯干、四肢皮损瘙痒缓解，仍感烦热，二便调，精神改善，饮食尚可，睡眠较前好转，无口干口苦。躯干、四肢红斑颜色变淡，丘疹变平，皮损表面抓破结痂，部分痂壳脱落，伴微量鳞屑，无渗出，全身未见新发皮损。舌淡红，苔微黄，脉稍滑数。

黄柏10g	苍术15g	蒲公英15g	紫花地丁15g
首乌藤20g	酸枣仁30g	生龙骨15g	生牡蛎15g
车前草10g	牡丹皮15g	丹参15g	桃仁15g
生地黄15g。			

14剂，每日1剂，水煎，分3次服用。

2012年3月20日复诊：患者诉躯干、四肢偶有瘙痒，躯干部瘙痒较为明显，二便调，饮食睡眠可。躯干、四肢有粉红色斑，丘疹变平，皮损表面无渗出，全身未见新发皮损。舌质淡红，苔微黄，脉数。

金银花10g	连翘10g	蒲公英15g	紫花地丁15g
车前草10g	生地黄15g	当归10g	荆芥10g
苦参10g	黄芩10g	知母10g	苍术10g

7剂，每日1剂，水煎，分3次服用。

2012年4月3日复诊：患者诉近日病情反复，自行停药且饮酒，饮食不节，腹部、双下肢瘙痒明显，其余部位瘙痒加重，二便调，饮食增加，眠差。腹部红斑明显消退，见新发红色丘疹，抚之碍手，皮损表面无渗出。舌淡红，苔黄，脉数。

金银花 10g	连翘 10g	蒲公英 15g	紫花地丁 15g
车前草 10g	生地黄 15g	当归 10g	荆芥 10g
苦参 10g	黄芩 10g	知母 10g	苍术 10g

7剂，每日1剂，水煎，分3次服用。

2012年4月10日复诊：患者诉腹部及双下肢瘙痒较前减轻，现仍感轻微瘙痒，其余部位偶感瘙痒，二便调，饮食、睡眠差。腹部红斑消退，红色丘疹变平变淡，抚之稍碍手，无渗出。舌淡红，苔微黄，脉数。

金银花 10g	连翘 10g	蒲公英 15g	紫花地丁 15g
车前草 10g	生地黄 15g	当归 10g	荆芥 10g
苦参 10g	黄芩 10g	知母 10g	苍术 10g

7剂，每日1剂，水煎，分3次服用。

继服上方7剂。嘱若病情稳定可停药，忌饮酒，随诊复查。

湿疮3号方

【组成】
当归 10g	川芎 10g	生地黄 15g	黄芩 10g
苦参 10g	薏苡仁 20g	车前草 10g	法半夏 10g
白鲜皮 10g	地肤子 10g	龙骨 15g	牡蛎 15g

【功效】养血清热，祛风散结。

【主治】慢性瘙痒性皮肤病，如慢性湿疹、老年性皮肤瘙痒症、慢性阴囊湿疹、神经性皮炎、结节性痒疹、淀粉样皮炎继发瘙痒等各种血虚风燥型皮肤瘙痒症。

【组方特色】本方由四物消风散合当归饮子化裁而来，主要功效是养血清热、祛风散结。主治蕴热病久，阴血亏虚，血虚生风引起的慢性瘙痒性皮肤病。方中生地黄甘寒，清营凉血滋阴；当归甘温质润，补血养肝，治风亦能治血，与生地黄配伍加强补血之力，又可行经隧脉道之滞，二者共为君药。川芎辛散温通，上行头目、下行血海、中开郁结、旁通络脉，助当归畅达血脉之力，同时取"治风先治血，血行风自灭"之意；黄芩苦寒清肺热，泻上焦之火；地肤子味苦而甘，清热利湿止痒，湿热除而阴精自安；车前草清热解毒、引热从小便出；苦参苦寒，清热燥湿；白鲜皮清热燥湿又能祛风解毒。诸药合用助君药以加强清热之力，以上共为臣药。薏苡仁健脾清热又利湿，上清肺热而排脓，下利水湿而祛邪；法半夏辛苦温，既可燥湿化痰、散结消痞，又能解疮疡肿毒，还能降逆和胃，使胃气和降、生痰无源。二者能使湿热去而不生痰、健脾养血而不留邪、祛风散邪而不伤正，有补有散，标本兼顾。阴血虚者无以制阳，肝阳浮亢而生风，以龙骨、牡蛎平肝潜阳、重镇安神，又能敛疮止痒，牡蛎还能散结消疬。以上共为佐药。全方共奏清热养血、活血行气、健脾散结、祛风止痒之功效。

【方证要点】本方适用于病程日久、热伤阴血、虚风内扰引起的慢性瘙痒性皮肤病，对于热极生风引起的皮肤瘙痒不相宜。具体方证要点如下：

（1）病程久。

（2）皮肤瘙痒，皮损肥厚，干燥脱屑，或有结节，瘀斑不易消退。

（3）伴有神疲体倦、心烦易怒、口干不欲饮、纳食差。

（4）舌淡苔白，脉细数。

【加减变化】如气阴两虚，神疲乏力者加黄芪、麦冬益气养阴；肝肾阴虚者加女贞子、墨旱莲滋补肝肾；瘙痒、不能眠者加珍珠母、徐长卿、首乌藤、酸枣仁。

【使用禁忌】邪热内盛或热极生风引起的皮肤瘙痒忌用此方。服药期间忌辛辣刺激、肥甘厚味的食物。

【贾敏医案】

黄某，男，79 岁。初诊时间：2012 年 3 月 5 日。

主诉：全身皮肤红斑、丘疹伴瘙痒 3 年余，加重 7 天。

现病史：患者 3 年前无明显诱因躯干、四肢出现散在粟粒大小丘疹伴瘙痒，当时未经诊治，皮损逐渐发展至全身，瘙痒加剧，曾先后就诊当地多家医院，诊断为"泛发性湿疹"，接受中药内服外洗，抗组胺药口服，曲安奈德益康唑乳膏、丁酸氢化可的松乳膏、肤专家药膏等多种药膏外用，皮损及瘙痒能控制，但停药后皮损瘙痒复发并加重，均以上述方法控制。近半年来病情较为稳定，间断口服、外用药物控制。7 天前无明显诱因瘙痒再发，红斑、丘疹再次泛发至全身，瘙痒剧烈难忍，使用上述方法后不能有效控制，遂就诊我院。患者诉全身瘙痒难忍，乏力，头晕，大便干燥难解，睡眠差，无恶寒、发热，无恶心、呕吐等。

检查：全身皮肤干燥，躯干、四肢见大量红斑和丘疹，皮肤粗糙，皮损肥厚，部分丘疹表面被抓破结痂，散在结节样变。全身大量线状抓痕，慢性苔藓样变。未见糜烂及渗出。

舌象：舌质淡红，苔微黄。

脉象：细。

西医诊断：湿疹。

中医辨证：湿疮（血虚风燥证）。

治法：养血清热，祛风散结。

处方：
当归 15g	川芎 10g	生地黄 15g	苦参 10g
薏苡仁 20g	车前草 10g	法半夏 10g	白鲜皮 10g
地肤子 10g	龙骨 20g	牡蛎 20g	丹参 10g
枳壳 5g			

7 剂，每日 1 剂，水煎，分 3 次服用。

外用：皮科外用 1 号油剂。

2012 年 3 月 12 日复诊：患者精神状态好转，全身瘙痒减轻，头晕好转，仍有搔抓行为，睡眠改善，大便软。查体：全身皮肤干燥减轻，躯干、四肢红斑、丘疹减少，抓痕、结节减轻。

当归 10g	川芎 10g	生地黄 15g	苦参 10g
薏苡仁 20g	车前草 10g	法半夏 10g	白鲜皮 10g
地肤子 10g	龙骨 15g	牡蛎 15g	黄芩 10g

7 剂，每日 1 剂，水煎，分 3 次服用。

2012 年 3 月 19 日复诊：患者诉瘙痒减轻，病情进一步好转，饮食尚可，睡眠仍差，二便调。查体：全身皮肤干燥进一步减轻，躯干、四肢红斑、丘疹好转，抓痕减少，散在少量结节。

当归 10g	川芎 10g	生地黄 15g	苦参 10g
薏苡仁 20g	车前草 10g	法半夏 10g	白鲜皮 10g
地肤子 10g	龙骨 15g	牡蛎 15g	黄芩 10g

7 剂，每日 1 剂，水煎，分 3 次服用。

外用：皮科外用 1 号油剂。

2012 年 3 月 26 日复诊：患者瘙痒明显缓解，二便调，纳可，眠差。全身皮肤干燥改善，躯干、四肢红斑、丘疹消退，抓痕结痂愈合，残留片状色素沉着斑及散在结节。嘱患者定期复诊，忌乱涂药物。

祛风除湿止痒汤

【组成】
荆芥 9g	防风 9g	石膏 15g	盐知母 9g
生地黄 9g	木通 6g	黑芝麻 9g	当归 12g
苍术 9g	苦参 6g	牛蒡子 6g	蝉蜕 6g

乌梅 3g　　　　　**甘草** 3g　　　　　地肤子 9g　　　　杏仁 3g

【功效】清热除湿，滋阴养血，祛风止痒。

【主治】风、**湿**、**热三邪互结**、蕴积肌肤之炎症性皮肤病，如湿疹、接触性皮炎、化妆品皮炎、**激素依赖性皮炎**、荨麻疹、毛囊炎、银屑病等。

【组方特色】

1.方药分析

经过长期临证**体会**，唐挺**主任医师**结合《医宗金鉴·卷七十四》之消风散的治法及主治病证，**发现该方可广泛**用于湿疮急性期/亚急性期，疗效较好，并协助贾敏教授在 2016 年重庆**举办的**全国湿疮专家共识会上首次提出"风（湿）热证为湿疮的常见**证型**"，并建议予消风散治疗，与会专家一致通过并将该证型及方药纳入《湿疹（**湿疮**）中医诊疗专家共识（2016 年）》，丰富了湿疮的辨治内涵。

该方作为部分**湿疮**的专方，**经适当化裁还可治疗具有相同病机的其他皮肤病。唐挺结合贵州地区**气候、**饮食**、人文特点，在原方消风散基础上加地肤子、杏仁以增强清热利**湿宣**肺之功，**加乌梅以防辛散太过而伤正，化裁而得祛风除湿止痒汤，功在清**热除湿**、**滋阴养血**、祛风止痒，可治疗风、湿、热三邪蕴结肌肤致红、肿、**热**、**痒**、痛为**主要表现**的皮肤病，体现了"谨守病机，各司其属""谨候气宜，**无失病机**""**异病同治**"的原则。

本方以荆芥、**防风**、牛蒡**子**、蝉蜕为君药。荆芥辛而微温，归肺、肝经，解表散风、透疹，**善祛血中之风**。防风辛甘微温，归肺、肝、脾经，祛风解表、祛风湿，长于祛一切风邪。两**者配**伍，遵循"痒自风而来，止痒必先疏风"之意。肺主皮毛，居**高位**，为华**盖**，风热之邪侵犯机体，肺脏首当其冲，以归肺、胃经性辛苦而寒的**牛蒡子**疏散风热、解毒透疹，使热清肺静。蝉蜕甘寒之性，归肺、肝经，该药虽寒**而不伤阳**、祛邪而不伤正，善托风热之邪外出，有以皮达皮之力，为疏散风**热**、透疹、**息风止痉**之要药。四药共用以奏辛散透达、疏风散邪之功，使风去痒止。

苍术、苦参、**木通**、石膏、知母、地肤子、杏仁为臣药。苍术味辛性温，归脾、胃、肺经，**走而不守**，**祛风燥湿**，强脾健胃，发谷之气，燥湿而宣化痰饮，疏泄阳明之湿。**苦参苦寒，归肝**、胆、胃、大肠、膀胱经；清热燥湿，善清肌肤之湿热。**地肤子**味辛、**苦**，**性寒**，归肾、膀胱经；木通味淡、苦，性寒，归心、小肠、**膀胱经，两者可助苦参**加强清热燥湿之力，又可渗利湿热，专为湿邪而设，遵古训**"治湿不利小便，非其治也"**之意。石膏辛、苦、甘而大寒，归肺、胃经，味薄而质重，味**薄能升而善清肌肤之热，味重能降而善清胃热；

配以归肺、胃、肾经，苦寒之性的知母增强清热泻火之力，况知母又可滋热伤之阴。杏仁性苦，归肺、大肠经，肺为水之上源，通调水道、下输膀胱，以有降无升之杏仁，降肺气而增强利湿之力。

当归、生地黄、黑芝麻、乌梅、甘草为佐药。当归味甘性温，归肝、心、脾经，活血补血；生地黄味甘性寒，归心、肝、肾经，清热凉血、滋阴生津；黑芝麻性平，味甘，归肝、肾、大肠经，养血益精。风热内郁，易耗伤阴血；湿热浸淫，易瘀阻血脉。故以当归、生地黄、黑芝麻滋阴养血，并寓"治风先治血，血行风自灭"之意。乌梅味酸，入肝、脾、肺、大肠经，为收敛气机之要药；甘草味甘性平，入肺、脾、胃经，调和诸药。两者配伍，酸甘化阴，以防君药辛散伤阴，祛邪而不伤正。

诸药合用，以祛风为主，配伍清热燥湿、滋阴养血之品，祛邪之中兼顾扶正，使风邪得散、湿热得清、血脉调和，则痒止疹消，为治疗风、湿、热蕴结肌肤所致皮肤病之良方。

此外，该方受医院制剂专项资助，正处于研发中。

2. 辨治思路

祛风除湿止痒汤乃唐挺遵循中医学"三因制宜""辨体、辨病、辨证"相结合的原则，用于治疗风、湿、热三邪蕴结肌肤所致皮肤病的专方。其认为"邪之所凑，其气必虚""风雨寒热，不得虚，邪不能独伤人"。黔贵地区为全国阴雨天最多、气候最潮湿的地区之一。当肌肤腠理不固，加之经常涉水浸湿，湿性黏滞聚于肌腠，有碍卫气宣发，营卫失和，血行不畅，外卫不固，易受风热之邪入侵，湿与风、热三邪互相搏结，充斥肌腠，浸淫肌肤，此为发病之外因。多湿的气候特点使该地区人群脾胃易受湿邪所困，湿性趋下，最易困脾，碍脾土之升发；脾气衰弱，脾胃升降失常无以化湿，而致湿邪内生。此外，该地区人群饮食以酸辣为主，中医学认为长期的饮食习惯和相对固定的膳食结构均可通过脾胃运化影响脏腑气血阴阳的盛衰，形成稳定的功能趋向和体质特征。《琉球百问》载："味偏厚者郁而为热，熏蒸水谷之湿为湿热互结。"辣味厚重属阳，辛辣之味多为荤食，使湿热内生。《内经》："厥阴为病，求之阳明"，肝脾同健同损。酸入肝，多食酸则肝气旺，肝横乘脾，疏泄无度，湿邪内生；肝为将官，内藏相火，郁久易化火，肝火与湿邪胶结内生湿热。内生湿热久而不化，此为发病之内因。内外合邪，两相搏结，浸淫肌肤而发病。

【方证要点】本方适用于实证、热证，病位偏于肌肤，病机乃风、湿、热三邪互结的炎症性皮肤病。而对于阴虚之证当属禁忌。临床运用中，又当遵循仲景"观其脉症，知犯何逆，随证治之"。具体方证要点如下：

（1）体格壮实，湿热体质。

（2）急性、亚急性病期。

（3）灼热，瘙痒，胀痛，紧绷。

（4）皮损红肿、水疱、脓疱、糜烂、渗出。

（5）心烦，口干，纳呆，乏力，溲赤，便稀或黏腻。

（6）舌质红，苔黄或黄腻，脉数、弦、滑。

【加减变化】唐挺指出，本方使用时须牢牢抓住风、湿、热三个病因病机，该方作为基础方据症而辨，灵活加减。

若见皮疹肿胀、渗出明显，伴口中和、困倦乏力等，提示湿邪偏重，加茯苓、薏苡仁、车前草健脾利湿。如湿疹。

若见皮疹红肿、疼痛明显，伴口干、便秘等，提示热邪偏重，加黄连、黄芩、大黄。如接触性皮炎（漆疮、膏药风）、毛囊炎（疖）等。

皮疹瘙痒明显提示风邪偏重，加威灵仙、刺蒺藜祛风止痒。如玫瑰糠疹（风热疮）。

若湿热内蕴，日久生风化燥，皮疹干燥伴鳞屑，瘙痒明显，去木通、苦参、地肤子、杏仁，加牡丹皮、赤芍、生地黄、乌梢蛇、何首乌以清热凉血滋阴、祛风润燥止痒。如白疕（银屑病）、化妆品皮炎（粉花疮）。

纳呆可加焦三仙化食导滞；伴心烦不眠者，可予淡竹叶、丹参、合欢皮等清热除烦、疏肝解郁之品。

此外，关于该方的用法用量，唐挺特别强调本方所用药剂量不宜过大，取"清轻走表""治上焦如羽，非轻不举"之意。服药方法应谨记"食远服"，临证常嘱咐患者餐后2小时以后服药，且徐徐慢咽如饮茶者，似能取得更好疗效。

【使用禁忌】服药期间禁酒及辛辣厚味之品。纯虚无实热证者及妊娠妇女禁投。儿童与老年人酌情减量。

【唐挺医案】

龚某，男，28岁。初诊日期：2016年10月9日。

主诉：头面胸背反复对称皮疹伴渗出、瘙痒3年，复发1周。

现病史：患者3年前因饮酒后头面胸背部出现红色丘疹、丘疱疹，对称分布，患者未予重视，此后因进食辛辣食物或熬夜后皮疹明显增多，瘙痒剧烈，遇热加重，遇冷缓解，搔抓后出现渗出。曾就诊于院外，诊断为湿疹，多方求治，反复到诊所、医院治疗，先后接受抗过敏药注射、口服抗过敏药、外擦"皮炎平软膏"等可缓解，但每年发作2~3次，每次持续1~2个月，病情逐渐加重，皮疹面积逐渐扩大。患者平素喜食辛辣刺激之品，尤其在进食火锅、受风之后容易复发。1周前因炎热天气外出旅游，**受热**风后**感**头面胸背瘙痒伴丘疹，搔抓后皮疹增多，感身热，心烦，口渴喜冷饮，大便干，小便短赤，遂来诊。

检查：头面胸背多发红色斑片、丘疱疹**及小水疱**，部分皮损融合成片，渗出明显，可见散在抓痕，对称分布，边界不清，**扪**之皮温稍高。

舌象：舌红，苔厚腻偏黄。

脉象：滑数。

西医诊断：湿疹。

中医辨证：湿疮（风湿热证）。

治法：疏风清热，燥湿止痒。

处方：祛风除湿止痒汤加减。

荆芥 9g	防风 9g	**石膏** 15g	盐知母 9g
生地黄 9g	木通 6g	**黑芝麻** 9g	当归 12g
苍术 12g	苦参 6g	**牛**蒡子 6g	蝉蜕 6g
乌梅 3g	甘草 3g	**地**肤子 9g	杏仁 6g
黄芩 9g	栀子 9g		

7剂，每日1剂，水煎服，3次/日，**每次 150ml，食远服。**

中医外治：中药塌渍治疗。

荆芥 20g	防风 20g	**苦**参 30g	黄柏 15g
黄芩 15g	蒲公英 30g	**地**肤子 20g	蛇床子 20g

以上方煎取药汁，置冰箱冷藏数小时后，**用6层纱布**浸湿药液敷于患处，每次30分钟，每天2~3次。

健康宣教：饮食规律，起居有常。忌酒，**避辛辣刺激**之品，饮食清淡，平素多食薏苡仁、冬瓜、白萝卜。适当运动，**避免久坐、熬夜。**

二诊：面部、胸背瘙痒明显减轻，皮损**红斑**颜色变淡，丘疹、小水疱较前减少，渗出减少，已无身热、心烦，口渴较**前好转**，大便无干结，小便较前好转。舌红，舌苔较前变薄，脉滑数。考虑风热之邪已减，但湿性黏稠，不易速去。前方化裁如下：

荆芥 9g	防风 9g	**茯**苓 9g	盐知母 9g
生地黄 9g	木通 6g	**黑芝麻** 9g	当归 12g
苍术 12g	苦参 6g	牛蒡子 6g	蝉蜕 6g
乌梅 3g	甘草 3g	地肤子 9g	杏仁 6g
薏苡仁 30g			

7剂，每日1剂，水煎服，3次/日，**每次 150ml，食远服。**余法同前。

三诊：面部、胸背瘙痒无明显瘙痒，皮损变褐色，丘疹、小水疱明显减少，无明显渗出，无明显口干，二便正常。效不更方，予前方继服 7 剂以善后。

四诊：面部红斑、瘀斑基本消失，见色素沉着斑，颜面轻度油腻，散在粉刺及结节，结节明显缩小，无新发结节及囊肿。无口干，饮食、二便基本正常。嘱其停用中药冷敷，予前方减量继服 7 剂，后未见复诊。

1 个月后电话回访，患者诉四诊药后病情痊愈，未复发。

第四节　祛风止痒系列

祛风清热固表汤

【组成】黄芪 20g　　白术 10g　　防风 10g　　荆芥 10g
　　　　生地黄 20g　牡丹皮 10g　蒲公英 20g　紫花地丁 10g
　　　　当归 20g　　川芎 6g　　　黄芩 10g　　龙骨 20g
　　　　牡蛎 20g　　车前草 10g　玄参 20g

【功效】清热解毒，凉血消斑，养血祛风。

【主治】风热、血分有热的瘙痒性皮肤病，如瘾疹、湿疮、摄领疮、风瘙痒、白疕、风热疮、面游风等。

【组方特色】贾敏教授在消风散合玉屏风散的基础上，结合多年临床经验悟得此方。本方主治由外感风热导致的瘙痒性皮肤病，如瘾疹等。所谓瘾疹，就是其人素有内热，复感外风激发，疹点外发，或遍身发出片状疹块，瘙痒难忍。为此，治疗既要疏风泄热，又要养血活血。

黄芪、白术、防风组方为玉屏风散，该方为益气固表、祛风止汗的名方，主要治疗瘾疹、湿疮等表虚不固、外感风邪所致疾患。黄芪甘温，具有补气升阳、益气固表、利水消肿、生津养血、行气通痹、托毒排脓、敛疮生肌之功效，在此内补脾肺之气、外可固表止汗。白术性味甘、苦、温，归脾、胃经，具有健脾益气之功效，助黄芪以加强益气固表之功。防风走表而散风邪，合黄芪、白术以益气祛邪。且黄芪得防风，固表而不致留邪；防风得黄芪，祛邪而不伤正，有补中寓疏、散中寓补之意。

瘾疹的病因是风热相搏，郁于肌腠，发为瘾疹，《金匮要略·中风历节病脉证并治》中就已经提出"邪（风）气中经，则身痒而瘾疹"。防风性味辛温，归膀胱、肺、脾、肝经，祛风解表、胜湿止痛、止痉止痒，其祛风解表之功，可以用于外感风邪所致皮肤病，如荨麻疹、风瘙痒等。荆芥味辛，药性微温，能散能行，归肺、肝经，解表散风、透疹、消疮、止血。荆芥、防风合用以祛风解表。风热内郁，易耗气、伤阴血，气血不足可致血行不畅，无论是血虚、血热、血寒、血瘀、血燥引起的风证，宜从血论治。故以当归、生地黄、川芎养血行气化瘀，并寓"治风先治血，血行风自灭"之意。其中当归性味甘、辛，归心、肝、脾经，补血活血、调经止痛、润肠通便，当归能治一切风、一切血，补一切劳，破恶血，养新血及主癥癖；生地黄性味甘、寒，归心、肝、肾经，清热凉血、养阴生津；川芎性味辛、温，归肝、胆、心包经，活血行气、祛风止痛。

本证为风热相搏所致，在祛风的同时，亦应祛除热邪。蒲公英、紫花地丁、车前草清热解毒，其中蒲公英性味苦、甘、寒，清热解毒、消肿散结、利湿通淋；紫花地丁性味苦、辛、寒，清热解毒、凉血消肿；车前草性味甘、寒，归肝、肾、小肠经，清热利尿通淋、祛痰凉血解毒。三药合用，以加强清热解毒之功效。牡丹皮、玄参清热凉血，祛除血中之热。风为阳邪，容易生燥生热，加用黄芩以清热燥湿。

龙骨质重体坠，为化石之类，性味甘、涩、平，归心、肝、肾经，镇静安神、平肝潜阳、敛汗固精；牡蛎质体沉重，为贝壳之类，性味咸、微寒，归肝、胆、肾经，敛阴潜阳、涩精、止带。两药配伍，益阴潜阳、镇静安神之力增强。瘾疹、湿疮、摄领疮、风瘙痒、白疕、风热疮、面游风等瘙痒尤甚、夜不能寐者，加龙骨、牡蛎以镇静安神。

贾敏教授指出，龙骨、牡蛎为皮肤科常用有效抗过敏药，均含很多钙盐，除了镇静安神外，还能止痒。龙骨为古代哺乳动物如犀类、鹿类、牛类等骨骼的化石或象类门齿的化石。现代研究表明其化学成分主要为碳酸钙、磷酸钙和氧化镁，另含有多种矿物质，具镇静、催眠及降低毛细血管通透性的作用。牡蛎为牡蛎科动物长牡蛎、大连湾牡蛎等的贝壳。现代研究表明其化学成分主要为碳酸钙、磷酸钙和硫酸钙，具有镇静、增强免疫功能等作用。

【方证要点】本方适用于实证，风邪、热邪所致瘙痒性皮肤病，而不宜于湿邪或湿热之邪所致瘙痒。具体方证要点如下：

（1）风热实证，无严重内科疾患。

（2）急性、亚急性病程。

（3）持续瘙痒。

（4）红斑、风团、鳞屑。

（5）舌质红或淡红，苔黄，脉浮数。

【加减变化】睡眠欠佳者加酸枣仁、蜜远志养心安神；瘙痒甚者加用地肤子、乌梢蛇以加强止痒功效；乏力、动则尤甚者加山药，并将黄芪加至30g；汗出明显者加麻黄根、浮小麦。

【使用禁忌】服用本方时禁酒及辛辣动风的食物。孕妇慎用。儿童与老年人酌情减量。

【贾敏医案】

周某某，女，19岁，学生。初诊时间：2018年3月9日。

主诉：全身风团伴瘙痒1小时。

现病史：患者1小时前因进食海鲜后全身出现局限性红色大小不等的风团，境界清楚，形态不一，开始孤立散在，逐渐可随搔抓而增多、增大，互相融合成不规则形状，皮肤凹凸不平，呈橘皮样。自觉瘙痒剧烈，皮损区灼热感明显，遇热加重，得冷则减。

检查：全身见大小形态不一的风团，皮肤凸凹不平，呈橘皮样。

舌象：舌红，苔薄黄。

脉象：浮数。

西医诊断：急性荨麻疹。

中医辨证：瘾疹（风热犯表证）。

治法：清热解毒，疏风止痒。

处方：
黄芪 20g	白术 10g	防风 10g	荆芥 10g
生地黄 20g	牡丹皮 10g	蒲公英 20g	紫花地丁 10g
当归 20g	川芎 6g	黄芩 10g	龙骨 20g
牡蛎 20g	车前草 10g	玄参 20g	

7剂，每日1剂，水煎，分3次服用。

二诊：患者服用上方1周，加之饮食忌口，全身风团发作已逐渐减轻，偶有少量风团发作，以日间为甚，夜间睡眠较前好转。继续守方服用。

三诊：患者再服上方1周，诉全身风团消失，精神、饮食、睡眠佳。已达临床治愈标准。

清热利湿祛风汤

【组成】
金银花 20g	蒲公英 20g	当归 20g	地肤子 20g
桃仁 10g	红花 5g	盐知母 10g	丹参 10g
炒建曲 10g	焦山楂 10g	砂仁 3g	白鲜皮 10g
佛手 10g	连翘 10g	紫花地丁 15g	川芎 6g

【功效】清热利湿，祛风止痒。

【主治】慢性顽固性瘙痒性皮肤病，如脂溢性皮炎、神经性皮炎、结节性痒疹等。

【组方特色】本方功在清热利湿、祛风止痒，主治湿蕴日久、风毒凝聚所引起的以瘙痒为主症的慢性顽固性皮肤病。从其药味组成来看，本方以金银花、蒲公英、地肤子、当归为君药。其中金银花、蒲公英清热解毒；地肤子清热利湿止痒；当归甘温，养血活血，取其"治风先治血，血行风自灭"之意。臣以连翘、紫花地丁清热解毒，加强君药清热之力；桃仁、红花活血润燥；白鲜皮清热燥湿止痒。脾胃气滞则湿蕴，湿蕴日久则生毒，顽湿聚毒客于皮肤则瘙痒无度，故方中佐以炒建曲、焦山楂、砂仁、佛手行气，清胃肠之结热，以期调理胃肠，清除湿热蕴积之根源，标本兼顾；知母清热滋阴；丹参清热凉血活血。川芎性味辛温，活血行气祛风、引药上行为使药。

【方证要点】本方对慢性顽固性瘙痒性皮肤疾病偏于实证者最为相宜，而对于血虚受风引起的皮肤瘙痒症不宜用。具体方证要点如下：

（1）体格壮实，无明确内科疾患。

（2）慢性病程。

（3）阵发性剧烈瘙痒。

（4）皮损鲜红，或有结痂。

（5）脉象弦滑，舌质红。

【加减变化】本方主要是针对病程日久的顽固性湿毒聚结、风盛瘙痒诸证，如脂溢性皮炎、神经性皮炎、结节性痒疹等。如用之不应，可加乌梢蛇搜风入络、息风止痒；如瘙痒甚烈者加龙骨、牡蛎重镇安神止痒；皮损肥厚、明显色素沉着者加鳖甲、莪术滋阴潜阳、活血破瘀。

【使用禁忌】服用本方时禁食荤腥海味、辛辣动风的食物。孕妇慎用。儿童与老年人酌情减量。

【贾敏医案】

王某，男，25岁，职员。初诊时间：2018年4月16日。

主诉：头皮红斑、油腻性鳞屑伴瘙痒1年余。

现病史：患者1年前无明显诱因出现头皮红斑，其上可见散在油腻性鳞屑，自觉瘙痒，曾使用多种中药类药膏、控油类洗发水（具体不详）治疗，用药时可稍控制症状，停药后症状反复，皮疹一直未完全消退。平素工作压力较大，熬夜较多，饮食偏辛辣油腻。

检查：头皮可见散在红斑，其上可见部分油腻性鳞屑覆盖。

舌象：舌红，苔黄腻。

脉象：滑数。

西医诊断：脂溢性皮炎。

中医辨证：白屑风（湿热风盛证）。

治法：清热利湿，祛风止痒。

处方：金银花 20g　　蒲公英 20g　　当归 20g　　地肤子 20g

　　　桃仁 10g　　　红花 5g　　　盐知母 10g　　丹参 10g

　　　炒建曲 10g　　焦山楂 10g　　砂仁 3g　　　白鲜皮 10g

　　　佛手 10g　　　连翘 10g　　　紫花地丁 15g　川芎 6g

7 剂，每日 1 剂，水煎，前 2 遍煎煮后内服，煎煮第 3 遍后滤出药液洗头。

二诊：患者服用上方 1 周，加之饮食清淡、生活作息规律，头皮红斑颜色明显变淡，其上油腻性鳞屑已基本消退。守方续用。

三诊：患者再次服用上方 1 周，其上诸症消失，达临床治愈标准。

第五节　粉刺系列

消痤汤

【组成】金银花 15~30g　连翘 15g　　蒲公英 15g　　紫花地丁 15g

　　　　黄芩 10~15g　　桃仁 10g　　红花 10g　　　当归 10g

　　　　川芎 10g　　　法半夏 12g　　浙贝母 15g　　升麻 10g

　　　　车前草 10g

【功效】清热解毒，活血行气，化痰散结。

【主治】热毒火毒、痰瘀互结之炎症性皮肤病，如寻常痤疮、日光性皮炎、玫瑰痤疮、脂溢性皮炎、扁平疣、结节性痒疹、疖病、头部穿掘性毛囊炎、头面接触性皮炎、化妆品皮炎、激素依赖性皮炎等。

【组方特色】本方以经验方"五味解毒汤"为基础方，以热毒火毒为核心，兼顾瘀血痰凝，组方灵活，适应证广。功在清热解毒、活血行气、化痰散结。主要用于火、热、痰、瘀所致以红、肿、热、痒、痛为主要表现的感染性及非感染性炎症性皮肤病。

从组方来看，本方以金银花、连翘、蒲公英、紫花地丁、黄芩为主药。金银花、连翘配伍，味甘兼苦，性寒，归心、肺、胃经，具清热解毒、消痈散结之功，善治热毒火毒之痈肿疔疮；同时金银花气味芳香，质地轻清，善清表热，配连翘兼清里热实火，透热达表，二者配伍为治疗一切阳证疮痈肿毒之要药。

金银花清轻走表用量宜轻，15~20g，适用于风热、热毒初期，邪毒轻浅者；若热毒炽盛，化腐为脓，痈疡已成者，用量宜重，常需30~50g，甚至更多。蒲公英、紫花地丁甘苦性寒，归心、肝、胃经；黄芩苦寒，归肺、胃、大肠经。因贵州气候比较潮湿，饮食又偏好辛辣厚味，常致湿邪内蕴，与热毒胶结，而黄芩苦可燥湿，寒可清热，清热燥湿，一药两用；又因肺与大肠相表里，黄芩又善清肺与大肠湿热。三药在加强金银花、连翘的清热解毒功效的同时，可利尿通淋、燥湿泻火、导热下行，使邪有出路。金银花、连翘、蒲公英、紫花地丁、黄芩五药配伍即"五味解毒汤"，全方辛甘苦寒，一派苦泻，攻而不守，为治疗肺经热毒、胃火胆热、心火热毒之核心组方。其组方体现了"诸痛痒疮皆属于心""肺主皮毛""治湿不利小便，非其治也"的病机学与治疗学相统一的辨证论治思想，为贾敏教授临床最为常用的基础方。

桃仁、红花活血止痛，适用于热毒壅聚、气血凝滞之疮痈、疖肿、血肿，为痈疡要药，其中桃仁甘润通便，配黄芩同走大肠，使瘀热下行，邪有出路。当归辛甘性温，质地濡润，补血活血，以滋血源，配桃仁、红花，寓补于行，走散结合，以防"五味解毒汤"苦寒伤正。川芎活血行气，兼顾气分与血分瘀滞，为"血中气药"、气血同治要药。上四味配伍体现了"气为血帅，血为气母"的生理病理特点及扶正祛邪的治疗原则。

法半夏辛温，归脾、胃、肺经，燥湿化痰、消肿散结。浙贝母性味苦寒，独归肺经，化痰散结，与法半夏相伍善治痰湿凝结之皮肤肿胀、斑块、结节、囊肿。因痰湿源于脾胃运化失司（脾为生痰之源），又因肺失宣降，遂阻结腠理、皮毛（肺为储痰之器，肺主皮毛）。再者，久病必痰，久病必瘀，浙贝母与桃仁、红花、当归、川芎配伍，为临床治疗痰瘀互结的常用方。升麻，透疹排毒，热为阳邪，易袭阳位，在表、在上，寓意较深。车前草清热利湿，使湿邪、痰饮之邪有去路，导邪外出，体现了"治湿不利小便，非其治也"的治疗学思想。

【方证要点】本方适用于实证，热毒、火毒炽盛所致炎症性皮肤病，病位偏上者尤为适宜。而对于阴虚之证当属禁忌。但若实证兼虚者当配伍补虚之品，虚实兼顾，随证治之。具体方证要点如下：

（1）体格壮实，体质平和，无其他严重内科疾患。

（2）急性、亚急性病期。

（3）灼热，瘙痒，胀痛，紧绷，恶热喜冷。

（4）皮损红肿、水疱、脓疱、糜烂、脓肿、溃疡而分泌物黄稠、污秽。

（5）发热，口干，息粗，声高，溲赤，便秘。

（6）舌质红，苔黄、黄燥或黄腻；脉数、滑、弦。

【加减变化】贾敏教授指出，本方对于急性期及亚急性期炎症属热毒、火毒炽盛者，可作为基础方据证而辨，进行化裁，多能奏效。若见感染性疾病伴明显脓疱、脓肿时加皂角刺透脓消肿；当脓成易透时，皂角刺剂量宜小，只需10~20g；若久未成脓，正气不足时，剂量宜大，常需50g以上，并配伍黄芪益气托脓。如囊肿性、脓疱型痤疮（肺风粉刺）、头部穿掘性毛囊炎（蝼蛄疖），皂角刺为必用之品。若湿邪偏重，肿胀明显、疼痛不甚者加车前草、茯苓健脾利湿，导热下行，寓扶正祛邪之意。若病在颜面，经属阳明，伴痰湿者，如寻常痤疮（肺风粉刺）、玫瑰痤疮（酒渣鼻），加白芷引经阳明，化湿祛风。若因饮食厚味，食积化热者常加山楂、谷芽、麦芽化食导滞，配合四味解毒汤清热化湿，如玫瑰痤疮（酒渣鼻）、脂溢性皮炎（面游风）。若肝郁痰凝，红肿不甚之扁瘊（扁平疣），需加柴胡、郁金、薏苡仁、夏枯草疏肝解郁、化痰散结。若颜面红肿、灼热、干燥、瘙痒属肺肾阴虚、胃热上炎者，加知母，黄芩配知母、滋阴润燥、泻火解毒，如日光性皮炎（日晒疮）、激素依赖性皮炎、化妆品皮炎（药毒、粉花疮）等。若血热内蕴，生风化燥，鳞屑瘙痒者，如白疕（银屑病），常加牡丹皮、赤芍、生地黄、乌梢蛇、蜂房清热凉血滋阴、祛风润燥止痒。

【使用禁忌】服药期间禁酒及辛辣厚味之品。纯虚无实热证者及妊娠妇女禁投。儿童与老年人酌情减量。

【贾敏医案】

李某，男，18岁。初诊时间：2014年5月7日。

主诉：颜面粉刺、脓疱、结节反复3年。

现病史：患者3年前无明显诱因面部出现小丘疹及结节，用手挤压见白色粉脂状物质，部分皮疹表面出现粟粒大小脓点，伴轻度疼痛，进食辛辣食物或熬夜后皮疹明显增多，饮食清淡或早睡可暂时减轻，未予重视。此后皮疹逐渐增多，曾就诊于某西医院，诊断为"寻常痤疮"，外用红霉素软膏、维A酸乳膏，皮疹可暂时缓解，随着时间延长，疗效逐渐下降。近日因学习紧张，长期晚睡，饮食辛辣油腻，皮疹明显增多伴疼痛，轻度口干，大便1~2日一行，小便黄，遂来诊。

检查：面部油腻，多发粉刺，白头、黑头相间，额部及双颊轻度红肿，密集分布绿豆、黄豆大小结节及粟粒大小脓疱，兼大小不等囊肿。部分囊肿破溃，伴少量脓血分泌物，部分结血痂、浆痂，基底皮肤瘀斑。结节质地中等，大部分囊肿有轻度波动感。

舌象：舌红而暗，舌面润，苔厚腻偏黄。

脉象：滑数。

西医诊断：寻常痤疮。

中医辨证：粉刺（热毒上炎、痰瘀互结证）。

治法：清热解毒，化痰散瘀。

处方：金银花 20g   连翘 20g   蒲公英 15g   紫花地丁 15g
　　　桃仁 10g   红花 10g   醋莪术 10g   醋鳖甲 10g
　　　法半夏 15g   浙贝母 15g   丹参 15g   泽兰 10g。

14 剂，每日 1 剂，水煎，分 3 次服用。

就诊当日，行粉刺祛除术治疗 1 次，将粉刺及脓疱挤压排除，并排出囊肿内容物。嘱患者每晚睡前调敷改良颠倒散 1 次，开水调匀后敷面部皮损区，表面用保鲜膜覆盖，20~30 分钟后用清水洗除面膜。嘱服药期间饮食清淡。

二诊：面部疼痛基本消失，红肿减轻，多处结痂，无新发脓疱，粉刺减少，结节散在分布，仍见少量囊肿，面部仍油腻，伴少量鳞屑。口干，饮食正常，大便每日一行，尿黄较前好转。舌面稍干，仍暗红，舌苔较前变薄、微腻，色略黄，脉滑数。考虑热毒、痰瘀已减，但热已伤阴、余毒未尽。前方化裁：

　　　金银花 15g   连翘 10g   蒲公英 10g   紫花地丁 10g
　　　桃仁 10g   黄芩 15g   知母 15g   法半夏 10g
　　　车前草 10g   山楂 10g   麦芽 10g
　　　生石膏（先煎）20g

7 剂，每日 1 剂，水煎，分 3 次服用。

再次行粉刺祛除术治疗 1 次，方法同前。继续予改良颠倒散调敷面部，方法同前。

三诊：面部红斑、瘀斑基本消失，见色素沉着斑。颜面轻度油腻，散在粉刺及结节，结节明显缩小，无新发结节及囊肿。无口干，饮食、二便基本正常。予前方减量继服 7 剂，后未见复诊。

化饮和血清痘汤

【组成】白术 12g   茯苓 12g   泽泻 15g   当归 9g
　　　白芍 25g   川芎 9g   连翘 15g   蒲公英 15g
　　　杏仁 10g   白芷 10g   桔梗 10g

【功效】健脾化饮，调和气血，清热解毒。

【主治】脾虚饮停、气血失和、热毒上蕴之粉刺（寻常痤疮）。

【组方特色】化饮和血清痤汤是唐挺主任医师遵循老师贾敏教授所提倡的"辨体、辨病与辨证相结合，因人、因时、因地而制宜"的辨治原则，用于治疗女性寻常痤疮的专方。本方以《金匮要略》之当归芍药散为基础方加味而成。

1. 方药分析

本方以白术、茯苓配伍为君。白术味苦、甘，性温，入脾、胃经，既善补气以复脾运，又能燥湿利水以除湿邪，为治脾虚诸证之要药，亦为治痰饮、水肿之良药。茯苓甘淡而平，甘则能补，淡则能渗，既扶正又祛邪，功专益心脾、利水湿，且补而不峻、利而不猛，乃健脾渗湿之要药；茯苓亦能宁心安神，李东垣谓其为"阳中之阴，降而下，言其功也……观此，则知淡渗之药，皆上行而后下降，非真下行也"。白术以健脾燥湿为主，茯苓以利水渗湿为要，二药伍用，一健一渗，水湿则有出路，故脾可健、湿可除、肿可消、饮可化，诸恙悉除。《苏沈良方》言："主病者，专在一物，其他则节给相为用"，故为君药。

当归味辛、甘，性温，入肝、心、脾经，甘补温通，补血而具调气活血之功，被誉为"血中圣药"；与白术合用，一则养肝血调气血以行之，一则益脾气助脾阳以运之，刚柔相济，补而不滞，乃调和气血之常用对药。白芍味酸兼苦，性微寒，归肝、脾经，具有养血敛阴、和营柔肝之效；与当归合用，当归补血偏于温阳，其性动而主走，白芍补血偏于养阴，其性静而主守，两药寒温同用、动静结合，共奏养阴补血、和肝理脾、活血化瘀之功，主治一切气血亏虚、肝脾不和之病证。川芎味辛性温，具有行气开郁、祛风燥湿、活血止痛之功效，能兼顾气分与血分瘀滞，乃气血同治之要药。当归、白芍以血药补阴，川芎行血力胜，三药合用，使血和气降、血脉通畅，瘀血得祛。连翘，归肺、心、胆经，具清热解毒、消痈散结、疏风散热之功，善治热毒火毒之痈肿疔疮，有"疮家圣药"之称；蒲公英苦寒，入肝、胃经，既能清肝胃之热，又能消肿散结。二药配伍为用，以清上焦里热实火，散结消肿。上五味助君药调和气血、解毒散结之功，故共为臣药。

泽泻味甘、淡，性寒，具有利水渗湿、泄热消肿之功效，寒能除热，甘淡渗湿，归肾、膀胱经，故长于泻肾经之火、渗膀胱经之湿，为通利小便、祛湿泄热之品，可助君药脾健水湿得运、湿利脾困得解，使浊阴下泄、清阳自升，补泻同用，相辅相成，健脾除湿，功效甚灵。因痰饮之邪源于脾胃运化失司，又赖肺失宣降，遂阻结腠理、皮毛。杏仁味苦，性微温，归肺、大肠经，具有宣发肺气之功；桔梗味苦、辛，性平，辛则宣肺发散，苦则降泄下气，既升且降，既宣肺利胸膈又降肺气，有祛痰排脓之功，且质润，能润肠通便。二药配伍，一降一宣，共奏宣降肺气、利咽化痰、疏通肠胃之功。三药合用可通利二便，使热毒、痰湿之邪有去路，导邪外出。白芷辛温，可佐助君臣芳香化湿、疏通血脉，又佐制君臣之药苦泻伤正，故与泽泻、杏仁、桔梗共为佐药。

因粉刺病位多在表而偏上，白芷、桔梗可引诸药上行直达病所，故兼为使药。

综上，"化饮和血清痘汤"的方名涵义包括针对该证病机健脾化饮、调和气血，以达清除粉刺之目的，同时"清痘"还有清除热毒痰饮、瘀滞等诸邪之涵义。

2. 辨治思路

脾胃乃后天之本、气血生化之源，为人体气机上下升降之枢纽，脾胃健运，方可使"清阳出上窍，浊阴出下窍；清阳发腠理，浊阴走五脏；清阳实四肢，浊阴归六腑"。脾运失健，一则生化乏源，精血亏虚，则无以奉心化赤、充养机体；再则升降失调，清阳不升、浊阴不降，而现头晕、神疲等症；或致津液不布，水饮内停。痰饮善动不居，随气机升降，内行脏腑经络，外达皮肉筋骨，周身上下无所不至。若饮阻中焦，则食少纳呆、气短懒言、身困疲乏、苔腻或厚；饮郁化热，酿生湿热，热本炎上，且随足阳明经上熏于"诸阳之会"——颜面，而发粉刺。又肺为"娇脏"，易受邪扰，风热、血热上蒸于面而发粉刺。

医家陈自明言："然妇人以血为基本，气血宣行，其神自清"，足以说明女子是以血为本。而血与肝脏密切相关，肝主疏泄，调畅气机，推动血液正常运行，气行则血行，气滞则血凝。《素问·调经论》谓"血气不和，百病乃变化而生"，初病在气，久病在血，升降失和，气机逆乱，而致气血不安。若气机受阻则致湿热、痰浊内生，气血壅滞不畅，日久化热，内灼脾胃，湿热上炎于面而发痤疮。

女性素体阳热偏盛，"女子二七而天癸至，任脉通，太冲脉盛，月事以时下……三七，肾气平均，故真牙生而长极。四七，筋骨坚，发长极，身体盛壮"，故而天癸充盛，且营血日渐偏热。热入血分，灼血成瘀，加之贵州乃湿重地域，饮食普遍偏于辛辣肥甘厚腻，脾胃积热，易化痰生湿，与外湿相合，湿热胶结，郁久化毒，热毒上炎于面，粉刺乃生。此外，当代女性因工作或学习压力过大，思虑劳神过度，七情内伤，加之晚睡熬夜，耗伤阴精，阴血亏虚，无以制阳，阴阳失调，虚火内生，循经上炎于面而发粉刺。

综上，本病病机为本虚标实，本为脾虚，标为实热。治当健脾化饮以调和气血，辅清热解毒，每多获效。

化饮和血清痘汤辨治思路导图如下（图2）：

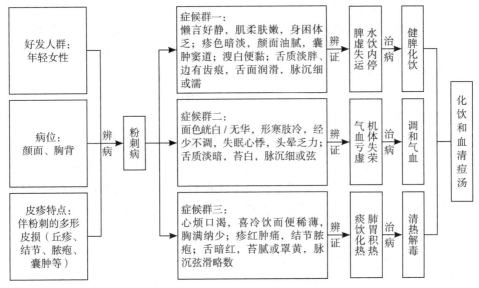

图2　化饮和血清痘汤辨治思路

【方证要点】本方适用于粉刺之本虚标实、寒热错杂证（内寒外热、下寒上热），以脾虚（阳虚、气虚）、血虚（气血不足）为本，水饮、热毒、瘀滞为标，偏于肝脾亏虚、水饮化热者最为相宜。具体方证要点如下：

（1）多见于体质偏弱、面色㿠白，无其他严重内科疾患者。

（2）灼热，瘙痒，胀痛，紧绷，恶冷喜暖。

（3）皮损淡红微肿、粉刺、结节、脓疱，而分泌物质稀色淡，或略黄欠稠。

（4）平素畏寒恶风，四末不温，倦怠乏力，面色无华，头晕心悸，月经不调。

（5）舌体胖大、边有齿痕，舌面润滑，舌质淡暗，苔白厚、腻或罩黄；脉沉、细、弦或滑。

【加减变化】举凡辨证符合脾虚饮停兼热邪特点之痤疮，皆可以本方为基础加减，多能奏效。常见兼夹证候化裁如下：

若以粉刺或丘疹为主，可加荆芥、防风、浙贝母疏风宣肺散结。

若伴脓疱、结节、脓肿、囊肿伴明显疼痛者，加皂角刺、薏苡仁、败酱草透脓消肿止痛；但脓成易透时，剂量宜小；若久未成脓，正气不足时，剂量宜大，并配伍黄芪益气托脓。

若囊肿、结节较多时，加鳖甲、牡蛎、夏枯草、白花蛇舌草等软坚散结。

若丘疹、结节、囊肿色瘀暗，时有脓血者，酌情加丹参、红花、蜈蚣、水蛭等活血破瘀、通经散结。

若因饮食厚味、食蕴化热者常加山楂、**谷芽**、麦芽、**连翘**化食导滞散结。

若伴心烦不眠者，可予淡竹叶、栀子、**郁金等**清热除烦、疏肝解郁之品。

【使用禁忌】服药期间禁酒、辛辣厚味及**冷饮**，避免熬夜。纯中焦虚寒证者及妊娠妇女禁投原方，需辨证化裁。少年、**儿童酌**情减量。

【唐挺医案】

医案一 罗某，女，31岁。初诊时间：**2016年5月10日。**

主诉：面部反复粉刺、丘疹、脓疱伴疼痛**5年**，加重伴口腔溃疡1周。

现病史：患者诉面部5年以来反复出**现粉刺**、丘疹，时烦躁易怒，胸胁胀痛，偶有头晕。进食辛辣饮食或熬夜后皮疹迅速增多，**伴脓疱**、疼痛，多方求诊，均未治愈。1周前进食辛辣饮食后感面**部症状加**重，见**大量新发丘疹、脓疱**，伴口腔溃疡，当时未予诊治。平素怕冷，**手足不温**，经行腹痛，经少色暗，时感腹胀，口和不渴，大便易溏。

检查：面色淡白兼萎黄，面颊、额部、**下颌**部可见**散**在粉刺、红色丘疹，兼夹部分小脓疱，按之疼痛。

舌象：舌体偏大、边有齿印，舌面润滑，**舌尖稍红，苔腻微黄。**

脉象：沉细。

西医诊断：寻常痤疮。

中医辨证：粉刺（脾虚水饮、肝郁血虚、**痰热**上犯证）。

治法：健脾化饮，养血柔肝，清热散结。

处方：化饮和血清痘汤加减。

白术 15g	茯苓 20g	**泽泻** 15g	当归 15g
白芍 30g	川芎 10g	**金银花** 15g	北柴胡 10g
浙贝母 15g	淡竹叶 10g	**莲子心** 5g	

7剂，日1剂，水煎服，3次/日，每次150ml。

就诊当日，予火针疗法1次：对皮疹进行**常规消毒，选用毫火针用酒精灯烧红后迅速刺入脓疱，选用盘龙针用酒精灯烧红**后迅速刺入结节，旋即出针，不留针或滞针，火针治疗后再次消毒。并告知患者24小时内治疗区域保持局部干燥、清洁，每2周治疗1次。嘱患者每**晚睡前调敷改良2号颠倒散**，开水调匀后敷面部皮损区，表面用保鲜膜覆盖，**20~30分**钟后用清水洗除面膜。嘱服药期间饮食清淡，避免熬夜。

二诊（2016年5月20日）：面部丘疹、**结节逐渐变平，脓疱基本消失，无疼痛，未见新发皮疹。腹胀、便溏稍好转，口腔溃疡愈合，烦躁、胸胁胀痛减轻，有轻度乏力、头晕。效不更方，原方去莲子心，加黄芪补中益气。

白术 15g	茯苓 20g	泽泻 15g	当归 15g
白芍 30g	川芎 10g	金银花 15g	北柴胡 10g
浙贝母 15g	淡竹叶 10g	炙黄芪 30g	

7剂，日1剂，水煎服，3次/日，每次150ml。

三诊（2016年7月2日）：患者诉服用上药后皮疹基本消退，偶有少量粉刺，但无疼痛。心烦、胸胁胀痛、痛经等均消失，心情愉悦、精神佳，遂未来复诊。但1周前因与家人发生矛盾后胸胁胀痛复发，面部突发红色丘疹、脓疱，伴疼痛，心情烦躁，轻度腹泻，1~2次/天，再次来诊。舌边尖稍红，舌质淡，苔薄白，脉弦细。此次辨证属肝郁脾虚、肝火上炎，治以疏肝健脾、柔肝泻火。方选丹栀逍遥散加减：

牡丹皮 10g	栀子 10g	柴胡 10g	当归 15g
白芍 20g	白术 10g	茯苓 20g	蒲公英 15g
生姜 6g	甘草 9g	薄荷（后下）5g	

7剂，日1剂，水煎服，3次/日，每次150ml。

改良颠倒散外敷同前。此后未见复诊。

医案二 王某，女，22岁。初诊时间：2018年5月18日。

主诉：面部反复粉刺、丘疹、脓疱6个多月。

现病史：6个月前患者无明显诱因面部出现黑头粉刺、红色小丘疹，用手挤压见白色粉脂状物质，面颊见少许针尖大小脓疱，伴轻度疼痛，进食辛辣食物或熬夜后或月经前后皮疹明显增多，饮食清淡或早睡可暂时减轻。当时就诊于某西医院，诊断为"寻常痤疮"，予"米诺环素胶囊内服、夫西地酸乳膏外用"后症状缓解。此后上述症状反复发作，时轻时重，患者再次予上述药物后症状可暂时缓解，停药后复发。近日因月经来潮，加之期末考试，长期晚睡，皮疹明显增多，伴疼痛，心烦。平素怕冷，手足冰凉，喜嗜辛辣肥甘之品，二便调。遂来诊。

检查：面部较油腻，见散在较多的白头粉刺、红色丘疹，少许小脓疱、暗紫红色囊肿，囊肿有轻度波动感，未见破溃、渗出。

舌象：舌体稍胖大，舌质暗，苔白润偏黄。

脉象：沉细。

西医诊断：寻常痤疮。

中医辨证：粉刺（脾虚饮停证）。

治法：健脾化饮，调和气血，清热解毒。

处方：化饮和血清痘汤加减。

白术 12g	当归 9g	茯苓 12g	川芎 9g
白芍 30g	泽泻 15g	蒲公英 15g	连翘 15g
杏仁 10g	白芷 10g	桔梗 10g	

10 剂，每日 1 剂，水煎，分 2 次服用。

就诊当日，行粉刺祛除术治疗 1 次，将粉刺及脓疱挤压排除，并排出囊肿内容物。嘱患者每晚睡前调敷改良颠倒散 1 次，开水调匀后敷面部皮损区，表面用保鲜膜覆盖，20~30 分钟后用清水洗除面膜。嘱服药期间饮食清淡，避免熬夜。

二诊：药后丘疹、囊肿颜色明显变淡，粉刺减少，脓疱基本消退，未再新发，囊肿较前平塌，疼痛基本消失。未再烦躁，余同前。效不更方，再予前方继续用半月余。再次行粉刺祛除术治疗 1 次，方法同前。继续予改良颠倒散调敷面部，方法同前。

三诊：面部皮疹基本消失无新发，见少许暗红色色素沉着斑。颜面稍油腻，怕冷、手足冰凉均好转。予前方减量继服 5 剂，嘱勿搔抓。后未见复诊。

医案三 叶某，女，37 岁。初诊时间：2019 年 9 月 11 日。

主诉：面部反复粉刺、丘疹、结节 9 年余，伴脓疱 2 周。

现病史：患者 9 年前无明显诱因面部出现粉刺、丘疹，伴轻微瘙痒，时有搔抓、挤压，当时未予重视。此后上述症状逐渐加重，患者多年来反复就诊于当地县中医院及人民医院，诊断为"痤疮"，予"中药内服、外敷中药面膜、抗生素口服及外用（具体不详）、光疗"等治疗后时轻时重。后逐渐出现少许结节、囊肿。2 周前患者因工作熬夜后病情较前加重，面部散见少许脓疱，当时再次就诊于当地县医院，予"红霉素胶囊内服，莫匹罗星乳膏外用"后稍好转。患者平素怕冷，整晚自觉手足冰凉；月经量偏少，每每推后 6~10 天来潮，色暗，少腹冷痛；时感腹胀纳差，口淡不渴，时喜热饮，大便易溏。

检查：面色㿠白略显萎黄，面部、额部、颊部、下颌部可见散在粉刺、红色丘疹，兼夹部分小脓疱，按之轻微疼痛。最后一次月经：2019 年 8 月 20 日。

舌象：舌体胖大、边有齿印，舌面水滑，舌尖稍红，苔白腻罩黄。

脉象：滑。

西医诊断：寻常痤疮。

中医辨证：粉刺（脾虚水饮兼血虚证）。

治法：健脾化饮，养血清热。

处方：化饮和血清痘汤加减。

白术 15g	茯苓 20g	泽泻 15g	当归 15g
白芍 20g	川芎 10g	金银花 15g	连翘 20g
白芷 9g	桔梗 9g		

14 剂，每日 1 剂，水煎，分 3 次服用。

就诊当日，予火针疗法 1 次：对皮疹进行常规消毒，选用毫火针用酒精灯烧红后迅速刺入脓疱，选用盘龙针用酒精灯烧红后迅速刺入结节，旋即出针，不留针或滞针，火针治疗后再次消毒。并告知患者 24 小时内治疗区域保持局部干燥、清洁，每 2 周治疗 1 次。嘱患者每晚睡前调敷改良 2 号颠倒散，开水调匀后敷面部皮损区，表面用保鲜膜覆盖，20~30 分钟后用清水洗除面膜。嘱服药期间饮食清淡，避免熬夜。

二诊（2019 年 9 月 27 日）：面部稍红润，粉刺少许，油腻好转，丘疹、结节逐渐平塌，未见脓疱，仅留少许色素沉着。诉 2019 年 9 月 19 日月经按时来潮，经量稍增多，痛经明显减轻，精神好。舌脉及辨证同前。效不更方，继续与前方 14 剂，并嘱患者每晚继续外用改良颠倒散治疗。

三诊（2019 年 10 月 13 日）：面部丘疹、脓疱基本消失，无新发皮疹，仅见暗红色痘印，面色显光彩，怕冷、四逆均好转，夜间手足温和，饮食好转，精神佳。辨证同前，继续予前方加减，加红花、黄芪益气化瘀消斑，炙甘草调和诸药。

白术 15g	茯苓 20g	泽泻 15g	当归 15g
白芍 20g	川芎 10g	金银花 15g	连翘 20g
白芷 9g	桔梗 9g	黄芪 20g	红花 5g
炙甘草 6g			

10 剂，日 1 剂，水煎服，3 次／日，每次 150ml。每周服用 5 剂，间隔 2 天。巩固疗效。

第六节　病毒疣系列

祛疣汤

【组成】连翘 20g	金银花 18g	蒲公英 12g	紫花地丁 10g
桃仁 12g	红花 12g	牡丹皮 12g	酒丹参 15g
当归 15g	川芎 12g	白芷 10g	浙贝母 10g

麸炒北柴胡 12g 郁金 12g　　　　薏苡仁 30g　　　　夏枯草 10g

赤芍 10g

【功效】清热解毒，活血化瘀，疏肝解郁。

【主治】由热毒蕴肤、气滞血瘀所致的扁平疣、丝状疣、寻常疣、跖疣、尖锐湿疣等人类乳头瘤病毒（HPV）感染的皮肤病和性病。

【组方特色】祛疣汤由五味消毒饮及桃红四物汤合成，五味消毒饮和桃红四物汤均源于《医宗金鉴》。方中以紫花地丁、连翘清热解毒、消肿散结为主。金银花甘寒，清热解毒、散痈消肿；蒲公英味苦、甘，性寒，苦能泄热，甘能解毒，寒能清热散气滞，两药清热为辅。现代研究发现五味消毒饮能显著间接提高人体免疫功能。四物汤补血和血，《蒲辅周医疗经验》说："此方为一切血病通用之方。凡血瘀者，俱改白芍为赤芍"，故贾敏教授在临证时常用赤芍。李东垣有云，桃仁"可除皮肤血热燥痒""可行凝滞之血"，故加桃仁、红花活血通经、祛瘀止痛、化瘀消斑，此即桃红四物汤。现代医学研究证实，桃红四物汤具有抗炎、镇痛、扩张血管、改善微循环及增加机体非特异性免疫功能的作用。丹参含丹参酮，为强壮性通经剂，有祛瘀、生新、活血等效用，酒制以加强活血化瘀之力；因病机有热毒，热与血结则血热，故用牡丹皮可清热凉血，亦可加强活血散瘀之功；白芷气味芳香，"能通经理气而疏其滞"；浙贝母解毒、散结消痈，有开郁行滞之效；柴胡性升散，是疏肝行滞的解热药，量小则解郁，量大则清热，有推陈出新之能，本方取其调达肝气、疏肝解郁之意；郁金善行，又能行气解郁活血；夏枯草善散结、苦泄热，散痰火郁结；薏苡仁性凉而清热，现代药理研究，薏苡仁有较强的抗病毒作用；柴胡、白芷疏风散邪，促气血阳气上达，引诸药达体表。《医学源流》曰："外科之证，最重外治。"《疡医大全》有"先将癣抓破，以药搓癣"的记载。我流派集前代外治经验，结合自身临床经验，认为中医治疗皮肤病，除内治法外，还有独具特色和优势的外治法，内容丰富，疗效确切，非常值得我们去发掘和发展提高。祛疣汤内服，剩下的药液外涂皮疹处，内外合治，疗效显著。

【方证要点】本方为治疣之专方，对于临床诊断明确为各类疣，且辨证为热毒蕴肤、气滞血瘀者，无出血倾向者均可应用。具体方证要点如下：

（1）体格壮实，无出血倾向者。

（2）慢性病程，迁延难愈或新发疾病均可用之。

（3）各类疣证属热毒蕴肤、气滞血瘀者。

（4）舌暗，苔薄黄，脉弦滑或弦涩。

【加减变化】本方主要是针对 HPV 感染的各类疣，病机属热毒蕴肤、气滞血瘀。伴有大便干燥者加生大黄 3~6g，医者常惧大黄通下太过，岂不知大黄亦能活血破瘀，大便干而气滞血瘀者适用。若伴见大便黏滞、苔腻、脉滑表现为湿邪凝滞者，加苍术、车前草燥湿；若伴见纳呆、胃脘胀满不适、呃逆频频、大便酸臭为消化不良者，可加炒麦芽、炒谷芽、神曲、鸡内金健脾助消化。

【使用禁忌】本方药物大多苦寒，苦寒败胃，故凡脾胃虚寒者、无实热瘀结者及孕妇胎前、产后均禁服。本方活血化瘀，故有出血倾向者禁用。

【贾敏医案】

吴某，女，32 岁。初诊时间：2018 年 6 月 15 日。

主诉：面部皮疹 3 年，加重伴轻微瘙痒 7 天。

现病史：患者 3 年前面部眼周、两颧见黄褐色扁平、隆起丘疹，表面光滑蜡样光泽，大小不一，相互孤立，互不融合，部分线状分布，偶有痒感。未曾重视，未予治疗。7 天前发现双手背出现散在或密集深褐色扁平丘疹，米粒到黄豆大小，和面部皮疹一样，伴轻微瘙痒。伴口干不欲饮，身热，大便不畅，小便短赤，平素性情急躁易怒。

检查：眼周、两颧、双手背见黄褐色扁平、隆起丘疹，米粒到黄豆大小，表面光滑蜡样光泽，相互孤立，互不融合，部分呈线状分布。

舌象：舌暗，苔薄黄。

脉象：弦滑。

西医诊断：扁平疣。

中医辨证：扁瘊（热毒蕴肤、气滞血瘀证）。

治法：清热解毒，活血化瘀，理气解郁。

处方：祛疣汤。

金银花 12g	连翘 18g	蒲公英 10g	紫花地丁 10g
桃仁 10g	红花 10g	当归 15g	川芎 15g
牡丹皮 15g	丹参 15g	赤芍 15g	白芷 10g
浙贝母 15g	柴胡 10g	郁金 10g	夏枯草 15g
薏苡仁 24g			

嘱加水 1000ml，将药物浸泡 30 分钟后，用武火煮沸，然后用文火煮 20 分钟，如此煎煮 2 遍，取药液 500ml，分早、晚 2 次服用，每日 1 剂，1 周为 1 个疗程。外洗时，先用上述药液反复擦洗，至皮损处发红时，再持续热敷，以便于药物吸收。

二诊：服上方 1 周后复诊。患者面部及双手背可见散在粟粒至黄豆大小扁平丘疹，数目较前减少，疣体微红，舌淡红，苔薄，脉弦。效不更方，又依法续用1周后，面部及手部疣体明显消退消失。嘱勿搔抓。上药又进7剂，皮损全部消退，仅遗留少量色素沉着，后色素沉着逐渐消退。随访半年未见复发。

第七节　紫斑病系列

紫斑汤

【组成】金银花10g　　连翘10g　　　蒲公英10g　　紫花地丁10g
　　　　黄芪20g　　　白术10g　　　茯苓10g　　　党参10g
　　　　大蓟15g　　　小蓟15g　　　地榆炭10g　　茜草炭10g
　　　　侧柏炭10g　　生甘草3g　　　当归10g　　　仙鹤草15g
　　　　淫羊藿10g

【功效】清热解毒，健脾益气，统血凉血。

【主治】血热壅盛、迫血妄行、脾不统血、溢于脉外、瘀血凝滞之过敏性紫癜、变应性血管炎、色素性紫癜性皮病等。

【组方特色】本方以清热解毒、健脾益气、统血凉血为要旨。通过大量使用清热解毒药以清解气分、血分之热，兼用益气药补气以固摄血液。补气的同时凉血、活血、止血以达脉通血自行的目的。主要用于血热壅盛、迫血妄行、溢于脉外、瘀血凝滞之过敏性紫癜、变应性血管炎、色素性紫癜性皮病等。

方中金银花、连翘、蒲公英、紫花地丁为君药，清热解毒以治其本。四者均为常用的清热解毒药，金银花清热解毒散结，入肺、胃，可解中、上焦之热结，又入血分，能凉血，利于止血；连翘入心经，清心开窍；蒲公英利水通淋、泄下焦之湿热；紫花地丁清热解毒、凉血消肿，与蒲公英配伍，善清血分之热结。诸药合用以清气分、血分之热。

方中黄芪、白术、茯苓、党参为臣药，健脾益气以固其本。黄芪、党参合用以增强补气效果，党参偏于阴而补中，黄芪偏于阳而实表，二药相合，一里一表，一阴一阳，相互为用，其功益彰，共奏扶正补气之功。白术甘温而燥，甘则入脾，燥则胜湿；茯苓甘温而淡，温则益脾，淡则渗湿，二药合用则土旺湿衰，土旺则生化有源，利于水谷精微的气化而固摄血液。

淫羊藿又称仙灵脾，性味辛、温，无毒，李时珍说"淫羊藿味甘气香，性温不寒，能益精气……真阳不足者宜之"，其温肾助阳、益火补土，滋先天以补后天，辅臣药以健脾。当归入血分以补血和血，一散瘀血，活血而止血，"瘀不去，血不止"；二滋血源，使离经之血失而复生，"瘀血不去，新血不生"。一药两用，扶正祛邪，寓攻于补。淫羊藿、当归合用，甘温以制臣药寒凉伐土，确保脾土之生化功能。

大蓟的功效主要有：①清热凉血止痛，可用于疮疡肿痛；②止血，大蓟有快速止血的作用，用于吐血、咯血、衄血、便血、尿血、妇女崩漏、外伤出血等出血性疾病；③行瘀消肿，用于治疗痈肿疮毒疮痈久不收口者，具有生肌排脓作用；④抗菌消炎。小蓟与大蓟为同科植物，均有凉血止血、解毒消痈的作用，常同用治疗各种血热妄行、金疮出血之证，但小蓟治尿血、血淋尤佳，大蓟治热毒痈肿之功更胜。仙鹤草，收敛止血、截疟、止痢、解毒、补虚。地榆炭，凉血止血、解毒敛疮。茜草，凉血活血、祛瘀、通经；茜草根用于血热妄行的出血证；茜草炒炭后性收涩，寒性降低，止血作用增强。地榆炭凉血止血、解毒敛疮。侧柏炭凉血止血。诸药合用有凉血摄血止血的功效。

甘草补脾益气、清热解毒、祛痰止咳、缓急止痛、调和诸药，在此作为使药，一则调和诸药，二则助诸药解毒之功。

【方证要点】本方对偏于实证出血者为宜，可依据虚实变化对清热解毒药做适当增减，但对凉性出血者应慎用或不宜使用。具体方证要点如下：

（1）过敏性紫癜的初、中期。

（2）皮损鲜红或紫红。

（3）发热，口干，小便黄，大便干结。

（4）舌质红，苔薄白或薄黄，脉滑数。

【加减变化】若病初发热明显，口干欲饮，心烦，皮损色泽鲜红，舌红，苔薄白或薄黄，脉数有力或浮数，重用金银花、连翘等清热解毒之品，可加玄参、知母以助清热解毒之效，或用水牛角、牡丹皮、生地黄、麦冬等清营凉血之药；大便干结者加生大黄；若为虚证，可合用归脾汤加减。

【使用禁忌】服药期间禁酒及辛辣厚味之品。对凉性出血者应慎用或不宜使用。儿童与老年人酌情减量。

【贾敏医案】

王某，男，10岁，学生。初诊时间：2016年6月6日。

主诉：双小腿瘀点、瘀斑5天。

现病史：精神欠佳，发热，口干，咽痛。饮食睡眠可，小便黄赤，大便干结，口渴欲饮。

检查：双下肢见针尖至蚕豆大小不等、鲜红色或紫红色瘀斑、瘀点，疹间皮肤正常，瘀斑、瘀点按之不褪色，摸之轻度碍手，边缘清楚。血常规、尿常规、大便常规无特殊异常。

舌象：舌红，苔薄黄。

脉象：数。

西医诊断：过敏性紫癜。

中医辨证：紫斑病（血热壅盛、迫血妄行证）。

治法：清热解毒，健脾益气，统血凉血。

处方：紫斑方加减。

金银花 10g	连翘 10g	黄芪 20g	白术 10g
仙鹤草 10g	地榆炭 10g	生地黄 15g	茯苓 10g
党参 10g	生甘草 3g		

7剂，每日1剂，水煎，分3次服用。

二诊：2016年6月13日。患者仍有少量新疹出现，且脐周出现绞痛，X线腹部平片未见异常。考虑紫斑病累及消化道黏膜，故加左金丸，同时加用大蓟10g、小蓟10g以止血。

金银花 10g	连翘 10g	黄芪 20g	白术 10g
吴茱萸 3g	黄连 3g	防风 10g	荆芥 10g
仙鹤草 10g	地榆炭 10g	生地黄 15g	茯苓 10g
党参 10g	生甘草 3g	大蓟 10g	小蓟 10g

14剂，每日1剂，水煎，分3次服用。

三诊：2016年6月27日。患者双小腿瘀点、瘀斑已消退，见散在色素沉着斑，无腹痛。

按：紫斑病常以青少年为主，好发于双小腿。该患儿双小腿紫癜伴腹痛，病机为小儿稚阴稚阳，气血未充，卫外不固，外感时令之邪，六气皆从火化，蕴郁于皮毛肌肉之间；风热之邪与气血相搏，热伤血络，迫血妄行，又因脾气素虚，脾气不能固摄血液，故而血液溢于脉外、渗于皮下，发为紫癜。方中黄芪益气固表，白术、茯苓健脾除湿，防风、荆芥疏风固表，仙鹤草、地榆炭、大小蓟凉血止血，金银花、连翘清热解毒，诸药合用，共奏健脾益气、凉血止血之功。

化斑汤

【组成】

党参 10g	黄芪 20g	白术 10g	柴胡 10g
玄参 10g	萹蓄 10g	瞿麦 10g	牡丹皮 10g
地榆炭 10g	当归 10g	车前草 10g	

【功效】健脾益气扶正，清热活血止血。

【主治】色素性紫癜性皮病、过敏性紫癜（气不摄血证）。

【组方特色】本方是治疗色素性紫癜性皮病的经验方，也可用于脾气虚弱、气不摄血之过敏性紫癜，功在健脾益气、扶正止血。从其药味组成来看，以党参、黄芪、白术为主药，三者益气健脾，共奏扶正固本之功。黄芪、党参均为补气常用药，相须为用以增强补气功效，党参偏于阴而补中，黄芪偏于阳而实表，二药相合，一里一表，一阴一阳，相互为用，其功益彰。白术甘温而燥，甘则入脾，燥以胜湿，土旺湿去，使脾气充足而固摄血液以循常道。当归入血分以补血和血，一散瘀血，正所谓"瘀不去，血不止"；二滋血源，在散离经之血的同时使新血复生，一药两用，扶正祛邪，寓攻于补。牡丹皮清热凉血、活血散瘀，萹蓄、瞿麦清热利水，车前草利水渗湿，活血与利水相伍以奏清除热邪之功，体现了"水不利则病血"的病机思想。柴胡透表泄热、疏肝解郁、升举阳气。玄参凉血滋阴、泻火解毒。诸药合用，以健脾益气扶正为主，兼以凉血止血，标本兼顾，共济良效。

【方证要点】本方主治色素性紫癜性皮病有良效。此外对脾虚气不摄血型过敏性紫癜亦可获效，但不适用于单纯血热妄行的皮肤出血性疾病。方证要点如下：

（1）慢性病程。

（2）初起为针尖大小似辣椒面的瘀点，可逐步扩大为黄褐色的环状或半环状斑疹，或表现为紫癜性苔藓样平顶丘疹，可为鲜红、棕红、黄褐色，压之不褪色。

（3）伴或不伴瘙痒。

（4）脉沉细，舌淡。

【加减变化】本方为治疗色素性紫癜性皮病的经验方，基本无需加减，但如有明显瘙痒症状时，可加予地肤子、白鲜皮等止痒药物。

【使用禁忌】服此方时禁酒，禁生冷、肥甘厚腻以及刺激性食物。孕妇慎用。

【龙兴震医案】

王某，男，10岁，学生。初诊时间：2016年6月。

主诉：双小腿瘀点伴轻痒3个月。

现病史：患者3个月前无明显诱因于双小腿伸侧出现红色点状皮疹，不伴痒痛，当时未到医院就诊，自行购买药膏涂抹（具体不详），皮疹可减少甚至消失，或颜色变淡，转为棕黄色，但停药后又会出现红色皮疹，并逐渐开始出现皮损处轻微瘙痒，程度可忍。今为明确诊治就诊于我院。

检查：双小腿前部可见散在的红色出血性点状斑疹，有的呈鲜红色，压之不褪色，有的呈棕黄色或者淡黄色。

舌象：舌苔薄白，舌体胖大。

脉象：沉细。

西医诊断：进行性色素性紫癜性皮病。

中医辨证：紫斑病（脾不统血兼热灼脉络证）。

治法：健脾益气扶正，清热活血止血。

处方：党参 10g　　黄芪 20g　　白术 10g　　柴胡 10g
　　　玄参 10g　　萹蓄 10g　　瞿麦 10g　　牡丹皮 10g
　　　地榆炭 10g　当归 10g　　车前草 10g　地肤子 10
　　　白鲜皮 10g

14 剂，每日 1 剂，水煎内服。

外用：金黄散调敷患处，每次 1 小时，每天 2 次。

二诊：服上方 14 剂后，红色皮损消失，仍可见棕黄色或淡黄色皮损，无新疹，瘙痒症状消失。前方去地肤子、白鲜皮，继服 14 剂，皮疹完全消失。

第八节　滋补肝肾系列

补肾活血祛斑汤

【组成】补骨脂 20g　骨碎补 12g　柴胡 9g　　白及 10g
　　　　水蛭 9g　　生地黄 20g　桃仁 10g　红花 10g
　　　　泽兰 10g　　薤白 10g　　白芷 10g　郁金 12g
　　　　当归 15g　　川芎 10g　　百合 15g

【功效】补肾助阳，疏肝活血，化瘀祛斑。

【主治】肾阳不足、气滞血瘀所致的皮肤病，如黄褐斑、黑变病、更年期神经性皮炎、老年性皮肤瘙痒症、结节性痒疹等。

【组方特色】本方为贾敏教授治疗黄褐斑的经验方，体现了"病在肌肤，治在整体"之理念。皮肤病虽表现于皮肤，但究其病因多是由于体内阴阳气血失调所致。《外科理例》云："然外科必本于内，知乎内以求乎外。"该方选补骨脂、骨碎补、柴胡、白及、水蛭、生地黄、桃仁、红花、泽兰、薤白、白芷、郁金、当归、川芎、百合等辨证加减。以肾阳虚为核心，兼顾肝郁、瘀血，功在补肾助阳、疏肝解郁、活血化瘀。主要用于肾阳不足、气滞血瘀所致之色素增加性疾病，以及肾阳不足之皮肤瘙痒或有结节之皮肤病，尤善治疗黄褐斑。

补骨脂，其味辛、苦，性温，归肾、脾经，温肾助阳、固精锁尿、纳气平喘、温脾止泻，外用消风祛斑。用于肾阳不足，阳痿遗精，遗尿尿频，腰膝冷痛，肾虚作喘，五更泄泻。《神农本草经疏》曰："补骨脂，暖水脏，阴中生阳，壮火益土之要药也。"现代药理研究发现，补骨脂具有较强的雌激素效应，补骨脂中所含香豆素类、黄酮类以及单萜类成分是其雌激素样作用的物质基础；补骨脂冻干提取物及补骨脂素对黑素细胞的黑素转运有促进作用；补骨脂异查尔酮、补骨脂二氢黄酮等对黑素瘤 B16 细胞的黑素生成有抑制作用。骨碎补味苦，性温，归肝、肾经，活血通络、散瘀消肿、入肾补骨，能通能散，补中有行，行中有补。补骨脂与骨碎补二者相合，共奏滋补肾阳之功，以为君药。当归为补血之圣药，治疗血虚诸证，其甘能滋补，补五脏、生肌肉，治附骨痈及一切恶疮、跌打瘀滞，敛疮生肌；当归又有活血之功，辛能发散于头面，故能活血消斑去疹。川芎活血行气、祛风止痛，可用于肝肾不足、血瘀血虚诸证，为"血中之气药"。当归及川芎合用可增强补血活血之功，达到气血同治。桃仁味苦、甘，性平，活血祛瘀、润肠通便、消痈排脓、止咳平喘，味苦能泄血热，祛瘀生新；红花辛、温，无毒，活血通经、祛瘀止痛、化瘀消斑，本品为行血之要药。桃仁、红花相须为用，增强活血化瘀祛斑之功效。当归配桃仁、红花，寓补于行，走散结合。肝气郁结，失其疏泄，不能调畅气机，则气滞血瘀，结于面部而生斑，故予柴胡、郁金疏肝解郁。泽兰活血调经祛瘀，水蛭破血行血，予补中有行。生地黄、百合于阴中求阳，滋阴清热。白芷疏通血脉、引药上行直达头面部，且白芷芳香化湿可祛斑。白及收敛止血、消肿生肌，主治咯血、吐血、外伤出血、疮疡肿毒、皮肤皲裂。自古以来，白及就是美容良药，《药性论》记载白及"治结热不消，主阴下痿，治面上皯疱，令人肌滑"，《本草纲目》记载"洗面黑，祛斑"。白及具有良好的抗氧化作用，能够有效清除皮肤氧自由基，对酪氨酸酶的活性也有较强的抑制作用，它能抑制黑素细胞的活性，减少黑素细胞的增殖，从而达到治疗黄褐斑的目的。"阳微阴弦"，肾阳不足则有碍气化与水液代谢，久之致血瘀，结于面部成斑，薤白通阳散结、行气导滞，通阳宣痹并用，宣痹即可通畅阳气运行，阳气通畅则闭塞之邪，如寒邪、痰饮、瘀血得以化解。

"有诸内者必形诸外""五脏有五色，皆见于面"。黄褐斑颜色属黑，是肾之本色。贾敏教授强调"以色治色"，色"黑"责之于肾，故予"白"色祛除"黑"色，即以色白或色浅的药物治疗黄褐斑，常常取得较好疗效，白及、白芷、薤白、百合有取"以白制黑"之意。

【方证要点】本方适用于虚实夹杂证，虚者为本，实者为标，以肾虚为本，气滞血瘀为标。偏于肾阳亏虚、气血不和者最为相宜。具体方证要点如下：

（1）多见身体虚弱。

（2）病史较长，斑色褐黑。

（3）畏寒怕冷，面色㿠白，神疲乏力，头晕耳鸣，腰膝酸软。

（4）舌质淡紫，苔白，脉沉细。

【加减变化】贾敏教授强调在补肾助阳、调和气血的总治则下，辨证加减。五心烦热者加牡丹皮、地骨皮；气血亏虚者加党参、白术、黄芪、阿胶；月经不调者加益母草；失眠多梦者加生龙骨、生牡蛎、远志、合欢皮、酸枣仁；腰膝酸软、头晕、耳鸣、目眩者加旱莲草、菟丝子、枸杞子；大便难解者加生大黄、胡麻仁泻下通便。对于病程日久者，注意调畅情志、顾护脾胃。

【使用禁忌】服此方时禁食荤腥海味、辛辣动风的食物。孕妇慎用。长期服用此方，应定期监测肝肾功能。

【贾敏医案】

张某，女，46岁。初诊时间：2015年8月11日。

主诉：面部黑褐色斑片10年。

现病史：患者10年前妊娠时面部出现对称性黄褐色斑片，不痛不痒，产后面部斑片无明显消退，且逐渐增多，颜色较前变暗，于多家医院就诊，均诊断为"黄褐斑"，予中西医治疗后病情无明显好转，冬重夏轻。平素抑郁少言，畏寒怕冷，面色㿠白，神疲乏力，头晕耳鸣，腰膝酸软。

检查：面部可见对称性暗褐色色素沉着斑，其上未见鳞屑，未见糜烂、渗出。

舌象：舌质淡紫，苔白。

脉象：沉细。

西医诊断：黄褐斑。

中医辨证：蝴蝶斑（肾阳不足、气滞血瘀证）。

治法：补肾助阳，疏肝活血，化瘀祛斑。

处方：

补骨脂20g	骨碎补12g	柴胡9g	白及10g
水蛭9g	生地黄20g	桃仁10g	红花10g
泽兰10g	薤白10g	白芷10g	郁金12g
当归15g	川芎10g	百合15g	

14剂，每日1剂，水煎，分3次服用。

二诊：服用上方14剂后，患者畏寒怕冷、神疲乏力、头晕耳鸣较前好转，面部色斑颜色较前稍有变淡，月经先期，经色淡红，量可。上方加党参、阿胶、益母草补益气血、调经。方药如下：

补骨脂 20g	骨碎补 12g	柴胡 9g	白及 10g
水蛭 9g	生地黄 20g	桃仁 10g	红花 10g
泽兰 10g	薤白 10g	白芷 10g	郁金 12g
当归 15g	川芎 10g	百合 15g	党参 15g
阿胶 9g	益母草 12g		

14 剂，每日 1 剂，水煎，分 3 次服用。

三诊：服用上方 14 剂后，患者畏寒怕冷、神疲乏力、头晕耳鸣较前明显好转，面部色斑颜色较前变淡，仍时有腰膝酸软。上方去柴胡、郁金、泽兰，加墨旱莲、枸杞子。方药如下：

补骨脂 20g	骨碎补 12g	白及 10g	水蛭 9g
生地黄 20g	桃仁 10g	红花 10g	薤白 10g
白芷 10g	当归 15g	川芎 10g	百合 15g
党参 15g	阿胶 9g	益母草 12g	墨旱莲 12g
枸杞子 12g			

14 剂，每日 1 剂，水煎，分 3 次服用。

四诊：服用上方 14 剂后，患者月经较前变红，量较前增多，周期正常，无畏寒怕冷、神疲乏力、头晕耳鸣，面部色斑颜色较前明显变淡，腰膝酸软症状好转。继续予上方调整，前后共治疗 6 个月左右，患者病情明显好转。

滋阴补肾祛斑汤

【组成】
女贞子 20g	墨旱莲 15g	知母 15g	玉竹 15g
石斛 15g	地骨皮 10g	补骨脂 20g	骨碎补 12g
柴胡 9g	生地黄 15g	水蛭 9g	红花 10g
泽兰 10g	薤白 10g	白芷 10g	郁金 12g
白及 10g	白芍 15g	百合 15g	

【功效】滋补肝肾，清热降火，化瘀祛斑。

【主治】肝肾不足、虚火上炎、气滞血瘀所致的皮肤病，如黄褐斑、黑变病、更年期神经性皮炎、老年性皮肤瘙痒症、结节性痒疹等。

【组方特色】本方为贾敏教授治疗黄褐斑之经验方，体现了"病在肌肤，治在整体"之理念。皮肤病虽表现于皮肤，但究其病因多是由于体内阴阳气血失调所致。《外科理例》云："然外科必本于内，知乎内以求乎外。"该方选女贞子、墨旱莲、玉竹、石斛、地骨皮、补骨脂、骨碎补、柴胡、水蛭、生地黄、红花、泽兰、薤白、白芷、郁金、白及、白芍、百合等进行辨证加减。以肝肾阴虚为核心，兼顾虚火上炎、肝郁、瘀血，功在滋补肝肾、滋阴清热、疏肝解郁、活血化瘀。主要用于肝肾不足、虚火上炎、气滞血瘀之色素增加性疾病，以及肾阴不足之皮肤瘙痒或有结节之皮肤病，尤善治疗黄褐斑。肾主藏精，精血互生，精足则血气旺。肝肾不足，肝失其疏泄及藏血之功，肾精亏虚，则精血不能互生，肌肤失养，进而引起色斑的发生。

女贞子性凉，味甘、苦，归肝、肾经，为补益肝肾之要药，有滋补肝肾、乌须明目、清虚热之功；墨旱莲归肝、肾经，滋补肝肾，常用于肝肾不足，头晕目眩、须发早白、阴痒、白浊等。女贞子、墨旱莲合用为滋补肝肾名方"二至丸"，二药相须为用，可清上补下，女子以肝为先天，调理肝肾，便可调理女性雌激素水平，两药共为君药。玉竹柔润入肾，滋阴润燥生津，《神农本草经》："久服去面黑䵴，好颜色，润泽，轻身不老"。知母滋阴清热，石斛养阴生津，地骨皮清虚热、凉血；女贞子配伍知母、玉竹、石斛、地骨皮，既补阴又清虚热，为治疗阴虚骨蒸潮热的良好配伍，以上4味为臣药。补骨脂，其味辛、苦，性温，归肾、脾经，温肾助阳、固精锁尿、纳气平喘、温脾止泻，外用消风祛斑。现代药理学研究发现，补骨脂具有较强的雌激素效应，补骨脂中所含香豆素类、黄酮类以及单萜类成分是其雌激素样作用的物质基础；补骨脂冻干提取物及补骨脂素对黑素细胞的黑素转运有促进作用；补骨脂异查尔酮、补骨脂二氢黄酮等对黑素瘤 B16 细胞的黑素生成有抑制作用。骨碎补味苦，性温，归肝、肾经，活血通络、散瘀消肿、入肾补骨，能通能散，补中有行，行中有补。补骨脂与骨碎补二者相合，滋补肾阳，为臣药。君药滋阴清热，臣药温补肾阳，于阳中求阴，肾之阴阳平衡，阴阳互生，气血调和。肝气郁结，肝失疏泄，不能调畅气机，则气滞血瘀，结于面部而生斑，故予柴胡、郁金疏肝解郁；白芍养血和营、敛阴柔肝；薤白通阳散结、行气导滞，通阳、宣痹并用，宣痹即可通畅阳气运行，阳气通畅则闭塞之邪，如寒邪、痰饮、瘀血得以化解。柴胡、白芍养血柔肝，郁金、薤白疏肝理气、行气散结，使滋补之药补而不滞。红花辛、温，无毒，活血通经、祛瘀止痛、化瘀消斑，为行血之要药。泽兰活血调经祛瘀，水蛭破血行血，予补中有行。生地黄、百合加强滋阴清热之功效。白芷疏通血脉、引药上行直达头面部，且白芷芳香化湿可祛斑。白及收敛止血、消肿生肌，主治咯血、吐血、外伤出血、疮疡肿毒、皮肤皲裂。白及自古以来就是美容良药，《药性论》记载白及"治结热不消，主阴下痿，治面上奸疱，令人肌滑"；《本草纲目》记载"洗面黑，祛斑"。白及具有良好的抗氧化作用，能够有效清除皮肤氧自由基，对酪氨酸酶的活性也有较强的抑制作用，它能抑制黑素细胞的活性，减少黑素细胞的增殖，从而达到治疗黄褐斑的目的。

"有诸内者必形诸外""五脏有五色，皆见于面"。黄褐斑颜色属黑，是肾之本色。贾敏教授强调"以色治色"，色"黑"责之为肾，故予"白"色祛除"黑"色，即以色白或色浅的药物治疗黄褐斑，常常取得较好疗效，白及、白芷、薤白、百合有取"以白制黑"之意。

【方证要点】本方适用于虚实夹杂证，虚者为本，实者为标，以肾虚为本，气滞血瘀为标。偏于肝肾不足、虚火上炎、气血不和者最为相宜。具体方证要点如下：

（1）多见于女性，性情抑郁，身体虚弱。

（2）病史较长，斑色褐黑。

（3）月经不调，经量少、色暗。

（4）面色晦暗，伴有头晕耳鸣、腰膝酸软、五心烦热、口干。

（5）舌质红、少苔，脉细数。

【加减变化】贾敏教授强调在滋补肝肾、调和气血的总治则下，辨证加减。心烦易怒者加薄荷；五心烦热者加地骨皮、玄参；气血亏虚者加知母、白术、黄芪、阿胶；月经不调者加丹参、益母草；多梦者加生龙骨、生牡蛎、远志、合欢皮、生枣仁、酸枣仁；腰膝酸软、头晕、耳鸣、目眩者加旱莲草、杜仲、枸杞子；面色晦暗、色深重者加桃仁；大便难解者加生大黄、胡麻仁泻下通便；情志抑郁、肝郁化火者加栀子、黄芩。对于病程日久者，注意调畅情志、顾护脾胃。

【使用禁忌】服此方时禁食荤腥海味、辛辣动风的食物。孕妇慎用。长期服用此方，应定期监测肝肾功能。

【贾敏医案】

朱某某，女，48岁。初诊时间：2014年12月17日。

主诉：面部暗褐色斑片6年余。

现病史：患者6年前无明显诱因面部出现对称性黄褐色斑片，于某医院诊断为"黄褐斑"，予激光治疗后，色斑较前加重，冬重夏轻，不痛不痒。平素性格抑郁寡欢，经量少、色暗，有血块，头晕耳鸣，五心烦热。饮食睡眠均可，二便调。

检查：面部可见对称性暗褐色色素沉着斑，其上未见鳞屑，未见糜烂、渗出。

舌象：舌质红、少苔。

脉象：细数。

西医诊断：黄褐斑。

中医辨证：蝴蝶斑（肝肾不足、气滞血瘀证）。

治法：滋补肝肾，疏肝解郁，化瘀祛斑。

处方：

女贞子 20g	墨旱莲 15g	地骨皮 10g	补骨脂 20g
骨碎补 12g	柴胡 9g	红花 10g	泽兰 10g
薤白 10g	白芷 10g	郁金 12g	白及 10g
百合 15g	知母 15g	黄芩 15g	当归 15g
川芎 12g	黄芪 20g		

14剂，每日1剂，水煎，分3次服用。

二诊：服用上方14剂后，患者感月经不调较前好转，月经量较前增多，头晕耳鸣、五心烦热好转，面部色斑颜色较前变化不大，感腰膝酸软。上方加杜仲、金樱子、枸杞子补肝肾、强筋骨。方药如下：

女贞子 20g	墨旱莲 15g	地骨皮 10g	补骨脂 20g
骨碎补 12g	柴胡 9g	红花 10g	泽兰 10g
薤白 10g	白芷 10g	郁金 12g	白及 10g
百合 15g	知母 15g	黄芩 15g	当归 15g
川芎 12g	黄芪 20g	杜仲 15g	枸杞子 12g
金樱子 12g			

14剂，每日1剂，水煎，分3次服用。

三诊：服用上方14剂后，患者月经量较前增多，色鲜红，血块减少，头晕耳鸣、五心烦热、腰膝酸软好转，面部色斑颜色较前变淡，感腹胀，纳食稍差，二便可。上方去地骨皮、郁金、当归、川芎、金樱子，加炒建曲、砂仁、佛手醒脾健脾、顾护胃气。方药如下：

女贞子 20g	墨旱莲 15g	补骨脂 20g	骨碎补 12g
柴胡 9g	红花 10g	泽兰 10g	薤白 10g
白芷 10g	白及 10g	百合 15g	知母 15g
黄芪 15g	杜仲 15g	枸杞子 12g	炒建曲 12g
砂仁 10g	佛手 15g		

14剂，每日1剂，水煎，分3次服用。

四诊：服用上方14剂后，患者腹胀消失，饮食可，月经正常，无头晕耳鸣、五心烦热，腰膝酸软明显好转，面部色斑颜色较前明显变淡。继续予上方调整，共治疗4个月左右，患者病情明显好转。

补肾消白方

【组成】盐补骨脂 20g　　骨碎补 10g　　当归 20g　　川芎 6g

　　　　柴胡 6g　　　　郁金 10g　　　佛手 10g　　黑芝麻 10g

　　　　制何首乌 10g　　紫草 6g　　　酒女贞子 20g　墨旱莲 20g

　　　　醋香附 10g　　　桑叶 10g　　　知母 10g　　玄参 10g

【功效】滋补肝肾，益精养血。

【主治】肝肾不足型白癜风、斑驳病。

【组方特色】贾敏教授所拟补肾消白方，从肾论治，以滋补肝肾、益精养血为治法，在滋补肾阴的同时配以补肾阳药物，阴中求阳，从而达到阴阳双补、精血互生的功效，使黑色素代谢趋于正常，治疗肝肾不足型白癜风。该方选盐补骨脂、骨碎补、当归、川芎、柴胡、郁金、佛手、黑芝麻、制何首乌、紫草、酒女贞子、墨旱莲、醋香附、桑叶、知母、玄参等进行辨证加减。补骨脂，味辛、苦，性温，归肾、脾经，温肾助阳，《神农本草经疏》曰："补骨脂，暖水脏，阴中生阳，壮火益土之要药也。"骨碎补入肾补骨，味苦，性温，归肝、肾经，具有补肾强骨之功，此药能通能散，补中有行，行中有补。二者相合，温补肾阳，共为君药。当归味甘、辛，性温，归肝、心脾经，为补血之圣药，同时有活血之功；川芎味辛，性温，活血行气、祛风，为"血中之气药"。二者同用可增强补血活血之功。知母味苦、甘，性寒，归肺、胃、肾经，既能滋补肾阴润燥，又可泻火生津止渴；玄参味甘、苦，性微寒，归肺、胃、肾经，清热凉血、泻火解毒、滋阴；制何首乌味苦、甘、涩，归肝、心、肾经，补肝肾、益精血、乌须发、强筋骨；女贞子味甘、苦，性凉，归肝、肾经，滋补肝肾、乌须黑发；墨旱莲味甘、酸，性寒，归肝、肾经，滋补肝肾、凉血止血；黑芝麻补肝肾、益精血。以上诸药相合，功在补益肝肾、养血活血，共为臣药。郁金、佛手、香附均为理气药，意在理气活血，共为佐药。紫草、柴胡、桑叶清热达表，意在轻宣肺气、发散腠理、引药达表，为使药。

　　贾敏教授用药时遵循黑色入肾的五色主病理论，取象比类，通过增黑来治疗白斑，即增肾之本色以消白斑。治疗以补肾为主，优先选择制何首乌、黑芝麻、酒女贞子、紫草、墨旱莲等深颜色的药物，"以黑制白"，达到补肾增黑的效果。

【方证要点】本方对白癜风偏于肝肾亏虚、气血不和者最为相宜。具体方证要点如下：

（1）多见身体虚弱，或有家族史。

（2）病史较长，白斑局限或泛发，斑色纯白。

（3）头晕耳鸣，失眠健忘，腰膝酸软。

（4）脉细弱，舌红少苔。

【加减变化】贾敏教授强调在滋补肝肾、调和气血的总治则下，辨证加减。疾病初期，加祛风解表药，以轻宣肺气、发散腠理，如桑叶、白芷、柴胡；病久入络，反复不愈者加补气补血药，以益气健脾、养血活血，如黄芪、当归、熟地黄。儿童患者注意健脾，青年患者注意疏肝，年老患者注意补益肾阴肾阳。若皮损见于上肢或头面部者加桑枝引药上行；若皮损发于下肢者加牛膝引药下行；气血亏虚者加党参、白术、黄芪、阿胶；气滞血瘀者加桃仁、红花、川芎、丹参等；月经不调者加益母草；风湿热者加车前草、黄芩；大便秘结者加生大黄、郁李仁、胡麻仁等；失眠多梦者加生龙牡、远志、合欢皮、酸枣仁。

【使用禁忌】服此方时禁食大量维生素 C 制剂。儿童与老年人酌情减量。长期服用此方，应定期监测肝肾功能。

【贾敏医案】

李某，女，26 岁。初诊时间：2018 年 3 月 16 日。

主诉：腹部白斑 3 年。

现病史：患者腹部白斑 3 年，无明显痒痛，白斑面积渐大，经西医治疗无明显效果，特来门诊求治。患者平素畏寒，伴头晕耳鸣、失眠健忘、腰膝酸软。

检查：腹部见巴掌大小色素脱失斑，呈纯白色，白斑中毛发变白，形状不规则，边界清楚，其上无鳞屑。

辅助检查：皮肤镜检测：镜下见白斑，毛囊周围见褐色色素沉着，边界清楚。伍德灯照射局部皮肤为纯白色。

舌象：舌质红，少苔。

脉象：细弱。

西医诊断：白癜风。

中医辨证：白驳风（肝肾不足证）。

治法：滋补肝肾，益精养血。

处方：

盐补骨脂20g	骨碎补10g	当归20g	川芎6g
柴胡6g	郁金10g	佛手10g	黑芝麻10g
制何首乌10g	紫草6g	酒女贞子20g	醋香附10g
桑叶10g	知母10g		

7 剂，每日 1 剂，水煎，分 3 次服用。

外用：补骨脂酊，每日 3 次，涂抹患处。

患者连诊 3 次。2018 年 4 月 16 日四诊，白斑中出现大量岛状色素皮岛区。再次依法服药 1 个月后，白斑缩小，恢复到正常肤色的面积≥原发皮损面积的 50%。

补肾养血生发汤

【组成】盐补骨脂 10g　　骨碎补 10g　　北柴胡 6g　　升麻 6g
　　　　盐知母 10g　　　当归 10g　　　川芎 6g　　　桃仁 10g
　　　　红花 5g　　　　　白芷 6g　　　制何首乌 12g　桑枝 15g
　　　　黄精 15g　　　　杜仲 10g　　　女贞子 20g　　墨旱莲 20g
　　　　黄芪 15g

【功效】滋补肝肾，养血益精，活血生发。

【主治】慢性劳损性皮肤病，如肝肾亏虚、气血瘀滞所致的斑秃。

【组方特色】本方以滋补肝肾、养血益精、活血生发为组方原则。《素问·五脏生成》："肾之合骨也，其荣发也。"《素问·上古天真论》："女子四七，筋骨坚，发长极，身体强盛；五七，阳明脉衰，面始焦，发始堕……丈夫八岁，肾气实，发长齿更……五八，肾气衰，发堕齿槁。"阐述了肾与毛发生理功能的密切关系。《诸病源候论》谓："足少阴，肾之经也，其华在发。冲任之脉，为十二经之海，谓之血海，其别络上唇口。若血盛则荣于头发，故须发美；若血气衰弱，经脉虚竭，不能荣润，故须秃落。""肝藏血"、发为血之余、"肾藏精……肾气虚则厥"、"乙癸同源"、精血互生、"肾气衰，发堕齿枯"等都说明了肝肾对头发的生长有着重要的作用。

从药物性味来看，方中补骨脂，性温，味辛，《名医别录》："补骨脂辛温，补肾助阳"，《本草纲目》称其"治肾泄，通命门，暖丹田，敛精神"；骨碎补，性温，味苦，归肝、肾经，补肾、强筋骨，而肾主精，精生骨髓，补骨亦强精。二药同用，温补肾阳，肾阳兴则生化有源。当归，性温，味甘、辛，《本草正义》："当归，其味甘而重，故专能补血，其气轻而辛，故又能行血，补中有动，行中有补，诚血中之气药，亦血中之圣药也"。黄芪，《本草新编》："味甘，气微温，气薄而味浓，可升可降，阳中之阳也。无毒。专补气。其功用甚多，而其独效者，尤在补血。夫黄芪乃补气之圣药。盖气无形，血则有形。有形之血不能速生，必得无形之气以生之。黄芪用之于当归之中，以无形助有形，二药相合，则血得气而速生"。制何首乌，《本草纲目》云"此物气温味苦涩，苦补肾，温补肝，能收敛精气，所以能养血益肝，固精益肾，健筋骨，乌发"。以上补骨脂、骨碎补、当归、黄芪、制何首乌相伍为君，补益肝肾、生精养血，使生发之源充溢。

方中盐知母，《本草纲目》云"知母之辛苦寒凉，下则润肾燥而滋阴"，《用药法象》云"其泻无根之肾火，滋化源之阴，盐制入肾之效"；黄精，味甘，性平，润肺补脾、滋肾填精；杜仲，性温，味甘，补肝肾、强筋骨。三药相伍，滋阴润燥、补肾填精。女贞子，《本草蒙筌》："黑发黑须，强筋强力，多服补血祛风"，《纲目》："强阴，健腰膝，明目"；墨旱莲，《本草正义》："鳢肠，入肾补阴而生长毛发，又能入血，为凉血止血之品"，与女贞子同用，即为二至丸，补腰膝，壮筋骨，强肾阴，乌髭发。桑枝，《本草再新》："壮肺气，燥湿，滋肾水，通经，止咳除烦，消肿止痛"。诸药相配，滋肾阴、济肾水，与君药阴阳相济，助君为臣。

临床上斑秃的病程往往相对较长，中医学认为，久病导致气血虚弱，气虚血行无力，则血路不畅，久滞成瘀。桃仁，性平，味苦，李时珍云"桃仁行血，宜连皮、尖生用"，有活血化瘀、润肠通便的功效；红花，性温，味辛，《本草纲目》："活血，润燥，止痛，散肿，通经"。二药相伍能养血活血，使生化不乏源、运化不乏力。柴胡，辛、苦，微寒，《神农本草经》："推陈致新，久服轻身，明目，益精"；白芷性味辛、温，《本草求真》："白芷，气温力厚，通窍行表，能治阳明一切头面诸疾"；川芎，性温，味辛，《医学启源》："补血，治血虚头痛"，《本草汇言》："芎䓖，上行头目，下调经水，中开郁结，血中气药。尝为当归所使，非第治血有功，而治气亦神验也"。三药相配，行气活血通络。诸药相伍为佐，使脉络得通、气血运行得畅、发得所养。

升麻，散表升阳，《纲目》云："升麻引阳明清气上行，柴胡引少阳清气上行，此乃禀赋素弱、元气虚馁及劳役饥饱、生冷内伤，脾胃引经最要药也"，以此为使药，既可引先天精血上行以滋养发根，又可引后天水谷清气上行以濡润发泽。

诸药合用，共奏滋补肝肾、养血益精、活血生发之功。

【方证要点】本方宜用于肝肾亏虚、气血瘀滞导致的斑秃。而对于肝阳亢盛、血燥风盛引起的皮肤病（如斑秃）不宜用，除非患者迁延日久，反复发作，劳倦耗伤，由实转虚者，尚可加减使用。具体方证要点如下：

（1）阴阳失衡、肝肾亏虚。

（2）慢性病程，反复发作。

（3）精神烦躁。

（4）皮损多发，光无发植。

（5）脉沉细，舌质淡，苔薄。

【加减变化】临床上，贾敏教授在补肾养血的基础上，根据不同情况加减。

肝肾亏虚，伴腰膝酸软、头晕、耳鸣、目眩者，加菟丝子、枸杞子等加强补益肝肾之功；气虚者重用黄芪补气；月经不调者加益母草；失眠多梦者加生熟枣仁、合欢皮、远志等宁心安神；大便难解者加郁李仁或葶苈子、胡麻仁化气润下通便。对于病程日久者，注意调畅情志、顾护脾胃。

【使用禁忌】服此方时忌肥甘厚味。儿童与老年人酌情使用。

【贾敏医案】

张某某，男，40岁，公司职员。初诊时间：2019年3月7日。

主诉：头皮卵圆形脱发2年余，加重1周。

现病史：患者2年前无明显诱因出现头枕部卵圆形脱发，就诊外院诊断为"斑秃"。口服胱氨酸及维生素B，外涂补骨脂酊，用药1个月，无明显改善，此后脱发区未见明显扩大。1周前外出游玩后，脱发区明显扩大，伴头皮瘙痒，腰酸腿软、面色晦暗，精神萎靡，饮食、睡眠差。患者恐脱发继续加重，遂至我科就诊。

检查：头枕部可见一钱币大小卵圆形脱发区及一鸡蛋大小脱发区，脱发区头皮无炎性发红，无鳞屑，无瘢痕。

舌象：舌淡红，少苔。

脉象：细弱。

西医诊断：斑秃。

中医辨证：油风（肝肾不足证）。

治法：补益肝肾，养血生精。

处方： 盐补骨脂10g　　骨碎补10g　　　北柴胡6g　　　盐知母10g
　　　　当归10g　　　　川芎6g　　　　　桃仁10g　　　　红花5g
　　　　制何首乌12g　　白芷6g　　　　　桑枝15g　　　　黄精15g
　　　　杜仲10g　　　　升麻6g　　　　　女贞子20g　　　墨旱莲20g
　　　　黄芪15g

15剂，每日1剂，水煎，分3次服用。

外用：以自制斑秃酊外涂，每日3次。

二诊：服药15剂后，瘙痒症状明显好转，脱发面积得以控制，未再扩大。精神好转，每晚睡眠较差，夜间多汗出，手足心热。证属心肾阴虚。增强滋阴安神之品，上方去白芷、桑枝，加酸枣仁、远志、合欢皮各15g继服。

三诊：继服15剂后，患者自觉症状大有改善，局部已出现绒毛状毛发。嘱患者继续加减治疗1个月余后，复查脱发区消失，毛发生长已基本正常。后随访半年未见复发。

第九节　结缔组织相关疾病系列

温扶脾肾通络汤

【组成】补骨脂 12g　　巴戟天 12g　　熟地黄 12g　　枸杞子 12g

　　　　茯苓 10g　　　白术 10g　　　黄芪 10g　　　党参 10g

　　　　姜半夏 10g　　山药 10g　　　鸡血藤 10g　　桂枝 6g

【功效】补脾益肾，温经通络。

【主治】脾肾阳虚、冲任失调、寒湿内侵、阻于经络之结缔组织相关性疾病，如红斑狼疮、皮肌炎等。

【组方特色】本方以《洪氏集验方》之"还少丹"为基础方进行加味。全方以脾肾阳虚为核心，兼寒湿内侵、阻滞经络，组方灵活，适应证广，功在补脾益肾、温经通络。主要用于脾肾阳虚，寒湿内入，阻滞经络以致气滞血瘀为主要表现的相关性皮肤病，如混合型结缔组织病、红斑狼疮、皮肌炎等。

1.方药分析

方中补骨脂性温，味辛、苦，归肾、脾经，有温肾壮阳、固精缩尿、温脾止泻之功，既壮肾阳又补脾阳，肾阳为一身阳气之根本，肾阳足则一身之阳气所出有源，脾阳复则一身之水谷精微有所运、四肢肌肉有所养；巴戟天性微温，味辛、甘，归肝、肾经，可补肾阳、强筋骨、祛风湿，助补骨脂补肾阳的同时，又兼有强壮筋骨之效。两药合用，大补脾肾之阳气，阳气得生、水饮得化，则邪气有所出，所谓"邪的来路即邪的去路"。熟地黄性微温，味甘，归肝、肾经，有滋补精血、益精填髓之效，可滋养先天之本，能"封填骨髓"；枸杞子味甘，性平，入肝、肾经，可滋补肝肾、益精明目，有"补益精气，强盛阴道"之说。取熟地黄、枸杞子补益肝肾阴精之功，一方面阴阳互根互用，阴生则阳长，另一方面阴阳相互制约，枸杞子与熟地黄合用补肾水以济命火，使火不亢不害，既可防止阳气太过又反伤阴液。

《证治汇补·痰证》曰："脾为生痰之源，肺为贮痰之器，肾为生痰之本。""气虚则水停"，阳虚鼓动无力，运化失常，致水饮内停，寒湿内生，聚湿成痰，湿聚痰凝又反阻气机，周而复始，则阳气愈虚、寒湿愈盛。茯苓、山药均入肺、脾、肾经，《用药心法》称茯苓为"除湿之圣药"，补益脾肾的同时兼利水湿，使邪气得除而正气得安，正所谓"邪去正安"；白术、半夏均入脾、胃经，补脾益胃，顾护后天之本，又有燥湿化痰之功，可使停聚之水湿从小便而出。脾喜燥而恶湿，胃喜润而恶燥，茯苓、山药、白术、半夏四药合用，使后天之本脾胃之正气得复，脾运化功能复常，胃腐熟受纳功能复建。

黄芪味甘性微温，党参味甘性平，均归脾、肺经，大补阳气，又可养血生津，阴阳双补，使补阳而阴不虚，滋阴而阳不亢。"气为血帅""气行则血行"，气虚则推动无力，气滞血瘀，加以性温之鸡血藤补血活血、疏经活络，使气虚不运之瘀血得去、经络得通。桂枝性温，味辛、甘，以末梢入药，走窜之力极强，有温经通脉、助阳化气之功，既可助补骨脂、巴戟天等补一身之阳气，又可增强茯苓、山药等温化水湿之功。

结合本病病机，方中补骨脂、巴戟天温肾壮阳，补命门相火，则脾强健运；辅以熟地黄、枸杞子，补肾水以济火，使火旺而不亢；以山药、茯苓益脾胃、祛水湿，治痰；白术、姜半夏健脾化痰；加用黄芪大补元气，助补骨脂补肾助阳；鸡血藤补血活血、通筋活络；桂枝温通筋脉、助阳化气。诸药合用，体现补肾益精与补脾益肺药同用的配伍特点，共奏补肾温脾、温经通络、除湿化痰之功。

2. 辨治思路

文昌晖教授认为，脾肾为先后天之本，两者关系密切，且在维持人体正常生理功能中发挥非常重要的作用。如《素问·五脏生成》云："肾之合骨也，其荣发也，其主脾也"，明确脾与肾关系密切。明代医家李中梓提出"肾为先天之本，脾为后天之本"。脾主运化水谷精微，化生气血，运行全身，为后天之本；肾藏先天之精，为先天之本，共为生命之本源。脾为太阴湿土，气血生化之源，气机升降之枢；肾为少阴肾水，封藏之本，精之处。先天温阳激发后天，后天补充培育先天，两者相互为用。而肾阴和肾阳在生理上相互制约、相互依存，在病理上相互影响。

《素问·生气通天论》提到："阳气者，精则养神，柔则养筋。"阳气有温煦机体、激发和促进脏腑生理功能、兴奋精神活动等作用。病程日久，阴阳两虚，肾阳衰微，温煦和气化的功能不足，致水液内停；肾阳为元阳，肾阳不足波及脾阳，脾主运化水湿，脾肾阳虚，水液的温煦和运化失常，致水液内停，出现全身水肿、腰膝酸软、大便溏、小便清长或少尿、畏寒肢冷等症状。即所谓"以精气言，则肾精之化，因于脾胃；以火土而言，则土中阳气，根于命门"。而《难经·四十二难》有言："脾裹血，温五脏""脾在体合肉，主四肢"，脾主血液在脉管中运行，营养周身。气血充盈，固卫有力，五脏功能得以濡养，则思维敏捷、肌肉关节活动强劲有力，反之则见神疲乏力、神昏倦怠。脾阳不足，运化无力，水湿内生，故见舌体胖大、苔白或白腻、脉沉细弱，水饮甚者或可见喘息气促。

【方证要点】本方适用于病程日久，以阳虚（脾阳、肾阳）、阴虚（肾阴）为本，水饮、瘀滞之邪为标，偏于脾肾阳虚、水湿内停者。具体方证要点如下：

（1）多见于体质偏弱，面色㿠白，全身水肿，无其他严重内科疾患者。

（2）水肿以双下肢为甚，伴腰膝酸软、神昏倦怠、腹胀食少、肢软乏力。

（3）大便稀，小便清长或少尿。

（4）面黄无华，形寒肢冷，四末不温，或有喘息气促。

（5）舌胖淡嫩、边有齿痕，苔薄白或白腻；脉沉细弱，合并外感时脉浮或滑。

【加减变化】文昌晖教授指出，凡辨证上符合脾肾阳虚者，皆可以本方为基础加减，多能奏效。常见兼夹证候化裁如下：

若以脾阳虚为主兼统摄无权，可加附子、党参、芡实、莲子等温阳固涩。

若以肾阳虚为主，加肉苁蓉、淫羊藿、杜仲、菟丝子等益肾。

若兼肺肾阴虚燥热，如出现口干，加天冬、麦冬、玉竹滋阴生津；如燥热烦扰，加知母、桑白皮、石斛等滋阴除烦。

若四肢关节或一身酸痛，加威灵仙、伸筋草、老鹳草等祛风除湿、疏经通络。

若睡眠不佳者，可加酸枣仁、远志、合欢皮、茯神等养心安神。

若食后腹胀、呕吐嗳气者，加炒谷芽、炒麦芽、砂仁、陈皮、沉香等化湿开胃、行气宽中、助消化。

若下肢浮肿明显者，加白茅根、车前草利尿消肿；蛋白尿长期不消退者，加金樱子、芡实、莲须；尿中有红细胞者，加大小蓟、白茅根、鱼腥草等。

【使用禁忌】服药期间禁食生冷、牛奶、深海鱼类等"发物"。注意保暖，注意防晒。

【文昌晖医案】

何某，女，56岁。初诊时间：2021年2月4日。

主诉：面颊部反复红斑2年，加重伴关节疼痛1周。

现病史：患者诉2年以来面部反复出现红斑，无灼热、瘙痒等不适，偶有食欲欠佳，手脚冰凉，曾多次就诊，均未治愈。1周前无明显原因感双手腕关节酸胀疼痛，指端青紫并觉发冷，当时未予以诊治。平素怕冷，手足不温，时感腹胀，进食偶感吞咽不畅，难以入睡，大便易溏。

检查：面色无华，双腕关节、肌肉无畸形，关节无压痛，屈伸活动自如，指端感觉血运可。

辅助检查：予以完善抗核抗体谱示：抗 dsDNA 抗体阳性，抗 SS-A 抗体弱阳性，总 ANA 1∶50，血沉 38mm/h，补体 C3 0.6g/L，补体 C4 0.1g/L，免疫球蛋白 G 8.08g/L。

舌象：舌体偏大、边有齿印，舌质淡红、胖嫩，苔薄。

脉象：细弱。

西医诊断：红斑狼疮。

中医辨证：红蝴蝶疮（脾肾阳虚型）。

治法：补脾益肾，温经通络。

处方：温扶脾肾通络汤加减。

补骨脂 12g	巴戟天 12g	熟地黄 12g	枸杞子 12g
茯苓 10g	白术 10g	黄芪 10g	党参 10g
姜半夏 10g	山药 10g	鸡血藤 10g	桂枝 6g
山楂 10g	橘皮 10g	酸枣仁 12g	

7 剂，日 1 剂，水煎服，3 次 / 日，每次 150ml。

原方基础上加用山楂、橘皮健脾理气、消食除痞，酸枣仁养心安神。嘱其日常注意防晒护理。

二诊：1 周后复诊。患者关节酸痛较前减轻，进食物梗阻不适缓解，面部红斑较前变淡。再拟上方又进 15 剂。

三诊：2021 年 3 月 16 日复诊。患者关节酸痛、腹胀、手足不温等症均有明显改善，面部皮损色泽较二诊时变化不大，偶有心中烦热，口干。上方去桂枝，加金银花 6g、知母 10g。

守上方加减治疗 2 个月后，血液学检查：血沉下降至 17mm/h，补体 C3 上升至 1.2g/L，免疫球蛋白 IgG 9.3g/L，抗 dsDNA 抗体阴性，抗 SS-A 抗体阴性，抗核小体抗体阴性。面部红斑基本控制，关节、肌肉少许酸痛。守上方加伸筋草、羌活、独活各 10g，继服 7 剂。

1 周后复查，患者面部肤色明亮润悦，关节酸痛已消。

第十节　外洗方药系列

清热燥湿止痒汤（外洗 1 号方）

【组成】
苦参 50g	黄柏 50g	冰片（另包）5g	蒲公英 30g
紫花地丁 30g	百部 30g	马齿苋 50g	枯矾 15g

地肤子 30g　　　炒花椒 15g　　　　硫黄 15g　　　　　　山银花 30g

虎杖 50g　　　　土槿皮 30g

【功效】清热燥湿，解毒杀虫。

【主治】急、慢性瘙痒性皮肤病，如湿疹、皮肤瘙痒症、皮肤真菌病、神经性皮炎、结节性痒疹、荨麻疹、丘疹性荨麻疹、虫咬皮炎等因湿热毒邪所致者。

【组方特色】本方是我科的外洗方之一，主要功效是清热燥湿、解毒杀虫。主治湿热毒邪蕴于皮肤引起的瘙痒性皮肤病。方中苦参、黄柏苦寒，清热燥湿、收湿敛疮，为君药。山银花甘寒，轻清芳香，善清气血之热毒，也能清宣透邪，以消散毒疹；蒲公英擅长清热解毒，兼顾散痈散结；紫花地丁苦寒，亦清热解毒、凉血散痈；马齿苋酸寒，酸可收敛湿气，寒可清热解毒、凉血消肿，贾敏教授同时取其有类激素作用，治疗皮肤疾病疗效好；地肤子辛苦寒，清热利湿，为皮科外洗要药；虎杖微苦寒，凉血清热解毒。以上诸药助君药增强清热解毒之功效。百部、花椒、硫黄外用皆有杀虫灭虱、止痒、疗疮之功效；枯矾性燥酸涩，解毒杀虫、燥湿止痒；土槿皮杀虫止痒，为皮肤科常用外用药。以上五味药配合君、臣药以加强止痒之功，亦可杀虫疗疮，共为佐药。冰片清热解毒、防腐生肌，外用消肿敛疮，其性辛香宣散，为佐使药。全方共奏清热燥湿、解毒杀虫之功效。

【方证要点】本方适用于各类风热湿毒引起的皮肤病，是治疗皮肤病的常用外洗剂，临床当以皮肤瘙痒、红斑、丘疹或有风团或津水流出为使用依据，对血热引起的皮肤疾病如银屑病亦有止痒消疹的效果。

【加减变化】若肌肤溃烂、黄水淋漓者，加苍术、连翘、白鲜皮；若下焦湿热，外阴湿痒，可配龙胆草。

【使用禁忌】本品可用于各类皮肤病外洗使用，含少量冰片，具有一定刺激性，皮肤薄嫩处及皱褶部位慎用。

【贾敏医案】

王某，女，22 岁，妊娠 6 个月。初诊时间：2019 年 8 月 2 日。

主诉：头面、躯干红斑、丘疹 2 个月。

现病史：患者自诉 2 个月前因长期进食营养品后头面出现少量红疹，伴瘙痒明显，当时未予重视。随即头面部红斑、丘疹逐渐增多，出现粟粒大小脓点，并泛发于颈部、背部、腹部，瘙痒难忍，影响睡眠，就诊当地妇幼保健医院，诊断：湿疹，予丁酸氢化可的松等药物外擦以抗炎止痒，皮疹有所好转，但此消彼长，缠绵难愈。因患者自身原因未继续使用激素药物，为求中药治疗就诊我院。患者诉全身瘙痒，烦躁不安，夜间瘙痒甚。

检查：头面部见大量粟粒大小红色丘疹、脓点及小片状红斑，局部浸润明显，颈部、背部、腹部散在多处红斑，未见明显糜烂及渗出。

舌脉：舌红，苔黄。

脉象：数。

西医诊断：湿疹。

中医辨证：湿疮（湿热蕴肤证）。

治法：清热利湿，止痒消疹。

处方：

苦参 50g	黄柏 50g	野菊花 30g	蛇床子 20g
山银花 40g	蒲公英 30g	紫花地丁 30g	马齿苋 50g
枯矾 15g	地肤子 30g	炒花椒 15g	白芷 10g
虎杖 50g	土槿皮 30g		

外洗，7剂，每日1剂。

停用激素药膏及其他外用药品。

2019年8月9日复诊：患者自诉仍瘙痒，时有新发红疹，但较前减少，睡眠质量稍改善。查体：头面部红色丘疹及脓点色泽变淡，部分颜色趋于正常肤色，但抚之仍碍手，面部可见新发鲜红丘疹，红斑较前消退，浸润感减轻，颈部、背部、腹部红斑亦减轻，未见明显糜烂及渗出。

苦参 50g	黄柏 50g	野菊花 30g	蛇床子 20g
山银花 40g	蒲公英 30g	紫花地丁 30g	马齿苋 50g
地肤子 30g	白芷 10g	虎杖 50g	土槿皮 30g

外洗，7剂，每日1剂。

2019年8月16日复诊：患者诉瘙痒较前减轻，皮疹仍偶有新发，睡眠较前好转。查体：头面部红色丘疹及脓点色泽变淡，大部分颜色趋于正常肤色，但抚之仍碍手，少量新发鲜红丘疹，红斑较前消退，浸润感减轻，颈部、背部、腹部红斑亦减轻，未见明显糜烂及渗出。

苦参 50g	黄柏 50g	野菊花 30g	蛇床子 20g
山银花 40g	蒲公英 30g	紫花地丁 30g	地肤子 30g
白芷 10g	虎杖 50g	土槿皮 30g	

外洗，14剂，每日1剂。

2019年8月30日复诊：患者自诉无明显瘙痒，仍有少量新发皮疹。查体：头面部原红斑、丘疹及脓点已基本消退，抚之仍感碍手，见少量新发鲜红丘疹，以面部为甚，颈部、背部、腹部红斑消退，未见明显糜烂及渗出。继续上方外洗，隔日1剂，发作明显可每日1剂。

2019年9月27日复诊：患者诉轻微瘙痒，皮疹基本消退。查体：头面、颈项、躯干未见红斑，仍有少量丘疹。嘱患者停用外洗剂，忌乱用药物，随诊复查。患者要求再开外洗方备用。

苦参 50g	黄柏 50g	野菊花 30g	蛇床子 20g
山银花 40g	蒲公英 30g	紫花地丁 30g	地肤子 30g
白芷 10g	虎杖 50g	土槿皮 30g	

外洗，14剂，隔日1剂或备用。

2019年11月8日复诊：患者诉皮疹已全部消退，无瘙痒，亦无新发皮疹。嘱患者停用药物，忌乱用药物，保持饮食营养均衡，随诊复查。

清热解毒止痒汤（小儿外洗方）

【组成】
酒黄芩 12g	山银花 15g	紫花地丁 15g	枯矾 10g
马齿苋 10g	苦参 15g	蒲公英 20g	醋乌梅 12g
艾叶 12g			

【功效】清热解毒，祛风止痒。

【主治】小儿瘙痒性皮肤病，如丘疹性荨麻疹、特应性皮炎、湿疹、神经性皮炎、结节性痒疹等。

【组方特色】本方以经验方"五味解毒汤"为基础方加减，功在清热解毒、祛风止痒。主要用于湿热蕴肤所致的以瘙痒为主症的皮肤病。从组方来看，本方以山银花、苦参、酒黄芩、蒲公英为主药。山银花性味甘寒，归肺、心、胃经，清热解毒、疏散风热，较金银花清热解毒功效更强；苦参性味苦寒，归心、肝、胃、大肠、膀胱经，清热燥湿、杀虫止痒，是皮肤科外用止痒要药；黄芩性味苦寒，归肺、胃、大肠经，可清上焦热而燥中焦湿，酒炙引药上行，增强清热之力，且加强通络止痒之功；蒲公英性味苦寒，归肝、胃经，功可清热解毒、消肿散结。四药共奏清热解毒、祛风止痒之效。马齿苋性味酸寒，归肝、大肠经，清热解毒、凉血止血，外用清热止痒，协同山银花、苦参、酒黄芩、蒲公英增强清热解毒、祛风止痒之功。现代研究显示马齿苋有类激素样作用，且自古以来就是药食两用之品，可增强患儿安全性及家属依从性。紫花地丁性味苦寒，归心、肝经，清热解毒、凉血消肿。佐以枯矾燥湿消痰、杀虫止痒，辛香走窜，引药入里，增强诸药透皮性；醋乌梅酸甘化阴，配合味酸的马齿苋收湿敛疮。小儿纯阳之体，予以使药艾叶温通经络，芳香透入，调和全方，增强清热解毒、祛风止痒之效。山银花、连翘、蒲公英、紫花地丁、黄芩五药配伍即"五味解毒汤"，此方辛甘苦寒，是临床治疗热证的核心处方，也是贾敏教授临床最为常用的基础方。

【方证要点】本方对小儿皮肤瘙痒最为相宜。具体方证要点如下：

（1）小儿，皮肤瘙痒。

（2）皮损红、肿、热、痛、渗出。

（3）舌红苔黄，脉数。

【加减变化】贾敏教授指出，本方主要是针对瘙痒诸证，如丘疹性荨麻疹、特应性皮炎、湿疹、神经性皮炎、结节性痒疹等。偏于上肢者加桑枝；偏于下肢者加川牛膝；偏于背部者加狗脊；瘙痒甚烈、皮损肥厚者加乌梢蛇。

【使用禁忌】外用此方时禁食海鲜发物、辛辣厚味之品。

【贾敏医案】

王某，男，5岁。初诊时间：2017年3月10日。

主诉：全身散发片状皮损伴瘙痒3年。

现病史：患儿3年前全身散发片状皮损，色红，渗出，瘙痒剧烈，影响睡眠，曾于外院诊断为湿疹，予"静脉滴注葡萄糖酸钙、抗生素，外用糖皮质激素药膏"等数种治疗方法，均不能控制。遂来我院就诊。患儿饮食睡眠差，大便黏，小便黄。

检查：患儿痛苦貌，精神萎靡。全身有片状、粗糙、肥厚皮损，色红，渗出，上覆少量血痂，散在抓痕。

舌象：舌红，苔黄腻。

脉象：数。

西医诊断：湿疹。

中医辨证：湿疮（湿热蕴肤证）。

治法：清热解毒，祛风止痒。

处方：酒黄芩 12g　　　山银花 15g　　　紫花地丁 15g　　　枯矾 10g
　　　马齿苋 10g　　　苦参 15g　　　　蒲公英 20g　　　　醋乌梅 12g
　　　艾叶 12g

水煎，滤渣泡浴。

内服：参苓白术散。

二诊：上方7剂后，患儿皮损痒感较前明显减轻，可以入睡。继用前方，共计治疗3个月左右，患儿痒感消失，粗糙肥厚皮损变薄，局部皮肤已基本正常。

第五章

流派特色技法

第一节　制药技术

癣湿擦剂制作

癣湿擦剂是贾敏教授临床应用多年的经验方，具有清热燥湿、杀虫止痒、收敛生肌的功效。治疗真菌感染性皮肤病（体癣、头癣、手足癣、花斑癣等）、头部及背部脂溢性皮炎、毛囊炎、疖（疖病）等所致的局部皮肤瘙痒、潮红、渗出、溃脓等症，具有良好的临床疗效。西医学认为，患者免疫功能降低，易发生真菌的黏附、侵入，进而导致患者局部皮肤的皮损变化。当抵抗力或免疫功能降低时，如果接触到致病性真菌，真菌的孢子通过一种纤维丝样的絮状物与表皮的角朊细胞紧密连接在一起，由于人体掌趾部位没有皮脂腺分泌具有抑菌作用的脂肪酸，却有丰富的汗腺分泌汗液，营造出局部潮湿的环境，加之鞋袜透气性差，造成适宜真菌生长的环境，随后真菌孢子的芽管进入角朊细胞的深部分泌各种酶，来消化和溶解局部的角蛋白、胶原蛋白等皮肤蛋白，既供给了真菌自身的生长，又破坏了皮肤的基本结构，形成患者的局部皮损。随着真菌感染率的不断提升、真菌耐药菌株增多，抗真菌治疗难度加大，现有药物临床治疗周期长、效果不明显、易反复、有毒性及不良反应等缺点，中医药具有真菌耐药少、不良反应小、来源广泛、价格低廉等优势，使得目前研究开发有效、高效的临床抗真菌中药具备良好前景。近年来借助真菌药敏试验结果，从中草药中筛选高效抗真菌药物越来越受到国内外学者的广泛重视。至今已发现300多种中草药在试管内有抗真菌活性，并将一部分应用到临床，获得了较好疗效。

【材料】大枫子、蒲公英、苦参、黄柏等。

【配制步骤】将大枫子、蒲公英、苦参、黄柏按照处方剂量研磨成粉，加入75%乙醇100ml溶解，浸泡7天后，用渗滤法收取药液100ml。

【技术要领】大枫子属剧毒药品，成品酊剂符合相关规定。制成的癣湿擦剂久置后可能产生沉淀，在制剂有效成分含量符合各种品种规定的情况下，可以滤过除去沉淀。

【作用】癣湿擦剂具有清热燥湿、杀虫止痒、收敛生肌的功效。

大枫子：味辛，性热，有毒，入肺、肝经；祛风燥湿，攻毒杀虫。《神农本草经》曰："主心腹邪气、寒热积聚，破癥除瘕，止烦满，益气。"《本草纲目》谓："主风癣疥癞、杨梅诸疮，攻毒杀虫。"《医林纂要》谓其"行痰，杀虫，劫毒。用霜，亦可劫顽痰、行积水"。大枫子能够治疗痰湿阻滞或湿热下注所致皮肤病局部皮肤瘙痒、潮红、渗出、溃脓等。现代药理研究发现其主要成分为大枫子油（为大枫子油酸、次大枫子油酸等的甘油酯）、蛋白质。实验证明，大枫子对多种皮肤癣菌有抑制作用并可抗麻风杆菌。大枫子油治疗麻风，临床有一定疗效。服药前后对比，病理组织片可见细菌减少、菌体变形、破碎。

蒲公英：味苦、甘，性寒，归肝、胃经；清热解毒，消痈散结。《唐本草》："主妇人乳痈肿"。《本草衍义补遗》："化热毒，消恶肿结核，解食毒，散滞气"。《滇南本草》："敷可诸疮肿毒、疥癞癣疮；祛风，消诸疮毒，散瘰疬结核；止小便血，治五淋癃闭，利膀胱"。中医学早已用于治疗疔疮肿毒等。现代研究表明蒲公英全草含蒲公英甾醇、胆碱、菊糖、果胶等物质，有抗菌作用。该品注射液试管内对金黄色葡萄球菌耐药菌株、溶血性链球菌有较强的杀菌作用。本品醇提液1:400能抑制结核杆菌，但煎剂1:100无效。其1:80的水煎剂能延缓ECHO11病毒细胞病变，醇提物（31mg/kg）能杀死钩端螺旋体，对某些真菌亦有抑制作用。蒲公英对表皮感染有良好的治疗效果，对治疗真菌感染性疾病亦有一定作用。

苦参：味苦，性寒，归心、肝、胃、大肠、膀胱经；清热燥湿，杀虫，利尿。《药性论》："治热毒风、皮肌烦燥生疮、赤癞眉脱，主除大热嗜睡，治腹中冷痛、中恶腹痛，除体闷，治心腹积聚。"《滇南本草》："凉血，解热毒，疥癞、脓窠疮毒。疗皮肤瘙痒、血风癣疮、顽皮白屑、肠风下血、便血。消风，消肿毒、痰毒。"现代研究证明其有抗病原体作用，高浓度（1:100）煎剂在试管中对结核杆菌有抑制作用。煎剂（8%）、水浸剂（1:3）在体外对某些常见的皮肤真菌有不同程度的抑制作用。醇浸膏在体外尚有抗滴虫作用，强度弱于黄连，而与蛇床子相近。

黄柏：味苦，性寒，归肾、膀胱经；清热燥湿，泻火除蒸，解毒疗疮。《本草拾遗》："主热疮疱起、虫疮、痢，下血，杀蛀虫。煎服，主消渴。"《日华子本草》："安心除劳，治骨蒸，洗肝，明目，多泪、口干、心热。杀疳虫，治蛔心痛、疥癣、蜜炙治鼻洪、肠风、泻血、后分急热肿痛。"《本草纲目》："敷小儿头疮。"药理：黄柏抗菌有效成分为小檗碱。体外试验对金黄色葡萄球菌、肺炎球菌、白喉杆菌、草绿色链球菌、痢疾杆菌（宋内痢疾杆菌除外）等均有效，对大肠埃希菌、伤寒杆菌几乎无效。有报告称对大肠埃希菌、绿脓杆菌有效者。就生药而言，黄连抗菌作用较黄柏强约1倍。对H37Rv、鸟型结核杆菌无直接抑制作用，但可使菌数减少，或在很高浓度（1:100）时呈现抑菌作用。在用豚鼠接种人型结核菌做实验治疗时，口服或注射的疗效均很差。从黄柏提取的盐酸结晶物对接种牛型结核菌的豚鼠作肌肉注射，有一定疗效。据称，黄柏治疗的结核病患者的临床症状及X线检查有好转，且优于黄连。在试管中，黄柏煎剂或浸剂对若干常见的致病性真菌有不同程度的抑菌作用。其水煎剂还能杀死钩端螺旋体（剂量需较黄连大1倍）。在体外对阴道滴虫，也有较强的抑制作用。

【适应证】适用于湿热毒邪、痰湿阻滞或湿热下注的急慢性皮炎或炎症性皮肤病，如真菌感染性皮肤病（体癣、头癣、手足癣、花斑癣等）、头部及背部脂溢性皮炎、毛囊炎、疖（疖病）等所致的局部皮肤瘙痒、潮红、渗出、溃脓等症。使用时，取适量涂患处，每日2次。若皮损面积较大，使用酊剂时应将其稀释。

【禁忌证】禁止内服。对本品或酒精过敏者禁用，过敏体质及孕妇慎用。因酒精有较强的刺激性，故急性炎症及糜烂渗出性皮损应禁用。皮肤干燥、皲裂性皮损不宜使用。皮肤褶皱部位及黏膜表面，不宜使用。糖尿病、肾病、肝病及肿瘤所诱发的皮肤瘙痒不宜使用。切勿接触眼睛、口腔等黏膜处，若不慎接触到以上部位，用大量清水冲洗。

【环境条件】癣湿擦剂应贮存在陶罐、搪瓷或不锈钢容器中，分装在棕色玻璃瓶或塑料瓶中，避光，密闭，阴凉处贮存。应保持澄清，久置允许有少量摇之易散的沉淀。

粉刺散制作

粉刺散是经改良后的颠倒散（载于《医宗金鉴·外科心法要诀》，别名二黄散，由大黄、硫黄等份组方而成），是用于治疗粉刺（寻常痤疮）的外用专方。该方是贾敏教授在长期使用颠倒散过程中，权衡利弊并结合临床反复探索、加味改良而来的保效减毒配方。该方在原方基础上降低了刺激成分的比例并增加黄芩等药物，避免了对皮肤的刺激，减少了接触性皮炎等不良反应的发生。

在此基础上，在贾敏教授的学术指导下，唐挺主任医师带领团队在多项课题资助下进行了10余年的研究，于2018年申报了国家专利"一种治疗粉刺型痤疮的药物及制备方法"，并于2021年获得发明专利授权，同时获批贵州省药品质量监督管理局"医院制剂"批文，并制订了粉刺散（大黄解毒散）制剂标准【备案号：黔药制备字Z20210001000，《医疗机构制剂许可证》编号：黔20200001Z，制剂标准编号：黔医制剂Z20210028】。现以医院制剂方式运用于临床，获得了良好疗效及显著社会效益。

该方可根据不同的粉刺类型进行组方比例调整，配制简单，效优价廉，广受患者欢迎。现以贾敏教授的经验方为例进行制剂介绍。

【材料】大黄粉、硫黄粉、黄芩粉等。

【配制步骤】首先通过大黄粉、硫黄粉、黄芩粉等饮片外观鉴别确定质量，采用人工分研法，利用机械力将药物分别研磨制成更适宜粒度，进行过筛，得到粗细均匀的药物粉末。根据粉刺散配方比例称量，将粉末混合均匀，定量分装，质检。

【技术要领】粉刺散常使用于面部，原料应粉碎为最细小药粉，研磨时采用分研法，然后混匀再过筛，并单剂量分装。

【作用】粉刺散具有清热解毒、凉血活血、解毒杀虫的功效。方中大黄性味苦、寒，归胃经、大肠经、肝经、脾经。功效：①泻下攻积：用于胃肠实热积滞，大便秘结、腹胀腹痛等；②泻火解毒：用于火热炽盛、迫血妄行的吐衄等；③活血祛瘀：用于多种瘀滞证；④清泄湿热：能导湿热从大便而出，主要用于黄疸、淋证等。主治实热便秘、热结胸痞、湿热泻痢、黄疸、淋病、水肿腹满、小便不利、目赤、咽喉肿痛、口舌生疮、胃热呕吐、吐血、咯血、衄血、便血、尿血、蓄血、经闭、产后瘀滞腹痛、癥瘕积聚、跌打损伤、热毒痈疡、丹毒、烫伤等。硫黄性味酸、热，有毒，入肾、脾经。功效：壮阳，杀虫。治阳痿、虚寒泻痢、大便冷秘等；外用治疥癣、湿疹、癫疮等。此外，黄芩等成分加强了清肺热、燥湿解毒的功效。

【适应证】适用于火热毒邪、痰瘀互结的炎症性皮肤病，如寻常痤疮、日光性皮炎、玫瑰痤疮、脂溢性皮炎、疖病、头部穿掘性毛囊炎、头面接触性皮炎、化妆品皮炎、激素依赖性皮炎等。使用方法：取适量（根据皮损面积取 5~20g）开水调匀，待冷却至肤温后外敷于患处，30 分钟后洗净。每晚 1 次，4 周为 1 个疗程。

【禁忌证】对本品过敏者禁用。忌饮酒及辛辣刺激性食物。皮肤炎症急性期如果渗出较多者禁用。

【环境条件】本品易潮，应单独密封贮存，以免沾染其他药物，用瓶装、盒装、袋装均可，并放在阴冷干燥的地方。

补骨脂酊制作

补骨脂酊是贾敏教授临床应用多年安全有效的经验方，有调和气血、疏通经络的功效，主要用于白癜风。结合我科多年临床实践和历年来科研成果证实，中药内服兼补骨脂酊外用，或者外用补骨脂酊配合 UVB 照射治疗白癜风，均具有很好的临床疗效。

白癜风是一种色素生成障碍性皮肤病，好发于暴露部位而影响美观，表现为皮肤出现局限性或泛发性色素脱失斑，皮损处黑素的生成减少或消失，亦称"白驳风"。全世界患病率为0.5%~4.0%，我国患病率0.1%~2.7%，且呈逐年上升的趋势。白癜风是一种常见的后天性色素脱失性皮肤病，其病因及发病机制迄今未阐明。目前主要学说有自身免疫学说、神经介质学说、黑素细胞自身破坏学说。

白癜风属中医学"白驳风"范畴。在汉代就有记载"白处"，类似于白癜风。隋代巢元方等著《诸病源候论》曰："白癜者，面及颈项身体皮肉色变白，与肉色不同，亦不痒痛，谓之白斑。"可见古代医家对白癜风有了初步的认识。《灵枢·百病始生》记载："是故虚邪之中人也，始于皮肤，皮肤缓则腠理开，开则邪从毛发入……"皮肤是人体一身之表，皮肤的正常功能有赖于卫气温分肉、充皮肤、肥腠理、司开合，有赖于肺的宣降、津液的温润。风邪外袭，影响肺的宣降，肺失宣发，卫气不能温分肉、充皮肤、肥腠理，则皮毛不得卫气、津液的滋养而使肺之所主皮毛白色显露、枯槁不泽，形成"白处"。

贾敏教授根据《素问·金匮真言论》"黑色入肾"的理论，"以黑治白"，所制补肾消白汤，方中多选用黑色类中药，该中药的乙醇提取物对酪氨酸酶有激活作用，按作用强弱依次为女贞子、墨旱莲、菟丝子、补骨脂等。调节黑素生成的关键条件之一是黑素细胞中酪氨酸酶的活性，它能决定黑素生成的类型、数量和质量因素。

【材料】补骨脂、菟丝子、紫草等。

【配制步骤】将补骨脂、菟丝子、紫草研磨成粉，加入75%乙醇1000ml、蒸馏水1000ml，浸泡7天后，渗滤后取药液。

【技术要领】因各药物颗粒大小不同，粉碎药物时建议使用分研法，混合后加入乙醇浸泡。补骨脂酊剂久置产生沉淀时，在制剂有效成分含量符合各种品种规定的情况下，可以滤过除去沉淀。

【作用】补骨脂酊具有调和气血、疏通经络的功效。补骨脂，性味苦、温，归肾、脾经；补益脾肾，暖脏腑，益元气。用于脏腑虚弱，如《太平圣惠方》中与当归配伍，治疗"冷劳羸瘦"；《本草纲目》中"治肾遗，通命门，暖丹田，敛精神"。菟丝子，性味甘、温，归肝、脾、肾三经。本品甘温，双补阴阳，用于补肝肾、益精填髓，正如《神农本草经》中记载"主续绝伤，补不足，益气力，肥健"。现代药理学研究证实菟丝子有性激素样作用，能够延缓衰老、提高免疫力。紫草，性味甘、咸、寒，归心、肝经。其主入肝经血分，凉血活血，《本草正义》云："紫草，气味苦寒，而色紫入血，故清血分之热"。现代药理学研究证实补骨脂对酪氨酸酶有明显激活作用，认为补骨脂素通过提高酪氨酸酶的活性使黑素细胞生成的速度和数量增加。补骨脂含有吸收紫外线的光敏物质——补骨脂素和异补骨脂素，二者均能促进皮肤黑色素的新生。补骨脂素能扩张血管、促进皮肤血液循环，改善皮肤局部的组织营养，使皮肤色素增加。外用补骨脂酊结合紫外线或日光照射，能通过增加黑色素细胞中的酪氨酸酶活性，从而促进黑色素的生化合成和转运，促进皮色恢复正常。

【适应证】主要用于治疗白癜风，尤其适用于肝肾不足型白癜风的临床治疗。外用适量，摩擦患处，每日 2 次，4 周为 1 个疗程。将补骨脂酊抹在白斑中央，避免药物渗透到正常皮肤导致正常皮肤颜色变黑或形成同形反应导致白斑扩大。若白斑皮损面积较大，使用时应从低浓度或先从小范围使用，再逐渐扩大浓度或范围。外用补骨脂酊建议配合 308nm 准分子激光或 UVB 照射。

【禁忌证】禁止内服。对本品过敏或酒精过敏者禁用，过敏体质及孕妇慎用。因酒精有较强的刺激性，切勿接触眼睛、口腔等黏膜处，若不慎接触到以上部位，用大量冷水冲洗。皮肤干燥、皲裂性皮损不适宜使用酊剂。皮肤褶皱部位及黏膜表面，不适宜使用酊剂。

【环境条件】补骨脂酊剂应贮存在陶罐、搪瓷或不锈钢容器中，分装在棕色玻璃瓶或塑料瓶中，避光，密闭，阴凉处贮存。应保持澄清，久置允许有少量摇之易散的沉淀。

生发酊制作

脱发包括了一组疾病，其中最常见的是斑秃（中医学称"油风"）和雄激素源性脱发（又称脂溢性脱发，中医学称"发蛀脱发"），二者患病率高，其中我国斑秃患病率为 0.27%，雄激素源性脱发患病率高达 30.2%。在贵州中医药大学第一附属医院皮肤科门诊量中脱发约占 8%，提高二者的疗效具有较大的社会及经济效益。根据中医基础理论"发为血之余"，脱发的核心病机与肝肾不足、血虚精亏有关，或因精血亏虚，或因局部气滞血瘀，发失所养。脱发的基本病机为"不荣则脱"。无论是雄激素性脱发还是斑秃，现代医学发现均与局部病变有关，其中雄激素性脱发主要为头顶及头前部毛囊雄激素受体活性增加，促使毛囊生发细胞提前进入休止期而导致脱发；而斑秃的局部病变主要是毛囊及毛囊周围无菌性炎症（多为自身免疫性炎症）。因此，临床上除药物内服外，局部用药（外用药）也发挥着重要的治疗作用。该制剂不仅针对脱发病机，同时符合该病的局部治疗原则：刺激局部充血，改善局部血液循环，促进毛发生长。

针对脱发的基本病机"不荣则脱"，本制剂功在滋阴养血、活血生发，兼顾精血亏虚及局部气滞血瘀的双重病机。作为全面系统治疗的有效补充，充分体现了皮肤病"外治之理即内治之理，外治之药即内治之药，所异者法耳"的理论，内外治结合，使疗效最大化。此外，酊剂较其他剂型使用更方便，无软膏的黏腻感，患者依从性较高。

目前医药市场针对脱发的外用制剂，大多局限于院内制剂，其法定流通范围局限，大部分患者不易获取，而通过国家药品标准收载的外用制剂相对较少。市场流通的其他类似制剂与本制剂在药物组成、功效方面均有明显差异，且本制剂功效针对脱发的双重病机，通过我科多年临床实践和科研课题研究证实该制剂疗效确切，优势明显。

【材料】白芍、侧柏叶、斑蝥、红花、樟脑等。

【配制步骤】将本方诸药打成粗粉加入75%乙醇100ml，浸泡7天，过滤去渣，再加75%乙醇至100ml。

【技术要领】斑蝥属剧毒药品，成品酊剂符合相关规定。因各药物颗粒大小不同，粉碎药物时建议使用分研法，混合后加入乙醇浸泡。酊剂久置产生沉淀时，在制剂有效成分含量符合各种品种规定的情况下，可以滤过除去沉淀。

【作用】生发酊具有滋阴养血、活血生发的功效。白芍滋阴养血以治脱发之本；侧柏叶归肺经，具有清热宣肺生发之功。因肺主皮毛，阴血亏虚，肺不能宣发精血至毛发，则发失濡养；加之虚火扰动，则发根不坚。上二味（白芍合侧柏叶）针对主症，滋阴养血、清热宣肺，合为君药。斑蝥辛温，归肝、肾、胃经，破血散瘀；红花活血化瘀，二药活血散瘀，兼顾脱发"不通则不荣"的病机，防止瘀血不去、新血不生的病理状态，二药针对次症并辅助君药合为臣药。樟脑性味辛、微温，行气通窍、祛风燥湿、疗癣，一则行气以助臣药活血通窍，二则性温以制君药寒凉阻遏。现代医学证实樟脑尚有透皮之效，促进药物的透皮吸收率，以增加诸药疗效。酒为"百药之长"，一则调和诸药，聚纳诸药性味，使其合力治病；二则有引经之功，引诸药直达病所。此外，根据现代医学理论，发蛀脱发（雄激素源性脱发）与皮质分泌旺盛有关，以致毛囊皮脂腺导管开口闭塞、细菌或真菌繁殖，常并发脂溢性皮炎。酒精为脂溶性液体，具有溶脂、畅通导管、杀菌消炎之效。全方共奏滋阴养血、活血生发的功效。

【适应证】主治阴血亏虚、气滞血瘀之油风（斑秃）、虫蛀脱发（蛀发癣，即雄激素源性脱发）。用棉签蘸取药液，涂搽于脱发区域，1日2~3次（1日最大用量不超过10ml），连续1个月为1个疗程。

【禁忌证】禁止内服。头皮破损者禁用，对本品过敏或对酒精过敏者禁用。过敏体质慎用。因酒精有较强的刺激性，切勿接触眼睛、口腔等黏膜处，若不慎接触到以上部位，用大量冷水冲洗。儿童在成人监护下使用。

【环境条件】生发酊剂应贮存在陶罐、搪瓷或不锈钢容器中，分装在棕色玻璃瓶或塑料瓶中，避光，密闭，阴凉处贮存。应保持澄清，久置允许有少量摇之易散的沉淀。

第二节　治疗技术

华佗夹脊穴联合阿是穴注射疗法

该疗法是本流派治疗蛇串疮的特色疗法，是一种结合夹脊穴及阿是穴进行药物注射的治疗方法。

蛇串疮（西医学称带状疱疹）最常见的并发症或后遗症为带状疱疹后遗神经痛（PHN），尤其中老年人患病率高，疾病负担重。目前中西医对 PHN 的防治疗效均欠满意，因此如何预防 PHN 的发生具有急迫的临床意义。本流派贾敏教授长期致力于以华佗夹脊穴为主联合阿是穴注射防治 PHN 的研究（该疗法为贾敏教授的集成创新治疗技术），疗效确切，不仅能预防中老年 PHN 的发生，还对已经确诊的 PHN 具有一定疗效，且中医特色明显。此前国内外尚无华佗夹脊穴联合阿是穴进行穴位注射防治带状疱疹及后遗神经痛（PHN）的诊疗方案或技术规范，因此建立该技术规范，对丰富中医特色医疗技术，提高带状疱疹及后遗神经痛（PHN）的临床疗效并进行推广运用，具有极其重要的理论意义及临床意义。我科制订了该方案的诊疗规范并得到临床多年验证，该疗法在国内多次专业学术年会上进行交流、推广，并已在上海、重庆、云南、长春等省市 20 余家三甲医院推广应用，受到欢迎，获得好评，社会效益和经济效益显著。近期负责制订了西南区域诊疗中心《常见病中医诊疗方案——蛇串疮》向西南基层医疗单位推广。

【材料】2% 利多卡因注射液 5ml，VitB$_{12}$ 1.0mg，重组人干扰素 α-1b 注射液 30μg，一次性 2.5ml 注射器，5 号针头，消毒棉签，治疗盘，碘伏或安尔碘。

【操作步骤】

1. 穴位注射取穴原则

根据带状疱疹皮损的相应皮节取华佗夹脊穴：头颈部皮节选 C$_2$~C$_4$ 夹脊穴（C$_1$ 无感觉纤维）；上肢选 C$_5$~T$_1$ 夹脊穴；胸背部神经痛取 T$_2$~T$_8$ 夹脊穴；腰腹部取 T$_8$~L$_1$ 夹脊穴；骶、会阴部取 S$_2$~S$_4$ 夹脊穴；下肢选 L$_2$~S$_2$ 夹脊穴，以及皮损区阿是穴（成簇的丘疱疹或疼痛最甚处）。

2. 注射药物

2% 利多卡因注射液 5~8ml，VitB$_{12}$ 0.5~1mg，重组人干扰素 α-1b 注射液 30μg（急性期无禁忌证者酌加地塞米松 3~5mg）。

3. 穴位注射方法

用一次性 2.5ml 注射器、5 号针头抽取配伍药液混合均匀，每次根据皮损部位选取患侧夹脊穴及阿是穴 3~6 个穴位，常规消毒皮肤后进针（夹脊穴与皮肤成 90° 进针，进针深度 0.5~1 寸；阿是穴沿皮损走向，与丘疱疹或红斑群间的正常皮肤成 15° 进针，直到丘疱疹群或疼痛最甚处皮损的基底部），待得气后回抽无血再注入混合药液，夹脊穴注射 2.0ml，其余药液平均分注各个阿是穴。每日 1 次，7 日为 1 个疗程（图 3）。

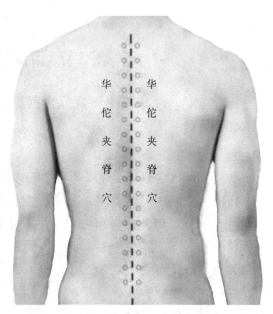

图 3　华佗夹脊穴示意图

【技术要领】

（1）掌握合适的进针深度、进针方向（参照毫针进针事项）、针刺角度　华佗夹脊穴可直刺或向脊柱方向刺，不可向两侧倾斜；深部肌肉穴位可直刺；神经皮损疼痛区斜刺或平刺（胸背部皮损区注意针刺深度，以免扎伤内部脏器）。

（2）掌握无痛技术　舒适体位，放松状态；缓解紧张，分散注意力；进针时两快一慢（进针快、出针快、推药缓慢均匀）。

【作用】夹脊穴联合阿是穴注射治疗蛇串疮，具有疏经通络、行气活血、止痛等功效。根据贾敏教授经验采用不同的药物配伍，对带状疱疹急慢性疼痛止痛疗效迅速，效如桴鼓。

华佗夹脊穴（简称夹脊穴），从古至今备受历代医家重视，其临床治疗范围广泛，疗效卓著，且针刺安全。夹脊穴旁通督脉，与足太阳膀胱经经气交通，和背俞穴一样，作为脏腑之气输送出入之处，反映脏腑状态，治疗脏腑疾病。生理解剖证实，夹脊穴从分布形式上与神经节段关系极为密切，针刺夹脊穴不但可影响脊神经后支还可涉及其前支，能影响交感神经，从而与脏腑活动相关，具有调节脏腑气血的功能。我们在传统夹脊穴基础上加用颈、骶部夹脊穴作为主穴，加上阿是穴进行穴内注射，可以发挥穴位疏经通络、调和气血的整体调节作用，还能使药物沿着经络直达病所，加快药物的吸收过程，充分发挥药物与穴位的协调作用，从而通过经络系统产生平衡阴阳、扶正祛邪、疏调气血的效果，以达到治疗疾病的目的。夹脊穴内注射时针刺对脊神经及神经节周围组织的刺激，一方面可能使神经中的痛觉纤维传导阻滞、提高机体痛阈，增强机体对疼痛的耐受；另一方面刺激夹脊穴引起的针感传导反应，通过神经、体液调节作用，可影响交感神经末梢释放化学介质，也可不同程度上达到镇痛作用。在夹脊穴注射药物，既可起到该穴位的治疗作用，又可直接将药物注射到受损神经周围，充分发挥治疗药物的药理作用。

【适应证】中医特色、优势病种中适宜穴位注射的部分慢性疾病（颈、胸、腰椎病变、关节及周围组织病变所致的眩晕、肩凝症、肋间神经痛、腰腿痛、痹证等）及部分急性病种。尤其适合急性期带状疱疹疼痛及带状疱疹后遗神经痛。

【禁忌证】对穴位注射中药物过敏者禁用。有晕针史或孕妇患者不宜使用。局部严重感染不宜使用。诊断不明的意识障碍者不宜使用。严重心、肝、肾功能不全者或全身衰竭者，免疫功能明显低下的肿瘤患者，长期使用糖皮质激素或免疫抑制剂者不宜使用。

【注意事项】

（1）严格执行"三查七对"。

（2）严格无菌操作，针头朝上，保持无菌。药液按规定时间抽取，现抽现用。

（3）注射前检查注射器针头是否松动，针头、针尖有无倒钩。排尽空气，空气进入血管可以形成空气栓子；注射时注意避开运动神经干、血管、红斑炎症、水疱、破溃处、皮下硬结。避免长期一个部位进行注射。注射药液前回抽有无回血。一般情况下，药液不宜注入关节腔内，以免引起关节红肿、酸痛。

（4）注射完毕不回针帽，将针头入利器盒，注射器、使用过棉签入医疗垃圾袋，未注射完的及时处理，物件原处归还。

中药面膜疗法

中药面膜疗法是指在中医药理论指导下，将不同功效的中药散剂、中药煎液、中药溶液等通过黏合剂（植物油、蜂蜜等）或敷布材料等敷布于颜面部，使药物渗透皮肤以治疗面部疾病的一种中医药特色外治疗法。

本流派充分利用中药面膜疗法的给药特色及优势，总结、研发了系列针对粉刺（寻常痤疮）、酒渣鼻（玫瑰痤疮）以及常见面部非感染性炎症性皮肤病的中药面膜疗法的特色组方，疗效卓著。其中贾敏教授将《医宗金鉴·外科心法要诀》所载之颠倒散进行改良，减少硫黄的组方比例（简称"改良1号颠倒散"，该方目前已被贵州省药品监督管理局批准为本院的医院制剂"大黄解毒散"）并改良原外敷方式为中药封包方式给药，经20余年临床及研究验证，能显著降低临床不良反应并提高疗效。此后，唐挺主任医师在贾敏教授成果的基础上对颠倒散进行拆方研究发现，颠倒散不同比例组方具有不同的疗效，其中大黄∶硫黄 = 2∶1组方时（"改良2号颠倒散"）其清热解毒、消肿散结功效优于颠倒散原方（针对痤疮丙酸杆菌、马拉色菌及金黄色葡萄球菌抗菌疗效更好）；大黄∶硫黄 = 1∶2组方时（"改良3号颠倒散"）其除湿祛脂、化瘀散结功效优于颠倒散原方（该方已获国家发明专利并受其保护）。同时唐挺主任医师对颠倒散剂型进行改良，由散剂改为溶液用于中药面膜疗法（"改良颠倒散面膜液"），针对面部过敏性、炎症性皮肤病的疗效令人鼓舞，特此介绍。

【材料】

1. 颠倒散材料

大黄以 SF-400 型高速粉碎机（I 型）粉碎制成散剂，硫黄粉。根据不同比例配方，混合均匀，用 100 目筛子，筛滤 3 次，常温保存。

2. 改良颠倒散面膜液材料

取改良颠倒散 1.0kg 加甘油与灭菌用水充分搅拌、混匀后浸泡 12 小时后，置锅内予文火煎熬、浓缩，制成浸膏，装密封瓶备用。临用时取浸膏 2g，以生理盐水 100ml 溶解后取上清液装瓶，置于冰箱 4℃短时间保存备用。

【操作步骤】

1. 改良系列颠倒散

每晚睡前用温水洁面后，根据痤疮（粉刺）分布范围，取适量中药面膜粉于清洁容器中，缓慢倒入 100℃开水（药粉与开水比例为 1∶1.5），充分调匀成糊状，干稀度适中（涂抹在手臂上不脱落为度），待温度降至常温，均匀涂抹于患处，厚 2~3mm（避开眼睛、口唇、鼻孔），予保鲜膜封包，静待 15~25 分钟后刮除面膜，用清水洗净面部即可。

2. 改良颠倒散面膜液

取冰箱 4℃保存的已制备好的面膜液，用一次性无纺面膜纸浸湿后敷于面部，每次持续 15 分钟，其间可反复于面膜纸上滴浇面膜液 2~3 次。

【技术要领】

（1）经专业医护人员行粉刺挑治术后夜间予中药面膜外敷。粉刺挑治法操作如下：嘱患者温水洁面，仰卧位，术者用 75% 乙醇消毒皮损处，用握笔式持粉刺针对粉刺、丘疹、脓疱、囊肿等皮损进行清理，挑治时以毛囊开口处为进针部位，手法应轻柔、迅捷，排尽皮损中分泌物，挑治结束后再予 75% 乙醇消毒皮损区，预防感染。

（2）评估患者皮损及中医证型，选择相应的改良颠倒散，对症施治。

（3）以开水搅拌散剂，冷却后均匀涂抹于面部皮损区，厚度适宜，避开眼睛、口唇、鼻孔等部位，予封包治疗促进药物吸收，防止水分过快蒸发；15~25 分钟后应立即将面膜刮除洗净，予正常保湿护肤。

（4）使用以上治疗后，如出现皮肤干燥、紧绷，可常规补水、保湿。

（5）改良颠倒散面膜液通常冰箱 4℃ 保存时间不超过 1 周，若期间出现絮状物、异味或其他可疑变质倾向则避免继续使用。

【作用】根据不同的中药成分及剂型，中药面膜具有不同的功效，常具有清热解毒、祛风止痒、消肿止痛、活血散结、化痰消痈、清洁保护等功效。根据本流派的临床经验及研究成果，现列举本流派临床最具特色的部分中药面膜种类及功效：

（1）改良 1 号颠倒散　清热解毒，消肿止痛，敛疮生肌。

（2）改良 2 号颠倒散　清热解毒，消肿散结，兼除湿祛脂。

（3）改良 3 号颠倒散　除湿祛脂，化瘀散结，软化角质，兼清热解毒。

（4）改良颠倒散面膜液　清热解毒，消肿退热，祛风止痒。

【适应证】

1. 改良 1 号颠倒散

适用于轻度至中度寻常痤疮、玫瑰痤疮、面部激素依赖性皮炎（贾敏教授经验）等。仅有少量粉刺，伴少量丘疹或脓疱，总皮损小于 30 个者效佳。此方刺激性小，安全性高。

2. 改良 2 号颠倒散

适用于中度至重度痤疮、酒渣鼻、面部脂溢性皮炎、须疮等。面部皮损以较多丘疹、脓疱、囊肿为主，总皮损 50~100 个，局部红、肿、热、痛或油腻性鳞屑及瘙痒为主，辨证属湿热、火热、风热为主者效佳。

3. 改良 3 号颠倒散

适用于轻度至中度寻常痤疮、玫瑰痤疮。以白头/黑头粉刺、毛孔粗大等，伴有中等量丘疹、油腻性鳞屑者效佳；对面部油脂过度分泌、粉刺堆积、毛囊堵塞，辨证属痰湿、食蕴、湿重于热者效佳。

4. 改良颠倒散面膜液

适用于风、湿、热邪所致的面部非感染性炎症性皮肤病（接触性皮炎、光敏性皮炎、日光性皮炎、脂溢性皮炎、激素依赖性皮炎、化妆品皮炎、颜面再发性皮炎、季节性皮炎、特应性皮炎及面部湿疹等）。以面部突发红斑、丘疹、肿胀、灼热、刺痛、刺痒、紧绷、瘙痒，甚至糜烂渗出、滋水淋漓为主症，常伴口干口苦、心烦失眠、脉浮数或滑数等症，尤其适用于急性发病，或慢性病程急性发作期。

【禁忌证】对治疗药物过敏者禁用。治疗过程中禁止化彩妆。

【注意事项】具备调配室及配套调配设备，环境清洁干净，具备紫外灯、臭氧机等灭菌条件，由药师进行配制。

火针疗法

火针疗法，是用特制的针具经加热烧红后，采用一定的手法刺入人体的腧穴或患处，以达到祛除疾病目的的一种针灸治疗方法。火针是古代针灸中的一种疗法，是"旧九针"之一。火针，即《黄帝内经》所言"燔针""焠刺"，《伤寒论》又称其"烧针"等，具有祛寒除湿、消瘀散结、清热解毒、温通经络等功效。现多采用钨锰合金钢丝拉制而成，此针具有耐高温、性能强、韧性高、不易退火、不易折断、不易变形等优点。

【材料】常用火针类型有短细火针、细火针、中粗火针、粗火针、平头火针、三头火针等。

【操作步骤】

1. 取穴原则

局部腧穴或者皮损区。

2. 操作方法

患者取卧位，充分暴露其腧穴或者皮损位置。先常规消毒欲针刺区域，将酒精灯点燃，右手持烧红的火针快速地、准确地垂直刺入腧穴或者皮损区及其外周3点、6点、9点及12点钟等5个位点，深度为0.1~0.2cm，每个位点点刺2针。刺入所取穴位后立即出针，用干棉签按压片刻。

【技术要领】

（1）掌握合适的进针深度、进针方向（参照毫针进针事项）一般以直刺为主，浅者浅刺，深者深刺。高温（针烧至红亮时）治疗皮损高出皮面的皮肤疾患，中温（针尖由红变黑后的 10 秒内）治疗皮损与皮面相平的皮肤疾患，低温（针尖由红变黑后的 10 秒后）治疗皮损低于皮面的皮肤疾患。

（2）掌握无痛技术 舒适体位，放松状态；缓解紧张，分散注意力；快速进针出针。

【作用】火针疗法是通过高温加热的针体，经腧穴、经脉将火热直接导入人体，火热之性直接激发经气，温壮脏腑阳气，鼓舞经脉血气运行，达到温通经络，使气血畅通之效。现代医学机制研究认为火针直接刺病位及反射点，能迅速消除或改善局部组织水肿、充血、渗出、粘连，减轻局部组织的钙化、挛缩、缺血等病理变化，促使病灶液化、坏死，激发机体的自我调节机制，调节免疫功能，使受损组织和神经重新恢复。火针点刺具有消肿散结的作用，可加快炎性物质的吸收，将病变组织破坏，激发自身对坏死组织的吸收。此外，火针治疗还可以促进白细胞的渗出和提高其吞噬功能，促使炎症消退。

【适应证】古代使用火针疗法治疗的病种多样，包括内、外、妇、儿以及五官等各科。皮肤科可用于痤疮、痈、疖、酒渣样皮炎等红肿热痛性疾病，瘢痕、结节、苔藓样变以及疣、痣、囊肿等增生类疾病，白癜风、黄褐斑、黑变病、雀斑等色素类疾病。

【禁忌证】有晕针史或孕妇患者不宜使用。精神过于紧张的患者，饥饿、劳累以及醉酒者不宜使用。有严重的心脏病、出血性疾病者不宜使用。

【注意事项】

（1）火针加热时务必要加热到针体通红发白。

（2）火针治疗完毕后的正常反应为针后当天针孔可能发红，或针孔有小红点高出皮肤，甚至有些患者出现发痒。嘱患者不必担心会造成针孔感染，这是机体对火针的一种正常反应。

（3）掌握好火针针刺的深浅度，《针灸聚英·火针》曰："切忌太深，深则反伤经络，不可太浅，浅则治病无功，但取中也。"

（4）火针针刺后，针孔不会马上闭合，邪从针孔而出，也易从针孔而入，所以必须要保护好针孔，保持针孔清洁、干燥，以防止针孔发生感染。

梅花针疗法

梅花针疗法作用直接、直达病所，具有祛风散邪、通络活血、行痹止痛的功效。梅花针疗法属于中医辨证论治体系，通过辨证选经、选穴并实施手法刺激，调理脏腑经气，调节阴阳平衡。

【材料】梅花针，消毒棉签，治疗盘，碘伏或酒精或安尔碘。

【操作步骤】常规消毒治疗局部，以手腕弹力上下击打点刺，以皮肤红晕不出血或微微渗出少量血为宜，之后用干棉球擦拭血液，叮嘱患者当日不沾水。梅花针治疗分轻刺、重刺两种方式。治疗脱发一般采用轻刺手法；治疗神经性皮炎等增厚性皮损通常采用重刺手法，用于改善某些突出症状；治疗带状疱疹后遗神经痛，以梅花针加拔罐疗法以快速止痛。

【技术要领】选好治疗部位后，按常规消毒。术者右手拇指和中指、无名指夹持针柄，针柄末端靠在手掌后部，食指压在针柄上，用腕关节的灵活弹力（肘、臂不动）提起来回叩打，使局部有轻微点状出血为度。每日或隔日1次，10次为1个疗程，疗程间休息5~10天。梅花针叩刺时要灵巧地运用手腕部弹力，使针尖叩击到皮肤后，由于反作用力迅速弹起，仅在表皮上一击而起，急刺速离，要有弹性，弹跳着连续有节律地叩刺，要做到平稳、准确和灵活，叩刺速度要均匀。要防止快慢不一、用力不匀地乱刺。如持针不牢、提针慢或针尖带钩，都容易产生拖刺，划破皮肤，并使患者产生刺痛和畏针。针尖起落要呈垂直方向，即将针垂直地刺下，垂直地提起，如此反复操作。防止针尖斜着刺入和向后拖拉起针，这样会增加患者的疼痛。

【作用】

（1）活血通络，祛瘀生新　梅花针行针后可通行局部气血，轻刺激手法可使局部皮肤潮红，改善血供，起到养血作用；重刺激手法可使皮肤轻微出血，瘀血随出血消散，获得活血祛瘀的效果。

（2）因势利导，祛邪外出　风寒湿热诸邪侵袭肌表，着而不去，发为风湿、疱疹等疾病。梅花针叩刺可开腠行痹、祛风泄热，使邪气从肌表而散，"给邪以出路"，缩短病程，促使疾病向愈。

（3）振奋经气，调理脏腑　人体十二经脉及十五络脉按其循行路线在体表相应区域划分为十二部分，即为十二皮部。十二皮部中散布着无数的孙络，其中运行的经脉之气内连脏腑、筋骨，外达全身肌表，梅花针刺激可通过经络系统内达相应脏腑，通过振奋经气、调节阴阳平衡、调整脏腑功能而起到防病治病的作用。

【适应证】

（1）皮肤疾病　白癜风、斑秃、雄激素性脱发、神经性皮炎、慢性湿疹、皮肤淀粉样变、带状疱疹及后遗神经痛、日光性皮炎等。

（2）颈椎病、腰椎病等慢性劳损性疾病。

（3）内伤杂病　如头痛、失眠等疾病。需辨证取穴。

【禁忌证】局部有外伤、溃疡、湿烂感染者不宜使用。妊娠期不宜使用。

【注意事项】

（1）治疗前检查针具，凡针面不平整，针尖有倒钩、锈钝者均不可用。

（2）叩刺时针尖要垂直于皮肤，避免斜、钩、挑等，以减少患者疼痛。初次治疗患者应给予轻叩。

（3）施术过程中若发觉患者有异常现象即停止使用。

（4）注意严格消毒，尤其是较重刺后，以防感染。

（5）治疗间安静，温度适宜，隐私保护性好，治疗床软硬适宜。

耳穴贴压疗法

耳穴是指分布于耳部的腧穴，人的五脏六腑均可在耳朵上找到相对应的穴位，当人体处于疾病状态时，刺激相应的反应点及穴位，可起到防病治病的作用。耳穴贴压疗法是指使用一定丸状物（临床中常使用王不留行籽或磁珠）贴压耳部腧穴以防治疾病的一种方法。耳穴贴压疗法作为最常见的耳穴疗法之一，具有刺激效应稳定、避免针刺产生强烈疼痛感、作用效应持久、操作简单、绿色环保等优点，本流派广泛应用于荨麻疹、痤疮、湿疹、带状疱疹等皮肤病的治疗，疗效显著。

【材料】胶布，王不留行籽或磁珠，消毒棉签，治疗盘，75%乙醇。

【操作步骤】

1.耳穴贴压取穴原则

根据疾病种类选取耳部穴位：荨麻疹常选用神门、心、肺、风溪等；带状疱疹常选用神门、肝、胆、内分泌等；痤疮常选用耳尖、肺、胃、风溪等；湿疹常选用耳尖、风溪、对屏尖、肾上腺等。

2.耳穴贴压方法

将王不留行籽或磁珠清洗消毒后黏附在 0.6cm×0.6cm 大小的医用胶布中央，制成耳穴贴，用 75% 乙醇消毒耳部皮肤后，医者一手固定耳廓，另一手手持镊子夹持耳穴贴，将其贴在所选的耳穴上，并适度按揉，使耳部有热、胀、痛感，即"得气"。根据病情嘱患者每日定时按揉 3~5 次，2~4 日更换 1 次，两耳交替进行。

【技术要领】选穴准确，掌握合适的贴压力度。贴压手法：贴压时，要逐渐在穴位处施加力量，刺激强度根据患者情况调整。

【作用】耳穴贴压疗法具有调节神经平衡、镇静止痛、脱敏止痒、疏通经络、调和气血、补益肝肾等诸多功能。

【适应证】各种疼痛性疾病、热病及内脏性病证；中医皮肤科特色、优势病种如荨麻疹、痤疮、湿疹、带状疱疹等。

【禁忌证】对耳穴贴压使用的药物或胶布过敏者禁用。有晕针史或孕妇患者不宜使用。外耳湿疹、溃疡、冻疮溃破等情况不宜使用。患有严重器质性疾病，如重度贫血、心脏病等不宜使用。

【注意事项】耳穴贴压部位注意防水。贴压后患者自行按摩时，以按压为主，切勿揉搓，以免搓破皮肤造成感染。夏日易出汗，贴压时间不易过长，以防皮肤感染。

中药药浴疗法

中药药浴疗法是用药液或含有药液的水洗浴全身或局部以治疗疾病的一种常用中医外治方法。药浴的历史源远流长，《五十二病方》中就有治疗婴儿癫痫的药浴方，《黄帝内经》有"摩之浴之""行水渍之"的记载，《礼记》中讲"头有疮则沐，身有疡则浴"。吴尚先《理瀹骈文》云："外治之理即内治之理，外治之药即内治之药，所异者法耳。医药药理无二，而法则神奇变幻。外治必如内治者，先求其本，本者何明阴阳识脏腑也……虽治于外，无殊治在内也。"故药浴所用的药物与内服药一样，亦需辨证论治、三因制宜，合理地遣药组方。根据药浴的部位可分为局部药浴和全身药浴，局部药浴临床常用的有"烫洗""熏洗""坐浴""足浴"等。从洗浴方法上可分为洗、沐、浴、浸、浇、喷等。

【材料】药液、毛巾、药浴桶、盆或坐架等。

【操作步骤】调好室温及水温，暴露治疗部位，采取舒适的体位，将患处浸泡于药液中，药浴完毕后温水冲洗。整个过程注意保暖，如有不适随时中止药浴。

【技术要领】药浴前先将药物粉碎后用纱布包好（或直接把药物放在锅内煎取亦可），加清水适量，浸泡20分钟，武火煮开，文火再煎煮30分钟，将药液倒进药浴盆或药浴桶内，温水稀释后即可洗浴。药浴过程中室温、水温适宜，一般39~42℃适用于风湿痹证，接近正常体温适用于失眠、消化系统疾病等，25~33℃适用于急性扭伤。

【作用】中药药浴在皮肤科应用广泛。皮肤是人体最大的器官，发挥抵御外邪侵袭的作用，此外还有分泌、吸收、排泄等多种作用，药浴疗法就是利用皮肤生理特性起到治疗疾病的目的。人体以五脏为中心，配合六腑，通过经络将人体各个器官组织联系成为一个有机整体。皮肤通过经络与体内五脏相连，其生理活动与五脏功能息息相关。在病理情况下，脏腑气血经络功能失调，可影响皮肤生理功能而发病。中药药浴其机制不外乎局部作用和整体作用两个方面，局部作用是通过药物直接作用于肌表，改善皮肤、肌肉、关节的代谢，恢复其正常功能，直接针对病位、病因发挥治疗作用；整体治疗是通过药物经皮吸收进入血液，通过调和全身阴阳气血，调整脏腑功能。

现代研究表明，药浴液中的药物离子通过皮肤、黏膜的吸收、扩散、辐射等途径进入体内，避免了肝脏首过效应，毒性及不良反应低，临床应用安全性高；药浴增加了病灶局部有效药物的浓度，直接针对病因、病位发挥治疗作用，同时温（湿）热刺激引起局部的血管扩张，促进局部和周身的血液循环和淋巴循环，使新陈代谢加快，局部组织营养和全身功能得以改善，从而达到治疗疾病的目的。

【适应证】缓解各种皮肤瘙痒症状，如湿疹、银屑病、老年性皮肤瘙痒症等；缓解关节、肌肉酸痛，肢体麻木等风湿痹证；改善失眠、高热、便秘等。

【禁忌证】严重心脑血管疾病患者；严重哮喘等呼吸系统疾病患者；孕妇、月经期；皮肤有大面积创面时；严重过敏史患者。

【注意事项】冬季注意保暖，夏季避风，预防感冒。对于高龄虚弱患者应缩短药浴时间，注意生命体征变化。若出现心慌胸闷、面色苍白、大汗淋漓等症状须立即停止药浴，平卧休息，联系医护人员进行救治。

中药湿敷疗法

中药湿敷疗法是在中医基础理论指导下，将中药煎煮后的汤液（或者中成药）湿敷于皮损部位，通过对皮损、经络或穴位的刺激而产生治疗、预防、保健的作用。

【材料】治疗盘，中药药液或中成药，无菌纱布，镊子或持物钳，中单，生理盐水。

【操作步骤】

（1）准备阶段　评估病情，辨证准确。开方煎药或中成药原液。监测生命体征。沟通解释病情。注意室内温度，冬季免寒邪侵袭，夏季宜空气流通。

（2）实施阶段　如皮损处坏死组织太多或痂壳太厚可先行处理。将药液倒入治疗盘中，将无菌纱布在药液中充分浸湿，用镊子夹住纱布（6~8层）两端，至不滴水为度，取合适大小外敷于患处。根据室内温度，每隔5~10分钟左右更换1次，每次湿敷15~30分钟。或使用油纸或保鲜膜盖在敷料上包扎，每隔2~3小时更换1次，每日3~4次。

（3）湿敷结束后　保持局部清洁，保护创面。如药液太多，注意擦拭局部药液，溃疡性皮肤病注意包扎。

【技术要领】若有大量渗液或明显红肿，应行开放性冷湿敷。皮肤炎症在慢性阶段，有浸润肥厚、苔藓样变者，如使用软膏及酊剂效果不明显时，可先行拔罐疗法或火针疗法后，再行湿敷疗法。湿敷纱布的层数，应在4~8层。每次更换敷料时将其取下重新浸泡于药液中，不可直接在敷料上滴加药液。

【作用】根据辨证选用具有疏通经络、调理气血、活血化瘀、解毒消肿、祛腐蚀疮、扶正祛邪等功效的中药湿敷，通过调整脏腑功能、调节阴阳平衡，而起到整体和局部治疗作用。

（1）清热祛湿，收敛止痒　瘙痒是皮肤科最常见的自觉症状，对神经性皮炎、银屑病、风瘙痒、湿疮渗出明显时、肛门湿疹等以瘙痒为主要表现的皮肤病，利用药液的冷热变化和药物的功效来改善局部气血运行，使腠理疏通，以发挥减少渗出、润化肌肤、杀虫止痒等作用。

（2）解毒消肿，生肌　对疔、痈、疽及慢性溃疡、水疥等化脓性感染性疾病，可减轻局部炎症反应，加快坏死组织脱落，促进创面愈合。

（3）温经通络，活血化瘀，行气止痛　对冻疮、雷诺现象、脉管炎、硬皮病、痤疮及辨证属于阴证的皮肤病，起到温经通络、行气活血、消肿止痛的作用。

【适应证】急性渗出性皮肤病，如急性湿疮、脚气、接触性皮炎、脓疱疮、脂溢性皮炎等，皮损为红斑、丘疹、水疱、糜烂、渗出者，选用清热燥湿、收敛止痒为主的汤液。如慢性湿疮、神经性皮炎、痒疹、白疕、皮肤淀粉样变等皮肤粗糙肥厚者，选用活血通络、软坚润肤、祛风止痒为主的汤液。疮疡性皮肤病，如疔、痤疮、丹毒、痈、蛇串疮等，选用清热解毒、凉血消肿排脓为主的汤液。寄生虫类皮肤病，如体虱、头虱、疥疮、癣、水疥等，选用燥湿杀虫为主的汤液。红斑肢痛症、闭塞性血管炎、慢性溃疡、后遗神经痛等慢性疾病，选用温经通络、化瘀止痛为主的汤液。

【禁忌证】药物过敏者；治疗不能合作者；皮肤对冷热刺激不敏感者；月经期或妊娠者会阴部、腹部；生命体征不平稳者。

【注意事项】湿敷前注意药液温度。避免交叉感染。药液现配现用。治疗过程中注意有无风团出现、疼痛加重、瘙痒等不良反应。如湿敷后病情加重，需及时调整或停用。

中药封包疗法

封包是指使用一不透水的薄膜（塑料薄膜、保鲜膜），将其覆盖在皮肤表面；而中药封包是指使用中药或中成药，如如意金黄散、碧玉散、清热搽剂，事先将其用温水调和或直接涂抹于患处皮肤上，再以不透水的薄膜覆盖在涂药的患处上，将其密封，使其处于一个封闭式的治疗环境，从而达到促进外涂药物充分吸收的效果。在皮损处进行封包可以使皮肤角质层的水合作用得到增强以提高疗效。

【材料】

（1）用物准备　保鲜膜、调制碗、需调制药物、调制棒。

（2）封包药物　常见皮肤科的封包药物有如意金黄散、栀龙散、碧玉散、清热搽剂等。

【操作步骤】

1. 中医辨证

根据患者目前症状进行中医辨证，评估患者的发病部位、既往史、过敏史、透药部位的皮肤情况，结合对患者进行的中医辨证，选取合适的封包药物以及合适的药物含量。

2. 封包方法

将秘制中药粉剂直接涂敷患处皮肤，或将中药粉剂加入温开水调膏后涂敷患处皮肤，再使用不透水薄膜，如保鲜膜，对涂药的患处皮肤进行覆盖密封，使其处于一个封闭式的治疗环境，同时可配合其他外用疗法，促进外涂药物充分吸收。每日 1~2 次，每次 1~4 小时。

3. 清洁皮肤

中药封包治疗完成后，将覆盖于患者身上的保鲜膜取下，并通过洗浴洗去多余药膏。

【技术要领】洗手、戴口罩，同时将封包药物调制好。对患者做好解释工作，并提前协助患者取舒适卧位，暴露封包部位，注意保暖。随后将调制好的外用药物均匀地涂抹在患处皮肤上，并及时用保鲜膜覆盖在皮肤表面数小时。封包完毕后及时取下保鲜膜，洗去涂敷药物。

【作用】中药封包可促进药物渗透，可增加局部皮肤含水量，提高药物吸收率，增加疗效。中药封包治疗属于中医外治法的一种，中医外治法是体现中医学特色的传统医学体系的重要组成部分，历史悠久，源远流长。《理瀹骈文》中提出"外治之理即内治之理，外治之药即内治之药"的理念，指出了外治法与内治法治疗机制相同，但给药途径不同。其中亦提到"汤液内治者，外治则薄贴为多"，其意为将中药制成薄贴或膏剂外涂于皮肤，可直接由皮肤渗透吸收，有效缩小皮损面积。近年来，越来越多的学者认为采用局部封包的方法可以让外敷药物处皮肤构成一个相对封闭的水合微系统，使用薄膜封包可有效减少药物挥发，延长药物作用时间，促进经皮吸收，提高临床治疗效果。

【适应证】中医特色、优势病种中适宜中药封包治疗的部分慢性或亚急性皮炎湿疹类皮肤病、颈椎病、落枕、腰椎间盘突出症、腰肌劳损、肩周炎、骨关节炎等疾病。尤其适合慢性或亚急性皮炎湿疹类皮肤病。

【禁忌证】对该药物皮肤过敏者、妊娠期患者禁用；哺乳期、经期妇女慎用；不明肿块、出血倾向慎用；局部严重感染者不宜使用；诊断不明的意识障碍者不宜使用。

【注意事项】独立治疗间，具备防滑设施以及座椅或治疗床；环境保持恒温，避免受凉；注意患者隐私的保护。

（1）严格遵循卫生操作，封包药物按规定时间调制，现配现用。

（2）出现过敏反应时应停止治疗，严重者需积极对症治疗。

（3）注意观察，操作手法柔和，避免对皮肤的二次损伤。

（4）封包前观察患者封包部位，并嘱患者充分暴露患处皮肤，同时需注意保暖。

（5）中药封包治疗完毕后，及时取下保鲜膜，必要时可适当清洗。

中药涂擦疗法

中药涂擦疗法是在中医药理论的指导下将不同功效的中药制剂涂擦于病灶处，以达到相应治疗目的的一种具有中医特色的外治法。

本流派秉承"外治之理即内治之理，外治之药即内治之药，所异者法耳"之理论，研发的膏剂有外用1号、外用2号、硫黄软膏等，散剂有改良颠倒散、金黄散、栀龙散、青黛散、美白粉等，酊剂有补骨脂酊、斑秃酊、清热擦剂、癣湿擦剂等，应用于临床中各类不同的皮肤疾病。

【材料】金黄散、外用1号、外用2号、栀龙膏、改良颠倒散、斑秃酊、补骨脂酊、癣湿擦剂、清热擦剂等，消毒棉签，生理盐水。

【操作步骤】保持用药部位清洁，暴露皮损部位；用手或棉签蘸取外用中药适量，涂擦在皮损部位；涂擦完毕后，根据具体病情选择是否封包治疗。

【技术要领】

（1）用多根清洁棉签蘸取外用药，避免用一根棉签多次蘸取。

（2）反复涂擦，覆盖皮损表面。

（3）酊剂使用时避免误入眼、唇、口、鼻，连续使用时注意密封贮藏。

（4）换药时可用生理盐水清洁，用消毒棉签祛除分泌物，再进行涂药。

【作用】中药涂擦疗法根据药物组成及功效的不同主要发挥清热解毒、消肿散结、除湿止痒、活血化瘀、拔毒生肌、温通经络、软坚散结、收敛干燥等作用。根据具体的剂型及本流派的临床经验，下面列举本流派常用的中药涂擦疗法的种类及功效。

（1）改良1号颠倒散　清热解毒，消肿止痛，敛疮生肌。

（2）改良2号颠倒散　清热解毒，消肿散结，兼除湿祛脂。

（3）改良3号颠倒散　除湿祛脂，化瘀散结，软化角质，兼清热解毒。

（4）金黄散　清热解毒，消肿止痛。

（5）青黛散　收敛干燥，除湿止痒。

（6）栀龙散　通络止痛。

（7）美白粉　美白祛斑。

（8）硫黄软膏　杀虫止痒。

（9）外用1号软膏、外用2号软膏　润肤止痒，祛风止痒。

（10）补骨脂酊　补益肝肾，促进色素产生。

（11）斑秃酊　补益生发。

（12）清热擦剂　清热解毒，消肿散结，除湿祛脂。

（13）癣湿擦剂　清热解毒，除湿止痒。

【适应证】中药涂擦疗法广泛应用于皮肤科多类疾病，皮肤干燥、皲裂者可用外用1号油剂滋养皮肤，减轻疼痛；改良颠倒散用温开水调匀放凉敷于面部，可清热解毒、消肿散结治疗痤疮、面油风等；外用1号、外用2号直接涂擦在皮损处，有止痒、保湿等作用，适用于各类瘙痒性皮肤病；青黛散适用于有轻微渗出的患处，有干燥、收敛的作用；斑秃酊适用于斑秃、脂溢性脱发；补骨脂酊适用于白癜风；癣湿擦剂适用于毛囊炎、头部脂溢性皮炎。

【禁忌证】皮肤破溃者禁用中药酊剂。孕妇禁用活血化瘀类的外用药物。有严重糜烂、溃疡、渗出者禁用外用药，防止感染。对药物成分过敏者禁用。

【环境条件】制剂应置常温阴凉干燥处储存。具备调配室及配套调配设备，环境清洁干净，具备紫外灯、臭氧机等灭菌条件，由药师进行配制。

拔罐疗法

拔罐疗法是以罐为工具，用燃烧或抽气等方法排除罐内空气，造成其内相对负压，使之吸附于体表一定部位或腧穴，使局部皮肤充血、瘀血，以调整机体功能，达到防治疾病目的的一种治疗方法。古时便将拔罐技术运用于外科疮疡的治疗。该法现已作为皮肤病治疗中重要的非药物外治法而广泛应用于临床。

【材料】治疗盘、火罐、润滑剂、打火机、小口瓶、95%乙醇棉球、止血钳、清洁纱布，自备毛巾，必要时备屏风及浴巾、治疗牌、笔、直尺或软尺等。

【操作步骤】

1. 罐的吸附

（1）火罐法

①闪火法：用止血钳或镊子夹95%乙醇棉球，点燃后在罐内绕1~3圈抽出，并迅速将罐子扣在应拔的部位上。这种方法比较安全，不受体位限制，是最常用的拔罐方法。注意操作时不要烧灼罐口，以免烫伤皮肤。

②投火法：用95%乙醇棉球或易燃纸片，点燃后投入罐内，迅速将火罐扣在应拔的部位上。此法由于罐内有燃烧物，容易落下烫伤皮肤，故适用于侧面横拔。

③贴棉法：用1cm×1cm的棉花方块，略浸95%乙醇，压平贴在罐内壁的中、下段或罐底，点燃乙醇棉片后，将罐子迅速扣在选定的部位上。此法亦多用于侧面横拔，注意避免乙醇过多，滴下烫伤皮肤。

④架火法：用一不易燃烧和传热的物体，如小瓶盖等（其直径要小于罐口），放在应拔的部位上，上置小块乙醇棉球，点燃后迅速将罐子扣上。

⑤滴酒法：在火罐内壁中部滴入95%乙醇1~3滴，翻转火罐一周使其均匀地布于罐内壁中部（注意不要沾到灌口），然后点火燃着，迅速将罐子扣在应拔的部位上。

（2）水罐法　此法一般适用于竹罐。可将竹罐放在沸水或药液之中，煮沸1~2分钟，然后用镊子将罐口朝下夹出，迅速用折叠干毛巾捂紧罐口，以吸去罐内水液，降低罐口温度。待罐口冷却至人体能接受的程度后，将罐拔于应拔部位并固定数分钟，吸牢即可。此种方法所用的药液，可根据病情决定。

（3）抽气罐法　将抽气罐扣于需要拔罐的部位，用抽气筒抽出罐内部分空气，使罐内产生负压，吸附于皮肤上。

2. 拔罐

（1）留罐法　将吸拔于皮肤上的罐具留置一定时间，使局部皮肤潮红或皮下瘀血后再将罐具取下（一般5~10分钟）。操作过程中，要密切关注拔罐部位皮肤的变化，避免不必要的起疱现象。用留罐法治疗，如果治疗需要起疱，要先征求患者同意。一般疾病均可应用。

（2）闪罐法　将罐吸拔于应拔部位，随即取下、再吸拔、再取下，如此反复吸拔至局部皮肤潮红为度。多用于局部皮肤麻木、疼痛或功能减退等疾患，尤其适用于不宜留罐的部位及儿童患者。

（3）走罐法　可选用口径较大的玻璃罐，罐口须平滑。在施治部位皮肤上涂抹润滑剂，将罐吸拔在皮肤上，按确定的路线及方向，用适宜的力度在皮肤上来回滑动，直至走罐部位皮肤红润、充血甚至瘀血。推罐时用力要均匀。一般用于面积较大、肌肉丰厚的部位。

（4）刺络拔罐法　又称刺血拔罐法，即在应拔罐部位的皮肤消毒后，用三棱针点刺或用皮肤针叩刺，然后将火罐吸附于该部位，以加强刺血治疗效果。留罐时间一般5~15分钟。此法多用于治疗各种急慢性软组织损伤、神经性皮炎、痤疮、皮肤瘙痒等。

（5）留针拔罐法　是在毫针留针部位加用拔罐的方法。操作时，先用毫针针刺得气后留针，再以毫针为中心，加用拔罐并留置10~15分钟，之后起罐、起针。

3. 起罐

起罐时，一手握住罐体中下部，另一手拇指或食指按压罐口边缘皮肤，使罐口与皮肤之间产生空隙，空气进入罐内，将罐取下。使用抽气罐时，提起上方的阀门使空气进入罐内，罐具即可自行脱落。起罐时，不可硬拉或旋转罐具，以免引起疼痛，甚至损伤皮肤。

【技术要领】

（1）拔罐时，要选择适当体位和肌肉相对丰满的部位，体位不当、移动，或骨骼凸凹不平、毛发较多的部位均不适宜。

（2）根据患者基本情况及病位选择大小适当的罐具。

（3）闪火法拔罐时，注意棉球乙醇不宜过多，以免操作中乙醇滴下烧伤皮肤。

（4）拔罐操作时要做到动作稳、准、轻、快。吸附力适中，以患者自觉舒适或微有痛感能耐受为度。

（5）拔罐过程中，嘱患者切勿移动体位，以免火罐脱落。

（6）拔罐时注意保温，防止受风着凉。

（7）拔罐时应注意勿灼伤或烫伤皮肤。若烫伤或留罐时间太长而皮肤起水疱时，小疱勿需处理，仅敷以消毒纱布，防止擦破即可。水疱较大时，用消毒针将水放出，擦以龙胆紫药水等，再用消毒纱布包敷，以防感染。

（8）根据病情拔罐，一般为轮流取部位，一次不宜过多。局部瘀血尚未消退时，不应在原部位重复拔罐。

【作用】拔罐疗法具有开泄腠理、祛风散寒、通经活络、行气活血、祛瘀生新、消肿止痛等作用，能调整人体阴阳，改善机体功能。现代研究发现，负压可使局部的毛细血管通透性改变及毛细血管破裂，起到一种通过良性刺激促使局部恢复正常功能的作用。拔罐法对局部皮肤有温热刺激，能够促进局部血液循环，加强新陈代谢，使体内的废物及毒素加速排出，增强局部耐受性和机体的抵抗力，起到温经散寒、清热解毒等作用，从而达到促使疾病好转的目的。拔罐疗法的调节作用是建立在其负压及温热作用的基础之上的，负压及温热效应能够作用于神经系统末梢感受器，给予人体良性刺激，借以调节大脑皮层的兴奋与抑制过程，最终加强大脑皮层对身体各部分的调控。拔罐的温热效应还能使局部淋巴循环加强，活跃淋巴的吞噬能力，从而有助于机体功能的恢复。

【适应证】拔罐疗法的适应范围较为广泛，如风湿痹痛、各种神经麻痹，以及一些急慢性疼痛，如腹痛、背腰痛、胃脘痛、痛经、头痛等均可应用，还可用于感冒、咳嗽、哮喘、消化不良、眩晕等脏腑功能紊乱方面的病证。皮科用于治疗痤疮、带状疱疹、带状疱疹 – 面瘫综合征、白癜风、疥癣、神经性皮炎、疖肿以及皮肤感觉异常。丹毒、红丝疔、毒蛇咬伤、疮疡初起未溃等外科疾病亦可用拔罐法。

【禁忌证】皮肤过敏、溃疡、感染、肿瘤及瘢痕、静脉曲张处；全身枯瘦、皮肤失去弹力者或水肿者；高热、剧烈抽搐或烦躁不安者；重度失血、出血性疾患及出血倾向者；心尖搏动处或带有心脏起搏器等金属物体者；妊娠妇女的下腹及腰骶部。

【环境条件】治疗间设有隔断使患者隐私能得到保护；有治疗用座椅、治疗床；环境相对恒温而稍透风，避免受凉而又有利于烟雾弥散。

苗药复方外敷结合角罐疗法

苗药是具有民族特色和地域特色的药材，是苗族同胞经过数千年医疗实践总结出来的医疗保健用药。贾敏教授在贵州苗医药临床实践中发掘和总结出治疗疼痛性疾病疗效显著的苗药外敷复方制剂，具有清热解毒、祛风活血通络的作用。

角罐疗法古称角法，是中医学中用动物角（主要是牛、羊角）作为材料加工制成的角制罐，在角顶尖磨出一个孔，口端打磨光滑，将角罐的罐口扣在应拔部位，随后用嘴吸吮其顶端的孔形成负压。《医事启源》曰："刺破患处，纳絮火于竹筒或硝子，急点着针口，则火气能吸血，候血止，放筒去，此为角法。"

贾敏教授创造性地把具有地域特色的苗药复方制剂外敷同角罐疗法相结合，运用于带状疱疹相关疼痛的治疗中，疗效显著。

【材料】外敷方由蛙敲劳、窝比哈、都阿能、代等、遮岗哇等，按一定比例组方研末，凡士林煮沸制成油膏剂。

角罐选用贵州当地常见的黄牛角为原料，截断牛角，挖去中间角质，形成空桶，罐口打磨平齐圆滑即可。

【操作步骤】

1. 苗药复方制剂外敷

将苗药复方制剂研末加入煮沸的凡士林中均匀搅拌，制成油剂置入碗中，待冷却后，清洁局部皮肤，外敷疼痛处，其上外覆塑料薄膜，保持 30 分钟至 1 小时后去除薄膜，每日 2 次。

2. 角罐疗法

在角罐待操作部位均匀涂抹苗药复方制剂，角罐法具体操作可以选用闪罐法、点按法、角搓法、角擦法、走罐法、留罐法等多种手法交替进行，具体操作如下：

（1）闪罐法　利用牛角罐在背部两侧膀胱经（由附分至秩边、大杼至白环俞，从上到下）分别闪 3 个来回。

（2）点按法　利用牛角罐尖端垂直点按夹脊穴或阿是穴，点按过程中前臂带动腕部摆动，按中带揉，操作 3 分钟。

（3）角搓法　术者手握牛角罐，利用罐身弧面，由内向外搓揉腰部两侧竖脊肌，操作 3 分钟。

（4）角擦法　利用罐口弧面，由上到下，力量轻柔擦拭督脉及两侧膀胱经，操作 3 分钟。

（5）走罐法　在腰部均匀涂抹苗药复方制剂，闪火法将牛角罐吸附于腰部，来回走罐，以皮肤晕红为度。

（6）留罐法　将牛角罐吸附在夹脊穴或阿是穴，留罐 5 分钟。

【技术要领】苗药复方制剂外敷于皮肤时，摊药厚薄要均匀，太薄药力不够、效果差，太厚则浪费药物。外覆塑料薄膜时要大小合适，牢固固定，以免药物溢出，污染衣被。

用角罐治疗时，若罐吸附过强，切不可强行实施上提或旋转提拔等手法，以轻缓为宜。角罐治疗时要选择适当体位和肌肉丰满的部位，体位不当、移动或骨骼凸凹不平、毛发较多的部位均不适宜。要根据所拔部位的面积大小选择大小适宜的角罐。操作时必须迅速，才能使罐拔紧、吸附有力。吸力不宜过大，作用时间不宜过长，以免患者无法耐受疼痛，并出现血疱，或皮肤破损继发感染；时间也不能过短，建议留罐 5~10 分钟。

【作用】苗药外敷复方制剂具有清热解毒、祛风活血、通络镇痛的功效。其中蛙敽劳为瓶尔小草科植物瓶尔小草全草，性冷，入热经，具有清热解毒、凉血、祛风、活血通络、镇痛等功能。都阿能为小檗科植物阔叶十大功劳的叶、根，主要含小檗碱，味苦，性冷，入热经，具有抗微生物和原虫的作用，功能清热解毒燥湿。代等为伞形科植物天胡的全草，产自贵州铜仁，味苦，性冷，具有抗菌、增强免疫功能等作用，功能清热利湿、解毒消肿，主治痈肿疮毒和带状疱疹。窝比哈豨莶草，为菊科植物腺梗豨莶的全草，味苦、辛，性冷，小毒，入热经，具有抗疱疹病毒、抗炎、降压及扩血管等作用，功能清热解毒、通经络、祛风湿，主治痈肿疮毒。遮岗哇产于贵州黔东南州，为斑胡蜂的蜂巢，富含露蜂房油、蜂蜡、多种糖类及无机盐，味苦、甘，性冷，入热经，具有祛风止痛、攻毒消肿的功效。

角罐疗法具有行气活血、舒筋活络、消肿止痛、祛风除湿等功效，能调和人体阴阳、解除疲劳、增强体质。通过对局部皮肤温热刺激作用，能使血管扩张，促进局部的血液循环，加强新陈代谢，起到温经散寒、清热解毒等作用。

【适应证】适用于寒、热、湿、瘀等阻滞气机、郁滞经络所致的肝气不舒、血行不畅、病久入络的疼痛（尤其适用于带状疱疹后期局部的刺痛、胀痛）。

【禁忌证】局部皮肤有水疱、红肿、破溃处；皮肤过敏者；全身枯瘦或皮肤失去弹性者；有凝血功能异常的或有出血倾向者；妇女月经期；妊娠期妇女。

【注意事项】

（1）苗药复方制剂外敷应注意敷药后局部情况，如出现红斑、丘疹、水疱、瘙痒等过敏现象时应立即暂停使用，并及时对症抗过敏治疗。

（2）角罐操作前应查对罐口有无消毒、有无破损。角罐手法应避开皮肤红肿、水疱及破溃处，避免同一部位反复进行。操作完成后罐体要清洗干净，并进行无菌消毒。

第六章

流派优势病种

诊治经验

第一节 带状疱疹

（一）疾病认识

带状疱疹是由水痘-带状疱疹病毒感染引起的皮肤病，病毒长期潜伏于脊髓后根神经节的神经元内，当机体抵抗力下降及各种诱发刺激的作用下，使之再活动、生长繁殖，引起相应神经分布区的水疱疹和神经痛。带状疱疹患者经一定治疗疱疹消失后，相应的感觉神经支配区仍然存在的疼痛，称为带状疱疹后遗神经痛（PHN）。患带状疱疹后，PHN发病率随年龄增长而上升。有研究数据表明近1/4的老年人曾经患过带状疱疹，其中有约15%的带状疱疹患者发展成带状疱疹后遗神经痛，在超过50岁的带状疱疹患者中，带状疱疹后遗神经痛的发生率可达50%~70%，而60岁以上老年患者带状疱疹后遗神经痛发生率高达75%。近年来，随着人口老龄化，带状疱疹和带状疱疹后遗神经痛的发病率显著增加。

带状疱疹后遗神经痛是一种慢性的难治性神经病理性疼痛综合征，为带状疱疹最常见的并发症。剧烈的顽固性疼痛，常使患者寝食难安，严重影响患者的生活质量，给患者造成极大的痛苦。其持续时间短则几月，长则十多年，甚者终身疼痛，使患者心理负担沉重，情绪抑郁，对生活丧失信心，严重者可出现自杀倾向。到目前为止，对该病的防治方案众多，但疗效均不理想，常规治疗都不能有效防治带状疱疹后遗神经痛，使患者痛不堪言。

本病中医学称为"蛇串疮"，又名"缠腰火丹"，亦称为"火带疮""蛇丹""蜘蛛疮"等。中医学认为，本病多由于情志内伤，肝气郁结，久而化火，肝经火毒蕴积，夹风邪上窜头面而发；或夹湿邪下注发于阴部及下肢；或火毒炽盛多发于躯干。年老体弱者，常因血虚肝旺、湿热毒蕴，导致气血凝滞、经络阻塞不通，以致疼痛剧烈，病程迁延。

总之，本病初期以湿热火毒为主，后期是阴虚火旺，或气滞血瘀，兼夹湿邪为患。

（二）辨证思路

蛇串疮的发病，可归纳为伏邪和染毒，总病机是由火热湿毒侵袭机体，伏而后发，灼伤肌肤所致。既往感邪，时值正气旺盛，《灵枢·评热病论》曰"正气存内，邪不可干"，未得感邪即发。然发病前正气不足，湿毒郁而化热，湿热内蕴，邪毒积聚，正不胜邪，《内经》曰"邪之所凑，其气必虚"，伏而后发；

湿热火毒，循经外溢，熏灼肌肤，阻滞经络，发为该病。热毒蕴于血分则见红斑；其发生疼痛的原因多由于湿热毒邪与肝火、湿热搏结，阻遏经络，气血不通，不通则痛。或年老体瘦，阴常不足、阳常有余，瘦人多火，年老肾阴多亏虚，肝阳上亢，火热循肝经循行部位灼肤则发为红斑、疱疹；火热流窜经络，阻滞不通，故见疼痛。带状疱疹皮损消退后，因余毒未尽，留滞经络，气血运行受阻，气滞血瘀，则出现疼痛。故气血凝滞、脉络不通为带状疱疹疼痛的主要病因病机。在治疗带状疱疹的过程中，应以活血化瘀、通络止痛为治疗大法贯穿始终。

（三）治疗方案

1.肝胆湿热型

症状：疱疹出现前可有轻中度发热，亦可不发热，多伴有烦躁易怒。皮疹颜色鲜红，水疱集中成片或成串，多见于胁肋部，亦可见于其他部位，其疼痛难忍，口苦咽干，心烦急躁，夜卧不安，大便干结，小便短赤。舌质红，苔黄或黄腻，脉弦滑数。

辨证：湿热内蕴，肝胆火旺。

治法：清利肝胆湿热，活血通络止痛。

处方：龙胆草 6g　　　野菊花 20g　　　金银花 10g　　　连翘 10g
　　　桃仁 10g　　　红花 10g　　　稀莶草 10g　　　路路通 10g
　　　三七粉 5g　　　北柴胡 10g　　　生地黄 15g　　　车前草 15g
　　　泽泻 10g　　　黄芩 10g

加减：龙胆草苦寒，不宜久服，可去龙胆草，加二妙散清热燥湿；若湿重热轻者，去黄芩、生地黄，加滑石、薏苡仁以增强利湿之功；湿盛困脾，食少腹胀便溏者，去龙胆草，加砂仁、藿香芳香化湿、行气利水；若肝火犯胃，胁肋疼痛、嘈杂吞酸、呕吐口苦者，加黄连、吴茱萸清泻肝火、和胃降逆。

分析：此型多见于急性疱疹期。龙胆草善泻肝胆实火，并能清下焦湿热为君；黄芩泻肝经之火，车前草、泽泻有利水渗湿、泄热解毒、化浊降脂的作用，三药共用清利湿热，使湿热从小便而解；生地黄、当归养血益阴，使邪去而阴不伤；金银花、连翘、野菊花等辛凉之品加味，以清肝胆实火、泄气分热结；佐以当归、三七、路路通、稀莶草、延胡索活血化瘀、通络止痛。

2.阴虚火旺型

症状：疱疹干瘪，疼痛隐隐，心烦乏力，手足心热，自汗盗汗，懒言声微。舌红，苔薄黄，或镜面舌，脉细数软或芤脉。

辨证：阴虚火旺，灼伤经络。

治法：滋阴清热，通络止痛。

处方：女贞子 10g　　墨旱莲 10g　　蒲公英 15g　　紫花地丁 15g

金银花 10g　　连翘 10g　　野菊花 10g　　知母 10g

黄芩 10g　　地骨皮 10g　　豨莶草 10g　　当归 10g

川芎 6g　　延胡索 6g　　三七粉（吞服）1.5g

加减：脾虚加白术、茯苓；心悸、失眠者加酸枣仁、首乌藤、合欢皮；正气衰微，气虚加黄芪、西洋参；头晕者加石决明、天麻、钩藤。可配合内服八珍丸、地黄丸。

分析：此型多见于年老体瘦患者，瘦人多火，年老者肾阴多亏虚；或因高热耗伤阴血，阴虚内热。方以女贞子、墨旱莲滋补肝肾，同时补中有清；金银花、连翘、蒲公英、紫花地丁、黄芩清热降火；地骨皮、知母养阴生津；三七粉、当归、川芎、豨莶草等活血通络止痛，使经络通畅、疼痛自消。

3. 气滞血瘀型

症状：皮疹减轻或消退后局部疼痛不止，放射到附近部位，痛不可忍，坐卧不安，重者可持续数月或更长时间。舌暗，苔白，脉弦细或涩。

辨证：余毒未尽，气血瘀滞。

治法：活血化瘀，理气止痛。

处方：当归 10g　　川芎 6g　　生地黄 5g　　王不留行 10g

苦参 10g　　豨莶草 10g　　路路通 10g　　桃仁 10g

红花 6g　　黄芩 10g　　水蛭 3g　　法半夏 6g

浙贝母 10g　　三七粉（吞服）1.5g

加减：疼痛剧烈者加延胡索、制乳香、制没药、蜈蚣等；关节肿痛者加羌活、独活。

分析：此型占带状疱疹后遗神经痛患者多数。带状疱疹经治疗皮疹消退，余毒未尽，留滞经络，气血运行受阻，气滞血瘀，则疼痛不休。方以当归、川芎、桃仁、红花活血化瘀为主；三七粉、水蛭、豨莶草、路路通、王不留行加强破血化瘀、通络止痛的功效；生地黄、苦参养阴生津；黄芩、法半夏、浙贝母清热化痰、散结止痛。

（四）典型案例

张某，男，80岁。初诊时间：2019年5月19日。

主诉：右侧胸胁背部皮疹伴持续疼痛1年。

现病史：患者 1 年前右侧胸背部出现疼痛，继而出现局部红斑，起群簇性红色小丘疹、水疱，呈带状分布。在贵州某职工医院诊为"带状疱疹"，予抗病毒、营养神经、止痛对症处理后，水疱在 1 周左右结痂并脱落，遗留色素沉着斑。但疼痛持续不消，呈灼痛、针刺样疼痛，影响夜间休息，自服多种"止痛药"（具体药名、用法不详），效不佳。半年前因疼痛难忍，再次就诊于某医科大学附属医院疼痛科，诊断为"带状疱疹后遗神经痛"，曾先后予"止痛泵、神经根阻滞"等治疗，疼痛仍未改善，遂来诊。局部皮肤疼痛剧烈难忍，呈持续性灼痛、刀割样痛，衣物摩擦时更甚，常以手按压胸前缓解疼痛，彻夜难眠。饮食差、口干、口苦。

检查：其右侧胸背部散在淡褐色色素沉着斑点。舌质偏红，苔黄厚腻，脉弦数。（VAS 评分 9 分）

西医诊断：带状疱疹后遗神经痛。

中医诊断：蛇串疮。

辨证：湿毒郁结，气滞血瘀。

治法：清热解毒，活血止痛。

处方：
龙胆草 12g	生地黄 30g	黄芩 12g	柴胡 15g
金银花 15g	连翘 15g	蒲公英 15g	紫花地丁 15g
当归 15g	川芎 10g	豨莶草 15g	丹参 15g
路路通 15g	酸枣仁 30g	制远志 20g	
三七粉（吞服）9g			

5 剂，每日 1 剂，水煎内服，1 日 3 次。

穴位注射：依据疼痛区域，选取 $T_2 \sim T_3$ 脊神经节对应的右侧夹脊穴 1~2 个，胸背部 6~8 个阿是穴分别进行注射，注射药物为 2% 利多卡因注射液 10ml、VitB$_{12}$1mg、重组人干扰素 α–1B 注射液 30μg 按比例混合。睡前 2% 利多卡因 10ml+Vit B$_{12}$ 1mg 进行穴位注射。

经穴位注射 1 小时后疼痛明显缓解，程度减轻一半（VAS 评分 5 分），不影响饮食等日常生活，食欲增强。夜间睡眠质量明显改善，可睡眠 5 小时。

二诊：经治疗 5 天，疼痛明显减轻，VAS 评分 3 分。自觉腹胀，纳呆，胃脘烧灼，泛酸嘈杂，大便不通，舌质红，苔腻微黄。考虑湿重于热，且恐龙胆草等寒凉药物，用久易伤脾胃，去龙胆草、蒲公英、紫花地丁，加黄柏、苍术清热利湿；纳呆食少，多为湿困脾，加砂仁、藿香芳香化湿、理气宽中；加黄连、吴茱萸清泻肝火、行气和胃；加莱菔子、郁李仁降气润肠通便；睡眠改善，减酸枣仁、制远志。

三诊：经以上治疗 10 天，患者疼痛基本消失，食欲增进，大便通畅，肝胃调和。后出院（VAS 评分 2 分）。1 个月后、2 个月后、3 个月后进行随访，VAS 评分分别为 1 分、1 分、0 分。

案例点评：带状疱疹后遗神经痛系带状疱疹皮损消退后，因余毒未尽，留滞经络，气血运行受阻，气滞血瘀，而出现疼痛。结合患者口苦咽干、烦躁易怒、大便干结、小便短赤、舌质红、苔黄或黄腻、脉弦数，辨证为肝经湿热蕴结，治以清肝泻火、利水渗湿。方用龙胆泻肝汤加减。本方集五味消毒饮中金银花、野菊花、蒲公英、紫花地丁四种解毒力量颇强的药物于一方，能直接针对病因，迅速祛除余毒，阻止病情恶化。并加当归、川芎、三七粉、豨莶草等活血通络，经络通则痛自消。

（五）临证经验

除了中医辨证论治外，贾敏教授在继承中医特色的基础上，结合西医学认识，经过 40 余年的皮肤病诊治临床实践，总结出以华佗夹脊穴结合单侧脊神经节分布穴位注射为主，兼中药内服、苗药外敷、刺络拔罐治疗带状疱疹及后遗神经痛的特色疗法。该特色疗法获 2019 年贵州省科技进步奖三等奖。

首先，贾敏教授认为，从分布形式上来看，传统夹脊穴与西医学神经节段关系极为密切。传统的夹脊穴，位于第 1 胸椎至第 5 腰椎各椎体棘突旁开 0.5 寸，左右对称，其深层解剖结构正好对应椎骨下方的脊神经后支，也起到了主治相应神经节段分布区域疾病的作用。通过相应的穴内注射利多卡因，一方面可阻断周围神经由病变区域向中枢神经的冲动传导，降低中枢兴奋性，打断疼痛恶性循环；另一方面刺激夹脊穴后，可引起局部的针感传导反应，经神经 - 体液调节作用，影响交感神经末梢释放化学介质，在不同程度上起到镇痛作用。

我们在传统夹脊穴的基础上，头面颈部疼痛加用了足太阳膀胱经在头面部的循行穴位作为主穴，再辅以局部的阿是穴进行穴内注射，可以发挥穴位疏经通络、调和气血的整体调节作用。同时可将注射药物直接注射到受损神经周围，使注射药物直达病所，加快了药物的吸收过程，充分发挥了药物的药理作用，达到治疗疾病的目的。抗病毒药物干扰素同时具有免疫调节作用。

通过对以上机制的探讨发现，带状疱疹后遗神经痛的患者体内仍然存在水痘 - 带状疱疹病毒（VZV），病毒在其背根神经节神经元内的激活、复制而诱发了带状疱疹后遗神经痛。因此，通过穴位注射，可以直接抑制背根神经节神经元及受损神经周围病毒的复制，同时还可通过免疫调节作用提高机体细胞免疫及体液免疫，促进疾病康复。

通过对夹脊穴及阿是穴（局部最感疼痛处）注射利多卡因，可迅速阻断局部神经细胞膜 Na^+ 通道，直接阻断皮肤伤害性感受器的异常活动，通过阻断病理性疼痛的中枢性传导，降低中枢兴奋性，打断疼痛恶性循环，抑制外周神经敏化，快速缓解带状疱疹后遗神经痛的剧烈疼痛，使症状快速减轻，极大地缓解了患者焦虑情绪，增强了患者战胜疾病的信心和对医生的信任，积极配合治疗，为及早控制病情、减轻神经末梢炎症、预防后遗神经痛奠定良好的基础。更重要的是，神经疼痛减轻后，患者的睡眠质量、生活质量将得到明显改善，这又有利于免疫功能的增强，有利于促进疾病的康复。同时，穴位注射时刺激脊髓后根、交感神经节等，通过神经－体液调节可使皮损局部毛细血管扩张，加上活血化瘀药（如三七、当归、豨莶草）、维生素 B_{12} 作为体内多种代谢过程必需的辅酶，参与蛋白质、脂类和核酸代谢，可促进神经细胞内蛋白质和核酸以及神经髓鞘的合成，加强轴突的合成代谢，防止轴突变性，从而修复受损伤的周围神经。

总而言之，该特色疗法在国内外尚无相关文献报道，属贾敏教授首创。该成果以贵州省科技厅课题、省长资金民族医药专项、贵州省民宗委民族医药专项研究成果为技术支撑，以临床疗效为检验标准，历时16年，对大样本带状疱疹及后遗神经痛病例（住院病例 1.5 万例、门诊患者近 20 万人次）的治疗，进行了系统研究和反复验证，从治疗、预防、康复、养生、延年益寿 5 个方面着手，重点考察疗效、疗效速度、不良反应、操作方法等 4 项指标。通过分析研判，进行统计学处理，带状疱疹治愈率可以达到99%，带状疱疹后遗神经痛治愈率53%、好转率47%。可以得出以下结论：该特色疗法具有两大特色和五大亮点。分述如下：

1. 两大特色

（1）既有原创性、先进性，又有实用性、可行性。

（2）既保持了中医特色，又拓展了苗医药的治疗范围，极大地提高了临床疗效和治疗水平。

2. 五大亮点

（1）技术创新，推出以华佗夹脊穴和阿是穴穴位注射、刺络拔罐、苗药外敷、中药内服治疗带状疱疹及后遗神经痛的特色技术。

（2）临床疗效显著，明显优于传统中医和西医学。能缩短病程，缩短发疹、水疱干涸、结痂时间；明显减轻带状疱疹急性期的神经疼痛，提高患者的生活质量；能够预防带状疱疹后遗神经痛；能够大大降低或避免长期使用西药所导致的不良反应。

（3）展示了中医综合疗法和特色技术的独特疗效，为中医多途径、多渠道、多形式治疗疑难重证提供了新思路和新方法。

（4）经济效益和社会效益明显优于传统中医和西医学。

（5）实用性、可行性强，具有推广价值。2014年以来，在全国13个省（区）、市的113家医院推广应用，其中包括著名的三甲医院，如上海中医药大学附属岳阳中西医结合医院、南方医科大学皮肤病医院、江西中医药大学附属医院、重庆市中医院、云南省中医院等，反映良好。2012年以来，来自山东、黑龙江、陕西、江苏、四川、云南、重庆等13个省（区）、市的113家医院的148名中医皮肤科医生来贵州中医药大学第一附院皮肤科进修学习。

（六）零金碎玉

贾敏教授对带状疱疹及其神经性疼痛的研究颇有造诣，探索出一套中医辨证论治与夹脊穴穴位注射的综合疗法，充分发挥了中医中药清热解毒、清利肝胆湿热、养阴益气、疏通经络的优势，既有效地杀灭了病毒，又及时有效地控制了带状疱疹引起的神经炎性疼痛，同时其最痛苦的并发症——带状疱疹后遗神经痛也得到很大程度的改善。除了以上治疗方法，贾敏教授创造性地将具有地域特色的苗药及中医刺络角罐技术引入该病的治疗。

1. 苗药

苗药是具有民族特色和地域特色的药材，是苗族同胞经过数千年医疗实践总结出来的医疗保健用药。贾敏教授在临床实践中发掘和总结出治疗疼痛疗效明显的外敷方。外敷方由蛙敲劳、窝比哈、都阿能、代等、遮岗哇等按一定比例组方研末而成。水调外敷皮损处，外覆塑料薄膜。

（1）单味功用　蛙敲劳为瓶尔小草科植物瓶尔小草全草，性冷，入热经，具有清热解毒、凉血、祛风、活血通络、镇痛的功能。

都阿能为小檗科植物阔叶十大功劳的叶、根，主要含小檗碱，味苦，性冷，入热经，具有抗微生物和原虫的作用，功能清热解毒燥湿。

代等为伞形科植物天胡的全草，产自贵州铜仁，味苦，性冷，具有抗菌、增强免疫功能等作用，功能清热利湿、解毒消肿，主治痈肿疮毒和带状疱疹。

窝比哈豨莶草为菊科植物腺梗豨莶的全草，味苦、辛，性冷，小毒，入热经，具有抗炎、降压和扩张血管、抗疱疹病毒的作用。功能清热解毒、通经络、祛风湿，主治痈肿疮毒。

遮岗哇产于贵州黔东南州，为斑胡蜂的蜂巢，富含露蜂房油、蜂蜡、多种糖类及无机盐，味苦、甘，性冷，入热经，具有祛风止痛、攻毒消肿的功效。

（2）伍用经验　以上多种中药（苗药）组方治疗带状疱疹后遗神经痛，共奏清热解毒燥湿、消肿散结止痛之效。经过多年的实践经验及临床观察发现，通过苗药内服、外敷治疗带状疱疹后遗神经痛，可明显缩短病程，切实减轻带状疱疹性疼痛及后遗神经痛。贾敏教授充分发挥了苗医药的治疗功效，进一步拓宽了苗医药的治疗范围，对弘扬苗医药具有积极的意义。

2. 刺络角罐

（1）角罐　中医学中用动物角（主要是牛、羊角）作为材料加工制成角制罐，在角顶尖磨出一个孔，口端打磨光滑，将角罐的罐口扣在应拔的部位，然后用嘴吸吮其顶端的孔形成负压，古称为角法。时至今日，罐具也随着玻璃器具的出现，出现了沿用至今的玻璃罐。

（2）协同治疗经验　带状疱疹引起的神经痛多为湿热毒邪瘀滞经络，我们选用梅花七星针叩刺皮肤，使毒热之邪由表而解，直泻于外。而拔罐更将局部瘀滞邪毒进一步吸出，使邪毒随血而出，从而达到消除神经疼痛的目的。

（七）问诊路径

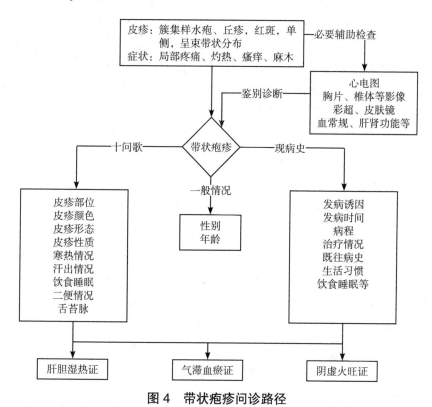

图 4　带状疱疹问诊路径

第二节　银屑病

（一）疾病认识

银屑病是一种常见的慢性复发性炎症性皮肤病，本病发病率与种族、地区、环境等相关，一般白种人发病率较高，欧洲患病率可达 0.75%~2.9%，黄种人次之，黑种人较低，中国银屑病患病率 <0.5%。发病年龄以青壮年为多，无明显性别差异，呈慢性病程，易反复发作，冬重夏轻。病因尚未明确，一般认为与遗传因素、免疫因素、环境因素相关。临床分为寻常型银屑病、红皮病型银屑病、脓疱型银屑病、关节病型银屑病。

中医古籍称本病为"白疕""松皮癣""银钱疯""干癣"等。清代祁坤《外科大成·不分部位小疵·无名肿毒·白疕》曰："白疕肤如疹疥，色白而痒，搔起白疕，俗呼蛇风。由风邪客于皮肤，血燥不能荣养所致。宜搜风顺气丸、神应养真丹加白蛇之类。"第一次提出了白疕的病名。清代医家认为，白疕乃外因风邪，内因血燥；或由内有素体血虚，外因燥金用事。如《外科证治全书·发无定处证·白疕》云："皮肤燥痒，起如疹疥而色白，搔之屑起，渐至肢体枯燥坼裂，血出痛楚，十指间皮厚而莫能搔痒。因岁金太过，至秋深燥金用事，乃得此证。多患于血虚体瘦之人，生血润肤饮主之，用生猪脂搽之。"现多从血论治，内因血热或血虚，外因多与风、湿、燥邪相关，多为内外因共同作用而致病。

风、湿、火热之邪外袭肌表，致营卫不和、气血失调，郁于肌表而发；或湿热蕴于肌肤，疏泄失常，阻于肌表而发；或七情内伤，气机不畅，郁久化热，火热熏灼肌肤而发；或气滞血瘀，肌肤失养所致；或饮食不节，恣食辛辣厚味，致脾胃运化失健，气机不畅，湿热内生，熏蒸肌表而发病。

（二）辨证思路

白疕临床治疗当四诊合参，明辨虚实表里。早期多见湿热，治宜清热利湿、活血祛风；中期邪毒郁结，化热生火，治宜清热解毒、燥湿散结、活血化瘀、祛风止痒；"邪之所凑，其气必虚"，病程日久，耗伤气血，阴虚生内热，故晚期阴虚火旺者多见，治宜滋阴清热、活血止痒。

（三）治疗方案

1. 湿热聚肤证

症状：皮损区潮红、灼热，瘙痒明显，上附厚层黄白色鳞屑，搔抓后见渗出、结痂，或局部皮肤糜烂，或伴有脓疱。胸闷纳呆，神疲乏力。舌质红，苔黄腻，脉滑数。

辨证：湿热蕴结，熏蒸肌肤。

治法：清热利湿，活血祛风。

处方：金银花 10g　　连翘 10g　　蒲公英 15g　　紫花地丁 15g

生地黄 5g　　牡丹皮 10g　　桃仁 10g　　红花 6g

浙贝母 10g　　乌梢蛇 10g　　蜂房 10g　　水蛭 3g

黄柏 10g　　苍术 10g

加减：脾虚湿盛者加白术、茯苓、薏苡仁；脘闷纳呆者加佛手、砂仁、神曲、麦芽；热邪偏盛者加石膏、知母（尤其脓疱型银屑病症见发热者）；肝经湿热者加黄芩、茵陈；瘙痒明显者加地肤子、白鲜皮；睡眠不佳者加龙骨、牡蛎、远志。

分析：本方有清热利湿、活血消斑、祛风止痒之功效，方中黄柏性苦寒，清热燥湿、泻火解毒；苍术性辛苦，善燥湿健脾、祛风湿，共为君药以清热利湿。金银花气味芳香，轻宣疏散，清热解毒、疏散风热；连翘苦寒，长于清热解毒、疏散风热，两者药性平和，清热不过于苦寒，凉血而无助湿之弊；蒲公英苦甘性寒，善清热解毒、清利湿热；紫花地丁功善清热解毒。四药合用，共奏清热解毒之效。乌梢蛇祛风湿、祛风止痒，蜂房善攻毒祛风，两药合用以祛风止痒。水蛭咸苦入血分，破血逐瘀以疏通经络；桃仁活血散瘀；红花活血通经。三药合用使血脉通利、红斑消退，则邪风自除，即"治风先治血，血行风自灭"。浙贝母性苦寒，清热化痰、散结消肿；牡丹皮清热凉血、活血散瘀，有凉血而不留瘀、活血而不妄行的特点，两药佐上述活血之品化瘀消斑。生地黄清热凉血、养阴生津，避免苦寒燥湿伤阴。

2. 热毒火盛证

症状：全身皮损呈鲜红或暗红色，局部皮肤灼热，或密布小脓疱。烦渴壮热，大便秘结，小便黄赤。舌红，苔黄，脉洪数。

辨证：热毒炽盛，烧灼肌肤。

治法：清热解毒，燥湿散结，活血化瘀，祛风止痒。

处方：石膏 30g　　知母 10g　　黄芩 10g　　金银花 10g

连翘 10g　　苦参 10g　　浙贝母 10g　　蜂房 5g

水蛭 3g　　丹参 10g　　桃仁 10g　　红花 6g

乌梢蛇 10g　　莪术 10g

加减：瘙痒剧烈者加白鲜皮、刺蒺藜止痒，白鲜皮苦咸寒，入肺、大肠、脾、胃经，清湿热而疗死肌，为风热疮毒、皮肤瘙痒的特效药；大便干结者加生大黄（后下）；湿热并行，湿重于热者加车前草、茯苓、白术健脾利湿、导热下行，使邪有出路；伴睡眠不佳者加磁石、牡蛎重镇安神助眠；热毒火盛者加白茅根、生地黄、牡丹皮凉血清热。

分析：本方为经方白虎汤加清热解毒、活血化瘀及燥湿散结之品化裁而成，主治热毒火盛、湿滞血瘀所致的白疕。方中以石膏、知母、黄芩为主药，石膏味辛，性微寒，为寒性解热、解凝药，善清里热；配苦寒质柔的知母，上清肺热，下泻肾火，中消胃家实热，既能清实热又能清虚热，治疗阳明经热；黄芩古谓"主诸热"，善清里外热邪，方中配伍苦参取《千金》三物黄芩汤方证之意，清阳明里热。黄芩另有除烦之效，烦由热起，清热以除烦。白疕属身心疾病，病久心烦，心烦加重病情，如此恶性循环，用黄芩为所宜也。金银花甘寒，清热解毒、散痛消肿；连翘味苦性微寒，归肺、心、小肠经，清热解毒、消肿散结、疏散风热，"诸痛痒疮，皆属于心"，本品苦寒，主入心经，既能清心火、解疮毒，又能消散痈肿结聚，故有"疮家圣药"之称。金银花、连翘相须为用，共奏清热解毒、祛风止痒之效。浙贝母清热解毒、散结消痈，配合破血行气的莪术行气以散结。乌梢蛇祛风通络、定惊止痉，外达皮肤、内通经络，其搜风透骨之力最强；蜂房攻毒杀虫、祛风止痒、清热解毒，本品与乌梢蛇配伍，既加强君药清热之功，又有祛风止痒之效。方中佐以桃仁、红花、水蛭活血化瘀。桃仁、红花相须为用，使祛瘀之力增强，可散血中之滞、理血中之壅，为活血化瘀常用对药；水蛭，主逐恶血瘀血、破癥瘕积聚，本着"治风先治血，血行风自灭"的原则，从活血养血行血着手，使血脉通利、血液畅行，则邪风自无可容之地。丹参补血活血，活血祛瘀之力胜于养血之功，"瘀血不去，新血不生"，通过活血化瘀而促进新血的生成，即祛瘀生新。全方共奏清热解毒、燥湿散结、活血化瘀、祛风止痒之功。

3. 阴虚火旺证

症状：全身皮损区干燥，红斑呈淡红色，见大量细碎鳞屑，时感瘙痒。五心烦热，睡眠不佳。舌质淡红，舌体瘦小，苔少或黄燥，脉细数。

辨证：阴虚火旺，肌肤失养。

治法：滋阴清热，活血止痒。

处方：
女贞子10g	墨旱莲10g	生地黄5g	知母10g
黄芩10g	金银花10g	连翘10g	蒲公英15g
紫花地丁15g	野菊花10g	蜂房5g	水蛭3g

加减：脾胃虚加山药补益脾胃，则气血得生、肌肤得养、血燥得润；湿较重者加泽泻、冬瓜皮、薏苡仁；瘙痒剧烈者加白鲜皮、地肤子止痒；大便秘结

者视患者体质，加大黄或火麻仁通下或润下；睡眠不佳者加酸枣仁、合欢皮安神助眠；合并气虚乏力、面白无华者加黄芪益气。

分析：本方以二至丸为君药，二至丸补养肝肾、滋阴凉血。中医学认为肝肾二脏在皮肤病的发生发展中起着关键作用，直接影响疾病的预后，故在临床实践中非常重视对肝肾的调补，以达到良好的治疗效果。银屑病为"本虚标实"之证，"本虚"为营血亏虚，且病程长，反复发作，易耗伤气阴精血，故临床上阴虚火旺证也不少见。二至丸滋补肝肾之阴，"益水之源以制阳光"。生地黄味甘苦、性寒、质润而入血分，能清营血分之热而凉血养阴，还可以生津以滋阴；知母甘寒质润，既能清实热，亦能清虚热，此处取其甘寒之性以滋阴降火润燥。白疕大多初因热毒血瘀血热，久则耗阴，阴虚则阳亢，加上阴伤之余热毒未清，故热毒仍为治疗的核心要点。加金银花、连翘、蒲公英、紫花地丁、黄芩，此药组为我科常用于清热解毒之基础方，名为"五味解毒汤"，为治疗肺经热毒、胃火胆热之核心组方，全方辛甘苦寒，攻而不守，以清余热；加野菊花加强清热解毒之力，加蜂房、水蛭活血祛风止痒。全方共奏滋阴清热、活血化瘀、祛风止痒之效。

（四）典型案例

案例一

周某某，男，42岁。初诊时间：2012年3月5日。

现病史：患者2年前无明显诱因躯干、四肢、头皮出现皮疹，不断增多，瘙痒较剧，露滴现象明显，鳞屑较多，反复发作，多次就诊于某市医院，诊断为"银屑病"，予内服外用治疗后未见明显好转。大便可，小便黄，精神尚可，饮食不佳，睡眠差。

检查：头部、躯干、四肢见大量蚕豆至鸽蛋大小红斑，局部皮肤潮红，边缘清楚，其上覆盖银白色鳞屑，刮除鳞屑后基底可见膜样改变，继续刮皮疹基底可见散在针尖大小出血点。以上皮疹孤立存在，互不融合。躯干部皮损区见大量抓痕，局部皮肤糜烂，见少许渗出。舌质红，苔黄腻，脉滑数。

西医诊断：寻常型银屑病。

中医诊断：白疕。

辨证：湿热聚肤。

治法：清热利湿，活血祛风。

处方：

金银花10g	连翘10g	蒲公英15g	紫花地丁15g
生地黄5g	牡丹皮10g	桃仁10g	红花6g
浙贝母10g	乌梢蛇10g	蜂房10g	水蛭3g

黄柏 10g　　　苍术 10g

7剂，每日1剂，水煎，分3次内服。

外用：外用1号。

嘱避免搔抓，调畅情志，清淡饮食，加强基础保湿。

二诊：服用前方7剂后，患者未见新发皮疹，原红斑部分变薄，鳞屑较前减少，皮损区无明显破溃及渗出。胸闷纳呆，舌质红，苔黄腻，脉滑数。考虑湿邪内盛，湿性黏滞，困阻中阳，脾胃枢机不运，上方加砂仁化湿行气、薏苡仁利湿健脾。处方：

金银花 10g	连翘 10g	蒲公英 15g	紫花地丁 15g
生地黄 5g	牡丹皮 10g	桃仁 10g	红花 6g
浙贝母 10g	乌梢蛇 10g	蜂房 10g	水蛭 3g
黄柏 10g	苍术 10g	砂仁 10g	薏苡仁 20g

14剂，每日1剂，水煎，分3次内服。

三诊：服用前方14剂后，患者食欲恢复，红斑颜色变淡，皮疹变薄，鳞屑明显减少，部分红斑中心出现正常肤色皮肤，躯干、四肢部分红斑消退，见浅褐色色素沉着，夜间仍时感瘙痒，睡眠不佳。舌质红，苔黄腻，脉数。原方去砂仁，加地肤子、白鲜皮清热利湿止痒，加龙骨、牡蛎重镇安神。处方：

金银花 10g	连翘 10g	蒲公英 15g	紫花地丁 15g
生地黄 5g	牡丹皮 10g	桃仁 10g	红花 6g
浙贝母 10g	乌梢蛇 10g	蜂房 10g	水蛭 3g
黄柏 10g	苍术 10g	薏苡仁 20g	白鲜皮 10g
地肤子 10g	龙骨 20g	牡蛎 20g	

7剂，每日1剂，水煎，分3次内服。

四诊：服用前方7剂后，患者全身皮肤瘙痒明显缓解，红斑大部分消退，未见新发皮疹，未见明显鳞屑。夜间睡眠可，精神可，饮食可，二便调。临床治愈。

案例二

贾某某，男，65岁。初诊时间：2016年2月14日。

现病史：患者10多年前无明显诱因躯干部出现绿豆至黄豆大小的红色丘疹，当时未重视，后逐渐增多，散在分布全身，表面见白色鳞屑，瘙痒明显，曾于某诊所诊断为"牛皮癣"，予输液、外用药疗效不佳，后自己在药店购买药膏外擦，用药期间可稍缓解，停药后复发加重，皮疹逐渐蔓延至四肢、头部。半个月前外感后全身皮疹增多，时感瘙痒，五心烦热，睡眠不佳，精神尚可。

检查：全身皮肤干燥，散见大量大小不等的淡红斑，皮损区见大量细碎鳞屑。舌淡红，舌体瘦小，苔少，脉细数。

西医诊断：寻常型银屑病。

中医诊断：白疕。

辨证：阴虚火旺。

治法：滋阴清热，活血止痒。

处方：女贞子 10g　　墨旱莲 10g　　生地黄 5g　　知母 10g

　　　黄芩 10g　　　金银花 10g　　连翘 10g　　蒲公英 15g

　　　紫花地丁 15g　野菊花 10g　　蜂房 5g　　水蛭 3g

14 剂，每日 1 剂，水煎，分 3 次内服。

二诊：服用前方 14 剂后，患者未见新发皮疹，原红斑变薄，颜色变淡，部分消退，鳞屑较前明显减少，瘙痒减轻，夜间睡眠仍不佳。《内经》认为睡眠根本在于阴阳，"阳气尽、阴气盛则目瞑；阴气尽而阳气盛则寤矣"。若阳不能入阴，阴阳不相交通则失眠，所以心肾不交是不寐的主要病机，故原方加酸枣仁养心安神、合欢皮解郁安神。14 剂，每日 1 剂，水煎，分 3 次内服。

三诊：服用前方 14 剂后，患者全身皮肤瘙痒明显减轻，红斑大部分消退，未见新发皮疹，未见明显鳞屑。夜间睡眠可，精神可，饮食可，二便调。临床治愈。

案例点评：案例一患者红斑区域皮肤潮红，上附厚层鳞屑，局部抓破见少许糜烂及渗出，瘙痒明显，舌红，苔黄腻，脉滑数，辨证为湿热聚肤证。治以清热利湿、活血祛风。方中黄柏、苍术清热燥湿，金银花、连翘、蒲公英、紫花地丁清热解毒，生地黄清热凉血，乌梢蛇、蜂房祛风止痒，水蛭、桃仁、红花活血化瘀，牡丹皮清热凉血散瘀，浙贝母清热散结。二诊患者湿邪仍重，考虑湿邪困脾，故原方加薏苡仁利湿健脾、砂仁化湿行气。三诊患者湿热减轻，仍时感瘙痒，睡眠不佳，故原方去砂仁，加地肤子、白鲜皮清热利湿止痒，龙骨、牡蛎重镇安神。从湿热聚肤入手，治以清热利湿、活血祛风，守法守方，随症加减，以收全效。

案例二阴虚火旺证多见于病程日久的中老年患者，《内经》云："年四十而阴气自半"；女子"七七，任脉虚，太冲脉衰少，天癸竭，地道不通，故形坏而无子也"。病情反复发作，"邪之所凑，其气必虚"。气阴精血耗伤，肌肤失于濡养而致皮肤干燥；阴液不足，阴虚则不能制阳，水火不济，心火扰动，故见五心烦热；叶天士《医效秘传·不得眠》曰："夜以阴为主，阴气盛则目闭而安卧，若阴虚为阳所胜，则终夜烦扰而不眠也"，故临证常见夜卧难眠。方中二至丸滋补肝肾之阴，"益水之源以制阳光"；生地黄清营血分之热而凉血养阴；知母取其甘寒之性以滋阴降火润燥；白疕大多初因热毒血瘀血热，久则耗阴，阴虚则阳亢，加上阴伤之余热毒未清，故加用金银花、连翘、蒲公英、紫花地丁、黄芩以清余热；蜂房、水蛭活血祛风止痒。治病求本，攻补兼施，全方共奏滋阴清热、活血化瘀、祛风止痒之效。

（五）临证经验

贾敏教授认为，今时之人，食物充足，口味繁杂，少风寒饥饿之苦，常饮食不节而少动，已不同于古代物资匮乏、饱经战乱之时，故临床所见实证为多，甘温补益之品不能滥用；贵州地处西南，常年空气潮湿，多雨多雾，居民素嗜饮酒及进食辛辣油腻之品，易碍脾之运化，化生湿热。故临证当因人、因时、因地制宜，不可拘泥于古法。贾敏教授认为湿、热、瘀邪是白疕发病的主要病因，可分为湿热聚肤证、热毒火盛证、阴虚火旺证三型。银屑病皮损区局部血管扩张，血液淤积，皮温增高，肌肤受灼，故红斑经久不退，局部皮肤干燥而见大量鳞屑，常加清热、活血之品。银屑病多病程缠绵，部分病位较深，可引起关节病变，临床单纯使用草木类药物有力有不逮之憾，故常加虫类药物，取虫类善行之性以活血祛瘀、搜风解毒，即《临证指南医案》所谓"辄仗蠕动之物，以松透病根"。临床常加用乌梢蛇、蜂房祛风止痒，水蛭活血化瘀。

在治疗过程中需重视皮肤保湿，合理使用保湿霜，避免使用碱性肥皂、沐浴露等，以尽早使皮肤屏障功能得以恢复，减轻瘙痒及脱屑症状，恢复皮肤正常外观，减轻患者心理压力。银屑病患者皮肤多干燥、大量脱屑，致蛋白不断丢失，加之长期受瘙痒之苦，多有盲目"忌口"，故临床多见营养不良，甚至严重贫血、低蛋白血症患者。在无明确过敏的情况下，应嘱患者进食鸡蛋、牛奶、瘦肉等优质蛋白，以补充营养，提高机体免疫力，减少复发。患银屑病后皮肤屏障功能受损，皮肤正常定植细菌及外来致病菌均可侵入肌肤而加重局部皮损，且感染等因素可诱发或加重病情，故临床可视皮损局部加用抗生素药膏或系统予青霉素等抗生素静脉滴注治疗，每多收到良效。在治疗期间，应对患者进行健康教育，使其正确认识和对待疾病，消除紧张焦虑情绪，在日常生活中预防感冒，避免过劳及剧烈精神刺激。

贾敏教授强调治疗银屑病应中西医结合、辨证论治。贾敏教授博采历代医家所长，融汇现代医学理论，对银屑病的治疗及预防复发进行了积极探索，推出以足太阳膀胱经穴位注射结合病变局部刮痧走罐为主，兼苗药外敷、中药内服、塌渍、封包等治疗寻常型银屑病的特色疗法。在贵州省内 10 余家医院推广应用，反映良好。该成果获得 2020 年贵州省科技进步奖三等奖。

该成果是对已结题的科技部"十一五"支撑计划项目"刘尚义临床经验、学术思想传承研究"的进一步深化，以贵州省科技厅、贵州省中医药管理局等 6 个课题为支撑，历时 12 年，对大样本寻常型银屑病（血热风燥型）（住院患者 1626 例、门诊患者 15000 人次）的治疗全面深入研究而成。该特色疗法有五大亮点：

（1）理论创新　提出中医治疗寻常型银屑病的学术思想，对银屑病治疗具有重要意义。

（2）技术创新　推出以足太阳膀胱经穴位结合病变局部刮痧走罐为主，兼苗药外敷、中药内服、塌渍、封包等治疗寻常型银屑病的特色疗法，彰显了中医特色诊疗技术的优势，对弘扬中医特色诊疗技术具有积极作用。

（3）临床疗效显著　优于传统中医和西医学，能缩短皮损病程，提高患者生活质量，能够降低或避免西药的毒性及不良反应。

（4）展示了苗药疗效　为苗药治疗皮肤病开辟了广阔的前景。

（5）具有较强的实用性和可行性　已在贵州省内 10 余家医院推广应用，反映良好。

（六）零金碎玉

贾敏教授强调治疗银屑病，在充分发挥中医药治疗优势和系统治疗的基础上，还可根据病情配合适宜的外治疗法。

1. 中药熏洗

适用于各类型白疕。

苦参，黄柏，金银花，蒲公英，紫花地丁，百部，马齿苋，虎杖，土槿皮，花椒，枯矾，硫黄，地肤子，冰片（另包）。水煎外用。

2. 中药封包

根据病情选用清热解毒、润肤止痒类药物，如肤痔清软膏、青鹏软膏、如意金黄散等外涂患处，并予中药封包促进药物吸收。适用于各型白疕。

3. 走罐、刮痧疗法

对于肌肤丰厚处，皮损肥厚、顽固经久不退者，可根据病情取穴，用走罐治疗。拔罐时先在所拔部位的皮肤或罐口上，涂一层凡士林等润滑剂，再将罐拔住，然后医生用右手握住罐子，向上下或左右需要拔的部位，往返推动，至所拔部位的皮肤红润、充血甚或瘀血时将罐取下。

根据患者病情和辨证，可选择刮痧治疗。

4. 穴位贴敷治疗

根据患者病情和辨证，可选穴位贴敷。

5. 物理治疗

可选用窄波 UVB 光疗，治疗剂量、频率应视病情而定，可单独使用或与一些外用制剂和（或）系统用药联合应用。

（七）问诊路径

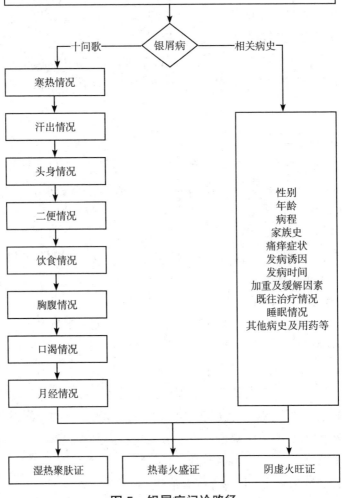

图 5　银屑病问诊路径

第三节 湿疹

（一）疾病认识

湿疹是皮肤科的常见病、多发病。临床皮损特点：对称分布、多形性、渗出倾向，在病程中可以表现为红斑、丘疹、水疱、糜烂、渗出、结痂、肥厚、脱屑、皲裂等，剧烈瘙痒，容易反复发作，易成慢性。根据病程和皮损特点，一般可分为急性、亚急性和慢性三种。发病机制尚不清楚，可能与体内因素和外部因素有关。临床上可以观察到慢性胆囊炎、扁桃体炎、甲状腺疾病等，还有遗传因素、精神因素和个体因素等与湿疹发病有关。外部因素，一是食物，最常见的异物蛋白如鱼、虾、蟹、牛奶、鸡蛋、贝壳类、大豆、花生等；二是吸入性过敏原，如各种植物花粉、户尘螨、动物皮屑等；三是各种化学物质，如各种洗涤剂、重金属等；四是各种创伤和体表感染因素、干燥、汗液刺激等外部环境等。以上体内因素和外部因素均可引起湿疹或加重病情。

中医学对湿疹的认识，在各种古籍中有着不同的记载，最接近于湿疹的描述，见于《金匮要略·疮痈肠痈浸淫病脉证并治》记载的"浸淫疮，从口流向四肢，可治；从四肢流来入口者，不可治"。根据发病部位不同，有"浸淫疮""四弯风""奶癣"等名称。若浸淫遍体，滋水较多者，称浸淫疮；发于耳部者，称旋耳疮；发于乳头者，称乳头风；发于手部者，称病疮；发于脐部者，称脐疮；发于阴囊者，称肾囊风或绣球风；发于四肢弯曲部者，称四弯风；发于婴儿者，称奶癣或胎癥疮；以丘疹为主者，称血风疮或粟疮。统称湿疮。

中医学认为，本病除了外感风湿、暑热毒邪外，与脏腑功能失调密切相关。如心气不足引起气血津液运行异常；或肺失宣降引起气与津液运行失调而致皮毛腠理不密；或饮食失节而致脾不运化水湿；或肝失疏泄，气机不畅；或病久肾阳失于蒸腾气化，水热蕴于肌肤而发病。

我们认为在湿疮的发生发展过程中，急性期以水疱、渗液、糜烂、流滋为主，即早期常见的皮损；慢性期以干燥、肥厚、粗糙、鳞屑为主。无论湿疮皮损以渗出为主还是以粗糙肥厚为主，其基本病机都是湿热毒邪侵袭所致。根据病在肌表、治在整体的辨证思想，贵州之地气候潮湿，阴雨绵绵，太阳之气少，水湿之邪偏盛，故易受阴湿之邪侵袭；贵州之地民众易嗜食辛辣刺激之品，酿生湿邪，湿邪郁久可化热，而致内生湿热。湿邪困脾，因脾喜燥恶湿，脾主四肢，主肌肉，湿热之邪既可以困阻脾胃，影响脾胃运化，又可以加重脾之运化水湿负担，造成脾胃受损，脾气不足，疾病难愈。人和自然是一个有机的整体，正所谓天人合一。在遣方用药上，遵循"三因制宜""天人合一"的思想。湿热毒邪贯穿湿疹发病全过程，一旦确诊为湿疮，则治疗均以清热祛湿、凉血祛风为主，在辨证治疗过程中可灵活运用健脾祛湿、养血润燥药，常用药物有赤芍、牡丹皮、马齿苋、薏苡仁、紫花地丁、蒲公英、荆芥、防风、龙骨、牡蛎、首乌藤、酸枣仁等。

湿疮迁延日久，风邪化燥伤阴，阻滞经络，血不濡肤，或脾虚湿困、阴虚血亏为主，且病久入络者，多有局部皮肤肥厚、苔藓样变等血瘀之象。

（二）辨证思路

瘙痒是湿疮患者的主诉之一，既是患者最为常见和最突出的自觉症状，也是患者反复就诊时，抱怨最多、最苦恼的症状。大部分湿疮患者的生活质量低，无论急性、慢性、亚急性湿疹，瘙痒都非常剧烈，大部分患者通过搔抓来缓解，少数患者使用盐水、热水等刺激以达到通过疼痛来缓解瘙痒的目的。

风为百病之长，其性主动，可夹杂湿邪、热毒为患。风邪善行而数变，因此湿疮的瘙痒游走不定，痒无定处，时轻时重，此起彼伏，反复发作，形成恶性循环。若躯干、四肢都痒，无固定之处，多为风邪为主而盛所致；若皮损破溃糜烂，瘙痒难忍，多为湿邪为主而盛所致，此即《诸病源候论》所说"湿癣者……浸淫赤湿痒，搔之多汁成疮……湿多风少……"；若皮损红肿，灼热瘙痒，多为热邪为主而盛所致；若皮肤干燥粗糙，较多鳞屑，瘙痒夜甚，多为血虚津亏所致。湿疮另一特点就是突出一个"湿"字，渗出不断、易于渗液流滋，可见心烦易怒、口渴多饮、小便黄、舌红苔黄腻、脉滑数等湿热之象，或伴见渗液清稀、腹胀便稀、舌淡苔腻等脾虚之象。一方面是因为素体湿热蕴结较甚、较久，浸淫肌肤所致而见湿象；另一方面是因为脾虚水湿不运，泛溢肌肤；再则兼外感风邪，内外（饮食辛辣香燥）两邪相搏，浸淫肌肤所致，或因瘙痒而过度搔抓或外邪导致皮肤红肿渗出而成。因此，审证求因，辨别疾病虚实，尤为重要。湿邪是湿疮的病根，而瘙痒又是湿疮的突出症状，所以通过辨证清利湿毒、改变内在环境及体质，湿疮才有望治愈。

（三）治疗方案

1. 皮损辨证

（1）急性湿疮

部位：好发面、耳、手、足、上肢、下肢外露部位。

皮损：对称性、多形性、渗出明显。

症状：剧烈瘙痒。

病程：长短不一，部分逐渐消退，反复发作转为慢性。

（2）亚急性湿疮

部位：对称发作。

皮损：渗出减少，皮损以丘疹、丘疱疹及鳞屑为主。

症状：瘙痒程度不一。

病程：逐渐好转。遇到诱因再次急性发作，或时轻时重、不愈合可发为慢性湿疮。

（3）慢性湿疮

部位：好发手、足、小腿、肘部、股部、乳房、外阴和肛门，以四肢多见。

皮损：肥厚、粗糙、苔癣样变、鳞屑，或色素减退或沉着。

症状：瘙痒程度不一。

病程：时轻或时重、迁延数月或更久。遇到诱因可再次急性发作。

2. 辨证治疗

（1）湿热蕴肤证

症状：发病急，皮损潮红灼热，糜烂溢水，边界弥漫，瘙痒剧烈。口渴心烦，或口苦口干，或便干尿黄。舌质红，苔黄或黄腻，脉滑或数。

辨证：湿热蕴肤，风邪袭表。

治法：清热利湿，祛风止痒。

处方：湿疮 1 号方。

龙胆草 10g	黄芩 10g	泽泻 10g	法半夏 10g
牡丹皮 10g	丹参 10g	生地黄 15g	厚朴 10g
桃仁 10g	蒲公英 15g	紫花地丁 15g	车前草 10g
龙骨 15g	牡蛎 15g		

分析：方中龙胆草、黄芩、泽泻、法半夏既清肝胆实火，又利肝经湿热，泻火除湿，切中病机，故为君药。牡丹皮、丹参、生地黄、厚朴苦寒泻火、燥湿清热，加强君药泻火除湿之力，且生地黄养血滋阴，牡丹皮、丹参凉血，使邪去而阴血不伤，共为臣药。桃仁、蒲公英、紫花地丁、车前草利导下行，从膀胱渗泄；蒲公英、紫花地丁清热解毒、凉血消疹；"治风先治血，血行风自灭"，桃仁配伍丹参活血消疹。以上共为佐药。龙骨、牡蛎入肝经，镇静安神，共为使药。

（2）风热夹湿证

症状：皮疹以丘疹或丘疱疹或抓痕为主，泛发，自觉瘙痒，或少量鳞屑，或渗出不多。舌质红，苔薄黄或白腻，脉滑或滑数。

辨证：风热夹湿。

治法：清热益气，疏风除湿，安神止痒。

处方：湿疮2号方。

金银花 20g	连翘 15g	黄芪 30g	乌梢蛇 15g
荆芥 15g	防风 10g	蒲公英 15g	紫花地丁 15g
丹参 10g	鸡血藤 10g	珍珠母 20g	徐长卿 15g
首乌藤 15g	酸枣仁 15g	生龙骨 20g	生牡蛎 20g
车前草 10g			

分析：方中金银花、连翘剂量稍大，既能解表热，又能清里热；黄芪为疮家圣药，能走能补，方中重用黄芪，大补元气而托毒。三者合用，既能清热，又能益气托毒，共为君药。蒲公英、紫花地丁可加强金银花、连翘清热解毒之功效；乌梢蛇祛风止痒；荆芥、防风开发腠理，透解瘀滞肌肤的风毒，使邪从汗解而痒止，"痒自风来"，取其"止痒先疏风"之意；湿热相搏，水湿流溢，用徐长卿祛风化湿，亦有单用徐长卿能治疗湿疹一说；车前草清热利湿，可导湿热从水道排出。以上可加强清热之功，使表里邪热从汗便分消，共为臣药。火热之邪易灼伤气血，汗下并用易伤正气，首乌藤祛风通络，又能宁心安神、补益肝肾；丹参、鸡血藤活血补血、化瘀消斑，助黄芪以补气、行气活血、祛风止痒，取血行风灭之意。上三味并用，防止苦寒伤阴。再加上酸枣仁养心安神；珍珠母平肝潜阳、定惊息风；龙骨、牡蛎育阴潜阳、平肝息风，能解旁症。以上均为佐药。诸药合用，共奏清热益气、祛风除湿、安神止痒的功效。

（3）血虚风燥证

症状：病程日久，缠绵不愈，皮肤粗糙肥厚或苔藓样变，瘙痒脱屑，阵发性剧痒。口渴不欲饮，或见抓痕。舌质淡，苔白，沉细或细弦。

辨证：血虚风燥。

治法：养血清热，祛风散结。

处方：湿疮3号方。

当归 10g	川芎 10g	生地黄 15g	黄芩 10g
苦参 10g	薏苡仁 20g	车前草 10g	法半夏 10g
白鲜皮 10g	地肤子 10g	龙骨 15g	牡蛎 15g

分析：本方由四物消风散和当归饮子化裁而来，主要功效是养血清热、祛

风散结。主治蕴热病久，阴血亏虚，血虚生风引起的慢性瘙痒性皮肤病。方中生地黄甘寒，清营凉血滋阴；当归甘温质润，补血养肝，治风亦能治血，与生地黄配伍加强补血之力，又可行经隧脉道之滞，二者共为君药。川芎辛散温通，上行头目、下行血海、中开郁结、旁通络脉，助当归畅达血脉之力，同时取"治风先治血，血行风自灭"之意；黄芩苦寒清肺热，泻上焦之火；地肤子味苦而甘，清热利湿止痒，湿热除而阴精自安；车前草清热解毒，引热从小便出；苦参苦寒，清热燥湿；白鲜皮清热燥湿又能祛风解毒。诸药合用助君药以加强清热之力，共为臣药。薏苡仁健脾清热又利湿，上清肺热而排脓，下利水湿而祛邪；法半夏辛苦温，既可燥湿化痰、散结消痞，又能解疮疡肿毒，还能降逆和胃，使胃气和降、生痰无源。二者能使湿热去而不生痰、健脾养血而不留邪、祛风散邪而不伤正，有补有散，标本兼顾。阴血虚者无以制阳，肝阳浮亢而生风，以龙骨、牡蛎平肝潜阳、重镇安神，又能敛疮止痒，牡蛎还能散结消痞。以上共为佐药。全方共奏清热养血、活血行气、健脾散结、祛风止痒之功效。

3. 外治

治法：清热解毒，除湿杀虫，收敛止痒。

处方：苦参 50g　　黄柏 50g　　冰片（后下）5g　　紫花地丁 30g
　　　百部 30g　　马齿苋 50g　　枯矾 30g　　地肤子 30g
　　　土槿皮 30g　　炒花椒 30g　　硫黄 30g　　金银花 30g
　　　蒲公英 30g　　虎杖 50g

使用方法：每次取 1 包，水煎后滤渣取汁（100~300ml）。病在慢性期药汁温洗，急性期用纱布局部冷湿敷。如果病变全身，可进行中药熏洗治疗，每日 1~2 次，1 次 10~20 分钟。待皮肤干后使用自制药外用 1 号。

分析：本方是我科的外洗方之一，主要功效是清热燥湿、解毒杀虫。主治湿热毒邪蕴于皮肤引起的瘙痒性皮肤病。方中苦参、黄柏苦寒，清热燥湿、收湿敛疮，为君药。金银花甘寒，清轻芳香，善清气血之热毒，也能清宣透邪，以消散毒疹；蒲公英擅长清热解毒，兼顾散痈散结；紫花地丁苦寒，亦清热解毒、凉血散痈；马齿苋酸寒，酸可收敛湿气，寒可清热解毒、凉血消肿，贾敏教授同时取其有类激素作用治疗皮肤疾病，疗效好；地肤子辛苦寒，清热利湿，为皮科外洗要药；虎杖微苦寒，凉血清热解毒。以上诸药助君药以增强清热解毒之功效。百部、花椒、硫黄外用皆有杀虫灭虱、止痒、疗疮之功效；枯矾性燥酸涩，解毒杀虫、燥湿止痒；土槿皮杀虫止痒，为皮肤科常用外用药。以上配合君、臣药以加强止痒之功，亦可杀虫疗疮，共为佐药。冰片其性辛香宣散，清热解毒、防腐生肌，外用能消肿敛疮，为佐使药。全方共奏清热燥湿、解毒杀虫之功效。

（四）典型案例

王某，男，60岁。初诊时间：2019年12月23日。

主诉：四肢红斑、丘疹、糜烂伴瘙痒反复发作2个月。

现病史：2个月前患者无明显诱因四肢内侧、外侧出现红斑、丘疹、糜烂、渗出，伴剧烈瘙痒、轻微疼痛感。患者于院外用口服药、外用药治疗，症状缓解，停药后又复发。夜间瘙痒加重，严重时影响睡眠。精神烦躁，面色暗黄，纳可，睡眠较差，大便黏滞，小便可。

检查：全身皮肤干燥；上肢见边界欠清的红斑，其上见丘疹、丘疱疹，内侧见糜烂、渗出；大腿内侧、外侧皮肤肥厚、粗糙，呈苔藓样变，浸润性暗红斑，无糜烂、渗出；伴多处抓痕、血痂。舌质暗，舌苔黄腻，舌根苔略黄燥，脉滑弦。

西医诊断：湿疹（亚急性期）。

中医诊断：湿疮。

辨证：湿热蕴肤。

治法：清热利湿，祛风止痒。

处方：
龙胆草10g	黄芩10g	泽泻10g	法半夏10g
牡丹皮10g	丹参10g	生地黄15g	厚朴10g
桃仁10g	蒲公英15g	紫花地丁15g	车前草10g
龙骨15g	牡蛎15g		

7剂，每日1剂，内服。

同时四肢皮损外洗后使用保湿剂。大腿皮损区同时配以火针散在点刺大腿肥厚皮损局部，以利湿化瘀、疏风通络消疹。火针点刺大腿外侧经络，可见暗红色血液流出。

患者诉针刺当晚有较多水液渗出，随即当晚不再瘙痒，安睡一夜。经上方加减配合火针治疗（隔日1次）7天后，患者自觉瘙痒减轻，睡眠改善，火针治疗后液体渗出较前明显减少，流出血液已不如之前暗红，颜色变淡。

案例点评：患者属于亚急性期，证属湿热蕴肤、风邪袭表，法当清热利湿、祛风止痒。方中龙胆草、黄芩、泽泻、法半夏既清肝胆实火，又利肝经湿热，泻火除湿，切中病机，故为君药。牡丹皮、丹参、生地黄、厚朴苦寒泻火、燥湿清热，加强君药泻火除湿之力，且生地黄养血滋阴，牡丹皮、丹参凉血，使邪去而阴血不伤，共为臣药。桃仁、蒲公英、紫花地丁、车前草利导下行，从膀胱渗泄；蒲公英、紫花地丁清热解毒、凉血消疹；桃仁活血消疹，共为佐药。龙骨、牡蛎入肝经，镇静安神，为使药。

火针，《外科正宗·血风疮》中指出："如年久紫黑坚硬、气血不行者，用针砭去黑血，以神灯照法熏之，以解郁毒。"水湿久停于经络肌肤间，脉络、气血运行受阻，停滞而成瘀血，因瘀致湿，两者互为因果。正因如此，火针以其开门祛邪之功，速刺皮损局部，可直接疏泄腠理，使风邪从表而出，又可借其温热之性，使血热得行、湿郁之邪得解、腠理得养，燥除风息痒止。

（五）临证经验

在治疗湿疮中，要注重症状的改善，多在减轻瘙痒、调节睡眠等自觉症状上下功夫。

在辨证用药上注重止痒，《灵枢·刺节真邪》曰："虚邪……搏于皮肤之间，其气外发，腠理开，毫毛摇……则痒。"痒止人爽，生活质量提高；搔抓次数减少，眠安，利于疾病的痊愈。常在治疗中加入止痒、安神药。

（1）荆芥、防风　荆芥味辛，性寒，祛风解表、透疹，长于走表，为风药，可祛血中之风邪、清散血热瘀血，具有祛风止痒之效。防风味辛、甘，性微温，祛风解表胜湿，为风药中之润剂，善治一切风邪。防风长于祛风除湿，荆芥长于解表透表，两药相须配伍，即能入肌肤，又能宣散风邪，加强止痒之效。

（2）生龙骨、煅牡蛎　生龙骨味甘、涩，性平，镇静安神、生肌敛疮。煅牡蛎味微咸，性微寒，重镇安神、软坚散结。两药配伍应用，增强平肝息风、重镇安神、收敛固涩散结之效。

在治疗湿疮的过程中，早期病情属实，实证阶段所用之药多峻猛，用之不当极易耗伤正气。后期多虚证，久病用药，要注意固护脾胃。脾胃主运化、化生气血，生化无穷，则气血充沛，人体五脏得养，内湿不易生，外湿不易犯。常用药物为茯苓、白术、炒神曲、炒山楂、薏苡仁、茯苓、半夏、厚朴等。湿邪偏重者加健脾祛湿的茯苓、半夏、苍术等；湿浊困脾、脾胃运行不畅者加理气健脾祛湿的陈皮、厚朴、白术、薏苡仁等。

（六）零金碎玉

《素问·至真要大论第七十四条》曰："诸痛痒疮，皆属于心""心者，君主之官，神明出焉"。心主神志，即人体的各种精神活动都属于心，如心不主神，生理功能异常，常常出现神志错乱等。由于湿疹长期瘙痒，反复搔抓，形成恶性循环，临床上经常遇到睡眠较差，平素心烦、急躁、焦虑的状态，因此在治疗中注重睡眠质量。常用龙骨、牡蛎，轻者单用，重者合用，病久者加酸枣仁、珍珠母以助药力；龙骨甘平，珍珠母咸寒，二者在长于重镇安神的同时，可敛疮、生肌；酸枣仁甘酸性平，酸入肝，益肝血而补肝虚，肝血足则心血旺。此四味药，取其重镇，取其补益，使安神作用更强，心神调达，则痒减轻。四药合用，相须相使，使药物发挥最大功效，以期最佳治疗效果。

古人有云："治风先治血，血行风自灭。"血虚易生内风，肌肤腠理不固，则易招致外风，"风盛则痒"，故皮损瘙痒难耐，反复搔抓后致使皮肤增厚粗糙，甚至呈苔藓样改变。治疗湿疮，中后期要注意治血，取四物汤中当归、生地黄。四物汤见于唐代蔺道人的《仙授理伤续断秘方》，用治外伤科疾患，"伤重肠内有瘀血"者。清末名医张山雷认为，本方是从《金匮要略》胶艾汤得来，即以原方去阿胶、艾叶、甘草三味，蔺氏减去暖宫调经、养血止血之阿胶、艾叶和甘草，将生地黄易为熟地黄，定芍药为"白芍"，保留原方之当归、川芎，名之"四物汤"，从而使养血止血、调经安胎之方变为治疗伤科血瘀之剂。方中熟地黄，性温味甘，大补血虚、滋补肾阴、填精益髓，为治疗血虚证之要药；臣药当归为血中之圣药，味甘、微辛，性温，外可润泽肌肤，内可滋养脏腑，为生血活血之主药。当归、熟地黄皆能补血养血，使生血有源，血液充足则行其濡养之职，肌肤得到充分润养，皮损减轻。熟地黄兼有滋阴填精之效，"精血同源"，精可化血，濡养肌肤。当归兼有宣通气分之功，补血而不致血瘀，使瘀滞的血液流动、离经的血液有所回归，减轻局部皮损的色素沉着。

（七）专病专方

《灵枢·外揣》中提到"司外揣内""司内揣外"的思想，在《丹溪心法》中又演绎出"有诸内者必形诸外"理论。我们认为皮肤的改变，往往意味着内在的病变，在湿疹的发生发展过程中，风、湿、热三邪相互搏结、浸淫体表肌肤而病情反反复复。我派的湿疹专病专方为消风散加减。在湿疮辨证论治中遇到皮损颜色红或慢性湿疮急性发作者，瘙痒、渗出、鳞屑不明显、舌苔白或淡红、脉象滑或数的，均可使用。本方出自明代陈实功《外科正宗》，功取"疏风除湿，清热养血"，治证为"风湿浸淫血脉，致生疥疮，瘙痒不绝，及大人小儿风热瘾疹，遍身云片斑点，乍有乍无并效"。中医治病，不拘泥于病而主其证，所谓异病同治。消风散加减拟方如下：

金银花 15g	连翘 15g	蒲公英 10g	紫花地丁 10g
荆芥 12g	防风 10g	苦参 10g	苍术 12g
知母 15g	石膏 10g	当归 12g	生地黄 10g
车前草 12g	甘草 6g		

内服，每日1剂。

如瘙痒剧烈者加白鲜皮、地肤子、蛇床子等祛风利湿止痒；血热者加赤芍、紫草、牡丹皮等清热凉血；湿重配合白术、茯苓等利湿；血虚风燥、干燥脱屑者加制何首乌、沙参、麦冬、石斛等养血润燥；血瘀或伴色素沉着者加桃仁、红花、丹参、赤芍等活血化瘀；气虚者加黄芪、党参、甘草等补气；虚热者加青蒿、地骨皮、玉竹等清虚热。综观全方，以祛风、祛湿、清热、养血为配伍特点，祛邪与扶正兼顾，以散风邪、清湿热，使血脉调和而痒止疹消，为治疗湿疮之专病专方。

（八）问诊路径

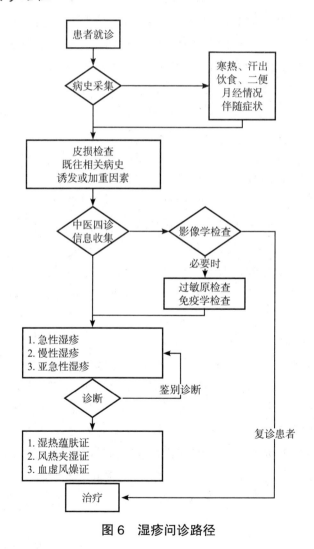

图6　湿疹问诊路径

第四节　扁平疣

（一）疾病认识

扁平疣是由人类乳头瘤病毒（HPV）所引起的一种常见的病毒性赘生物。好发于面部、手背，也有发于胫前及踝部等部位。临床表现为针头至粟粒大小的隆起性扁平丘疹，表面光滑，质地稍硬，边界清楚，呈浅褐色或皮色，圆形、椭圆形或不规则形状，散在分布或密集成群，具有传染性，有时可沿抓痕传播而呈串珠状排列，即自体接种反应。扁平疣发病丘疹数目不定，可有数个到数十个或者更多。一般无自觉症状，偶有瘙痒感。发病在性别上无明显差异，但以青少年尤其是青春期前后的患者居多。本病属慢性疾病，病程较长，数周至数年不等，严重者泛发，偶有自行消退者，多数患者易反复发作。

扁平疣，我国古代称"扁瘊""悔气疮"，属于中医学"疣"的范畴。中医学认为扁平疣的病因主要有外因和内因两方面。外因主要责之于风热毒邪搏于肌肤，风邪侵袭，热客于肌表，毒邪久留，郁而化热，气血凝滞而发。内因多由脾失健运，湿热内蕴，复感外邪，凝聚肌肤所致；或肝火妄动，肝旺血燥，肌肤不润所致；或因肝失疏泄，肝气郁结，气滞血瘀而致；或因气血不足，感受外邪，而致肌肤经络不畅。初期因气血不足，感受风热毒邪，导致肌肤经络不畅，多为实证；病程迁延日久，多由实证转虚或虚实夹杂。外伤及摩擦可为其发病诱因。

西医学对于扁平疣的认识主要是 HPV 感染，免疫力低下者多发。其治疗可以采用系统用药，如抗病毒、免疫调节、维 A 酸类等药物；或者局部外用药物治疗，如外用维 A 酸乳膏、阿达帕林凝胶、水杨酸软膏、咪喹莫特乳膏等药物；或者系统用药联合外用药物治疗。但疗效均不确切，部分药物长期使用具有一定不良反应。扁平疣还可以用局部物理疗法，包括二氧化碳激光、冷冻、光动力等方法。局部物理治疗操作较为简便，治疗上高度精确，祛除效果好，但其具有创伤性，治疗时较为疼痛，术后护理不当容易出现继发性色素沉着、瘢痕、感染等不良反应，而且其复发率较高，容易反复发作。

中医对扁平疣的治疗，主要根据患者的具体情况辨证论治，多以清热解毒、清除湿热、疏风清热、活血化瘀、健脾燥湿、疏肝理气、补益气血等为主，临证时随症加减，同时中药外洗患处可加强疗效。中医治疗扁平疣具有安全、有效、价廉的优势。

（二）辨证思路

扁平疣由内外因相合而发病，外因责之于风热毒邪，内因责之于热毒蕴肤、肝气郁结、气血不和等。根据患者临床表现及兼症进行辨证论治。若发病时间较短，见皮疹色淡红、数目较多、口渴、身热、大便干、尿黄为热毒蕴结；若病程较长，见皮疹黄褐色或暗红、烦热、舌暗红可见瘀斑为热蕴血瘀；若见情绪低落、善叹息为肝郁气滞；若面黄无华、纳呆、大便黏滞、舌苔白腻为脾虚湿盛；若见胸胁胀闷、舌暗伴有瘀斑、脉涩为气滞血瘀；若见少气懒言、面白无华、神疲乏力、脉细弱无力为气血两虚。以贾敏教授为代表的贵州中医皮肤病流派传人运用中医药治疗扁平疣取得了较好效果。

（三）治疗方案

1. 热毒蕴结型

症状：发病时间较短，皮疹淡红，伴身热口渴、大便不畅或便秘、小便黄。舌质红，苔黄或燥，脉数。

辨证：热毒蕴肤，气滞血瘀。

治法：清热解毒，活血化瘀。

处方：

连翘 18g	金银花 12g	蒲公英 12g	紫花地丁 10g
桃仁 12g	红花 12g	牡丹皮 12g	酒丹参 15g
当归 15g	川芎 12g	白芷 10g	浙贝母 10g
北柴胡 12g	郁金 12g	薏苡仁 24g	夏枯草 10g
赤芍 10g			

加减：大便干燥者加生大黄 3~6g；大便黏滞、苔腻、脉滑表现为湿邪凝滞者，加苍术、车前草燥湿；纳呆、胃脘胀满不适、呃逆频频、大便酸臭、消化不良者，加炒麦芽、炒谷芽、神曲、鸡内金健脾助消化。

分析：此型多见于早期患者。热盛消耗阴液，故见口渴；无水行舟，故大便不畅或便秘；阴液不足，小便浓缩故色黄。方中以紫花地丁、连翘清热解毒、消肿散结为主；金银花清热解毒、散痈消肿，蒲公英性苦能泄热、甘能解毒、寒能清热散气滞，两药清热为辅；桃仁、红花活血通经、祛瘀止痛；当归、川芎为血中气药，既能补血又能活血；丹参祛瘀、生新、活血；牡丹皮清热凉血、活血散瘀，因病机有热毒，热与血结则血热，用牡丹皮清热凉血；白芷气味芳香，"能通经理气而疏其滞"；浙贝母解毒散结、消痈开郁行滞；柴胡性升散，是疏气行滞的解热药；郁金解郁活血；夏枯草泄热、散痰火郁结；薏苡仁解毒散结；柴胡、白芷疏风散邪，促气血阳气上达，引诸药达体表。煎汤内服，剩下的药液外涂皮疹处，以皮疹色红为度。内外合治，疗效显著。

2. 肝郁气滞型

症状：发病时间较长，皮疹暗红或褐色，伴见情绪低落、善叹息、胸闷胁痛。舌淡红，苔薄，脉弦。

辨证：肝郁气滞。

治法：疏肝解郁。

处方：逍遥散加味。

当归 10g	柴胡 12g	白芍 10g	茯苓 10g
甘草 6g	白术 12g	生姜 9g	郁金 6g
防风 15g	荆芥 15g	菊花 12g	半夏 10g
香附 9g			

加减：脉数、舌红者加牡丹皮、栀子成丹栀逍遥散；面红、脉弦者加天花粉、金银花、丹参；舌暗红有瘀斑者加桃仁、红花、赤芍、川芎；小便不利者加泽泻、猪苓。

分析：此型多见于女性患者，"女子以肝为先天"，肝主疏泄，喜调达。肝郁不舒，故见情绪低落；叹息可使气暂舒，故善叹息；肝郁则气滞，气滞则闷痛，故见胸闷胁痛；弦为肝脉。逍遥散为治疗郁证的常用方剂，是调和肝脾、疏肝解郁的名方。方中柴胡调达肝气、疏肝解郁；白芍酸甘化阴，可养阴柔肝；当归养血活血，为血中气药；茯苓、白术培土健脾。全方共奏疏肝解郁、调和肝脾之效。

3. 气血不和型

症状：疣体分布稀疏，颜色接近肤色，病程较长，日久不退，面色萎黄，肢软乏力，食少便溏。舌淡红，苔薄白，脉细缓。

辨证：气血不和。

治法：健脾益气，调和气血。

处方：归脾汤加减。

黄芪 20g	白术 10g	当归 10g	白茯苓 12g
龙眼肉 10g	远志 10g	酸枣仁 12g	木香 6g
人参 9g	山药 10g	甘草 6g	

加减：便秘加火麻仁、郁李仁、莱菔子；胸胀腹满者加厚朴、香附；恶心呕吐者加半夏、生姜；水肿加冬瓜皮、茯苓、泽泻。

分析：本证因脾虚气血不和所致。脾虚、气血亏虚则体倦、食少；气血亏虚不能上容于面，则面色萎黄；舌质淡，苔薄白，脉细缓，均属气血不足之象。

上述诸症以脾虚为核心，气血亏虚为基础。脾胃为后天之本、气血生化之源，《灵枢·决气》曰："中焦受气取汁，变化而赤是为血。"方中以人参、黄芪、白术、甘草、山药甘温之品补脾益气以生血，使气旺而血生；白茯苓、酸枣仁、远志宁心安神；当归、龙眼肉甘温补血；木香辛香而散，与益气健脾药配伍，复中焦运化之力，又能防大量益气补血药滋腻碍胃，有补有行，使补而不滞、滋而不腻。全方共奏益气补血、健脾养心之功，为治疗气血不和之良方。

（四）典型案例

张某，女，19岁。初诊时间：2016年6月15日。

主诉：患者无明显诱因面部扁平丘疹2年，加重伴瘙痒10天。

现病史：患者2年前无明显诱因额部见20个左右米粒至黄豆大小淡红色扁平丘疹，相互不融合，无痒痛感，于外院就诊，诊断为扁平疣，给予阿昔洛韦片等治疗，效果不佳。后未系统治疗。10天前日晒后，额部扁平丘疹增多，蔓延至两颊，皮损颜色淡红，密集分布，部分丘疹呈串珠状排列，边界清，伴轻微瘙痒不适，可耐受，无发热、恶寒，无恶心、呕吐等不适，为求进一步治疗，遂来本院就诊。症见：纳可，稍口干，眠可，大便稍干，小便微黄。舌暗红、苔黄，脉数。

西医诊断：扁平疣。

中医诊断：扁瘊。

辨证：热毒蕴肤，气滞血瘀。

治法：清热解毒，活血化瘀，疏肝解郁。

处方：

连翘18g	金银花12g	蒲公英12g	紫花地丁10g
桃仁12g	红花12g	牡丹皮12g	酒丹参15g
当归15g	川芎12g	白芷10g	浙贝母10g
北柴胡12g	郁金12g	薏苡仁24g	夏枯草10g
赤芍10g	大黄（后下）3g		

每日1剂，水煎，分3次服，每次约200ml。

外用：用内服剩下的中药擦洗皮疹处，以皮疹稍发红为度，每日3次。

二诊：7天后复诊。患者额部原有淡红色丘疹大部分消退，见遗留褐色色素斑，两颊部丘疹稍有变平，无新发皮疹，无瘙痒感。无口干，大小便可。舌暗红，苔黄，脉数。效不更方。大便可，原方去大黄，继用7剂。

三诊：7天后复诊。患者额部及面部扁平丘疹均已消退，少量褐色色素斑，无瘙痒，无新发皮疹。无口干，大小便可。舌质淡红，苔薄黄，脉平。继服5

剂以巩固疗效。后随访 2 个月未见新发皮疹。

案例点评：患者面部见扁平丘疹，轻微瘙痒，伴见大便稍干、小便微黄，舌暗红，苔黄，脉数。证属热毒蕴肤、气滞血瘀，治当清热解毒、活血化瘀、疏肝解郁。本方以五味消毒饮和桃红四物汤为主；合柴胡、郁金疏肝理气，浙贝母散结，白芷理气散滞，夏枯草散结泄热；柴胡、白芷疏风散邪，促气血上达，引诸药达体表；大便干加大黄通便泄热。二诊时皮疹明显消退，效不更方，继予原方内服，因大便正常故去大黄。

（五）临证经验

贾敏教授在长期的临床实践中总结出从热论治扁平疣的经验。认为本病的病因无论外感风热毒邪，还是肝气郁滞或肝火妄动，多见热邪贯穿始终，故以清热解毒作为本病的治疗大法。遵循"热者寒之"的治疗原则，以五味消毒饮为基础；热久伤络，络伤血瘀，故治疗中不忘化瘀，以桃红四物汤为活血化瘀基础方。本病病位在肝，肝客淫气或怒动肝火或肝气郁结，皆可引起本病的发生发展，因此治法尤重调肝。陈实功在《外科正宗》指出："枯筋箭乃忧郁伤肝，肝无荣养，以致筋气外发。"临证时多佐以疏肝理气之品，如香附、柴胡、郁金等。在治疗中强调"三因治宜"，贵州之地，地处西南，潮湿润泽，多伴湿邪。湿邪黏滞，最为顽固，且湿邪易凝结，故临证中多用浙贝母、夏枯草等燥湿散结之品；湿困脾，脾喜燥而恶湿，故治疗时善用薏苡仁健脾化湿。贾敏教授在治疗女性患者时特别注重肝的疏泄，谨遵叶氏"女子以肝为先天"之训。

（六）零金碎玉

对于扁平疣的治疗特别是热毒蕴肤型所用中药乃家传秘方，从邹卓群老先生传至邹正和老先生又传至贾敏教授，现广泛应用于我派临床，治愈患者数以万计，疗效确切。方中常用对药如金银花与连翘、桃仁与红花、当归与川芎等发挥特色疗效。

1. 金银花、连翘

（1）单味功用　金银花性寒，味甘，入肺、心、胃经，功能清热解毒、补虚疗风，为治疗一切阳证痈肿疔疮之要药，故有"疮家圣药"之美誉。既清里热，又解表热，善清热而无伤阴之弊，尤适于热毒、火毒伤阴伴口干者。

连翘味苦，性微寒，归肺、心、小肠经，功能清热解毒、消肿散结、疏散风热，可以治疗痈肿疮毒、瘰疬痰核。本品苦寒，主入心经，"诸痛痒疮，皆属于心"，本品既能清心火、解疮毒，又能消散痈肿结聚。

（2）伍用经验　金银花、连翘常常相须为用，增强清热解毒之功。

2. 桃仁、红花

（1）单味功用　桃仁味苦、甘，性平，功能活血祛瘀、润肠通便、消痈排脓、止咳平喘。味苦能泄血热，有祛瘀生新之功。

红花辛、温，无毒，功能活血通经、祛瘀止痛、化瘀消斑，为行血之要药。

（2）伍用经验　桃仁、红花相须为用，增强活血通经、祛瘀散结之功。

3. 当归、川芎

（1）单味功用　当归，辛、甘、温，归心、肝、脾经，功能补血调经、活血止痛、润肠通便。

川芎，辛、温，归肝、胆、心包经，功能活血行气、祛风止痛。

（2）伍用经验　当归与川芎均有行气养血之功效，川芎主行气，当归主养血。当归、川芎为血中气药，既能补血又能活血。二药共用，共奏养血活血、补血行气之功效。

贾敏教授对中药使用颇有新意，治病颇具特色，认为药物形态与功效有相通之处，对于我们在辨证用药上颇有启发。她认为麻黄、葱白、木贼草等中空可发汗；叶能发汗，如紫苏叶、桑叶、荷叶等；以心治心、以心清心，如竹叶心、莲子心等；以皮治皮，如大腹皮、牡丹皮、地骨皮、白鲜皮等；以子明目，如青葙子、决明子等；以子补肾，如韭子、菟丝子、枸杞子；络可通络，如橘络、丝瓜络；仁可润肠，如火麻仁、桃仁、杏仁、郁李仁、瓜蒌仁等；梗可理气，如荷梗、紫苏梗、青蒿梗等；核可治囊肿、结节，如橘核、荔枝核等。

（七）专病专方

1. 组成

连翘 20g	金银花 18g	蒲公英 12g	紫花地丁 10g
桃仁 12g	红花 12g	牡丹皮 12g	酒丹参 15g
当归 15g	川芎 12g	白芷 10g	浙贝母 10g
北柴胡 12g	郁金 12g	薏苡仁 30g	夏枯草 10g
赤芍 10g			

2. 方证要点

本方为治疗各类疣的专方，对于临床诊断明确的各类疣都可使用。具体方证要点如下：

（1）无明显虚弱表现者，无出血倾向者。

（2）慢性病程、迁延难愈或新发疾病均可用之。

（八）问诊路径

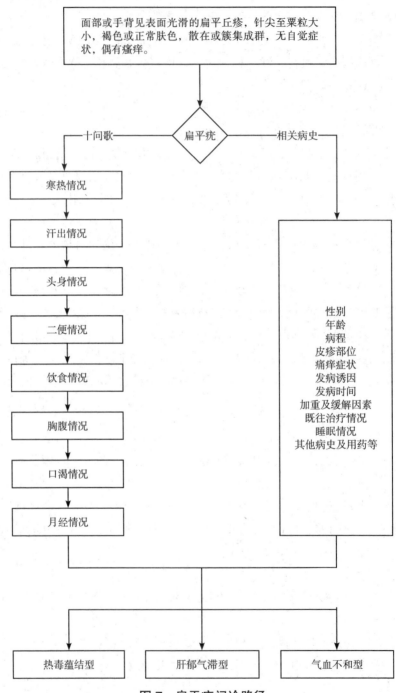

面部或手背见表面光滑的扁平丘疹，针尖至粟粒大小，褐色或正常肤色，散在或簇集成群，无自觉症状，偶有瘙痒。

扁平疣

十问歌

寒热情况

汗出情况

头身情况

二便情况

饮食情况

胸腹情况

口渴情况

月经情况

相关病史

性别
年龄
病程
皮疹部位
痛痒症状
发病诱因
发病时间
加重及缓解因素
既往治疗情况
睡眠情况
其他病史及用药等

热毒蕴结型　　肝郁气滞型　　气血不和型

图 7　扁平疣问诊路径

第五节　痤疮

（一）疾病认识

痤疮，俗称"青春痘"，是一种发生于毛囊皮脂腺的慢性炎症性、影响患者身心健康的损容性皮肤病。中医学因其丘疹顶端如刺状，可挤出白色碎米样粉汁，故称为"粉刺"。中医古籍对该病有多种称谓，如"皶""面疱""酒皶""粉刺""肺风粉刺"等。临床以丘疹、粉刺、脓疱、结节、囊肿及瘢痕等多种形态为主要特征，好发于颜面、胸背及颈部等皮脂腺分布较丰富的部位。各年龄段人群均可患病，但以青少年最为高发。

历代医家将粉刺的发病多责之于肺、胃，病因多为风热、血热和湿热，病机多为肺气内郁、血热郁滞，凝结于面。近代学者在传统病因病机认识的基础上，提出了与肝、脾胃、肾、冲任失调、血瘀以及与体质相关等新的理论认识。目前对于粉刺病因病机的共识主要有：素体阳热亢盛，肺经蕴热，复受风邪，熏蒸面部；辛辣肥甘、膏粱厚味，助湿生热，湿热蕴蒸；脾运失健，痰湿内生，郁久化热，热灼津液，炼津为痰，痰瘀凝滞。

（二）辨证思路

粉刺发病群体集中在青少年和壮年，临床证候以粉刺伴红赤丘疹、脓疱、结节、囊肿、瘢痕为主要特征，病位多集中在颜面、头项及背部，总体辨证属于阳证、热证等范畴。

1. 辨年龄

从发病年龄来看，根据"三因制宜"中因人制宜原则，患者多为青少年及壮年。根据《素问·上古天真论》"帝曰：人年老而无子者，材力尽邪？将天数然也？岐伯曰：女子七岁……二七而天癸至，任脉通，太冲脉盛，月事以时下，故有子；三七，肾气平均，故真牙生而长极；四七，筋骨坚，发长极，身体盛壮……""丈夫八岁肾气实……二八，肾气盛，天癸至，精气溢泻，阴阳和，故能有子；三八，肾气平均，筋骨劲强，故真牙生而长极；四八，筋骨隆盛，肌肉满壮"，该类人群多居"二七""四七"或"二八""四八"之年，天癸渐充、体质壮实、阳气内盛为粉刺发病的内因及发病的基础。若年近"五七"（女）或"五八"（男）而发病者多属真阴不足、虚火上扰，常伴五心烦热、口燥咽干、腰酸耳鸣、溲赤便结等症，女性常伴月经失调、心烦易怒等症。

2. 辨病位

颜面、头项及背部属于阳明、少阳、太阳经脉分布之处，尤其头面为三阳交会之处，阳气汇聚，阳热内盛。颜面中部属阳明，侧面属少阳，项背属太阳，临证可根据皮损所分布的部位与数量多寡来辨识何经阳气盛衰，据此遣方用药，引药归经。

3. 辨皮疹性质

粉刺、结节、囊肿多属痰湿内蕴、凝滞腠理。红赤丘疹、脓疱多属湿热毒邪熏灼肌肤、化腐为脓。瘘道、瘢痕、色素沉着多属痰瘀互结、阻滞经络。

除此之外，粉刺的发病常与饮食、情绪、作息等多种因素有关，女性常与冲任二脉功能失调、脾胃运化失司密切相关。如饮食辛辣、肥甘厚味，常致胃肠湿热，循经上扰；情志失调，肝郁化火，肝木乘脾；气血亏虚，冲任失调，脾胃失运，痰湿阻滞。临证应据症而辨。

总之，阳热亢盛、湿热内蕴为本病的核心病机，临证应谨守病机，治以清热利湿解毒，在此基础上根据不同的病因、伴症及体质随症加减。

（三）治疗方案

1. 热毒蕴结型

症状：头面粉刺，丘疹色红，顶端脓疱，焮热肿痛，压痛明显，或伴瘙痒；伴口干口臭、渴喜冷饮、大便秘结、小便短赤。舌质红，苔黄，脉数。

辨证：热蕴心肺，毒聚肌肤。

治法：清热解毒，滋阴散结。

处方：

金银花 20g	连翘 15g	蒲公英 15g	紫花地丁 15g
黄芩 15g	石膏 20g	知母 15g	浙贝母 10g
泽兰 15g	皂角刺 15g	车前草 10g	

加减：脓疱密集、舌面润滑者加白花蛇舌草；头面油腻伴鳞屑、瘙痒、小便涩赤者加荆芥、苦参、地肤子；皮疹聚集双颊、结节暗红，伴情志不遂、舌边暗红者，加柴胡、郁金、龙胆草；结节质硬、久不破溃，或瘢痕色暗者，加黄芪、皂角刺、醋鳖甲、醋莪术。

分析：此型多见于体质壮实或病初热盛。青少年天癸充、阳气盛，风热外袭，上焦受邪，阳热交炽，壅盛为毒，上炎头面，化腐为脓，故见皮疹色红、顶端脓疱、焮热肿痛；心肺热盛，阳盛伤阴，即阳盛则阴病，故口干饮冷，大便秘结，小便短赤。方中金银花、连翘、蒲公英、紫花地丁、黄芩为贾敏教授经验方"五味解毒汤"；金银花作为君药，清热泻火、解毒消痈；连翘、车前草与石膏、知母、浙贝母清心养肺、清热养阴以治阳盛之阴病，同时，车前草入小肠经，导心经热毒下行，使邪有出路；泽兰活血祛瘀、利水消肿；皂角刺消肿排脓。

2. 热毒痰瘀型

症状：头面或胸背皮疹密集，疹色紫或暗红，粉刺、丘疹、脓疱，伴明显结节，颜色瘀紫；或伴血痂、脓痂；或囊肿、破溃，溢出黄稠脓液。口干口臭，便秘或便质黏腻。舌质暗红，苔腻厚偏黄，舌面润或干，脉数或滑或沉。

辨证：热毒上炎，痰瘀互结。

治法：清热解毒，化痰散瘀。

处方：

金银花 15g	连翘 15g	蒲公英 15g	紫花地丁 15g
当归 15g	川芎 10g	桃仁 10g	红花 10g
黄芩 15g	浙贝母 10g	法半夏 12g	车前草 10g

加减：体型肥胖、满面油光，结节、囊肿、脓疱为主，平素嗜食肥甘厚味，痰湿内蕴、痰热上犯者，加炒山楂、炒建曲、麦芽、枇杷叶；结节、囊肿此起彼伏、溢脓不尽、反复发作者，加黄芪、皂角刺（30~50g）、醋鳖甲；烦躁易怒、咽干口苦明显者，加栀子、北柴胡；疹色偏淡、脓液稍稀，小便不利，舌胖大齿痕、舌面水滑者，加茯苓、薏苡仁、泽泻；头面红赤、油腻、囊肿、脓肿渗出黄稠，心烦失眠，舌暗苔厚者，加玄参、虎杖、丹参、龙骨、牡蛎。

分析：该型多见于青春期男性患者，天癸充盈，阳热亢盛，血热外壅；或因误治延治，久郁化火，两阳相合，化热化毒，蕴结颜面。同时，根据"三因制宜"原则，贵州属亚热带湿润季风气候，降水较多，阴多日少，属湿霾偏重地域，再者本地饮食偏辛辣肥甘厚味之品，易化痰生湿，与体外湿气相结，酿生湿邪；湿邪胶结不化，蕴久化热，热毒上炎；热毒炼液成痰，灼血成瘀，而致热毒痰瘀互结。治宜清热解毒、化痰散结、活血化瘀。选方"消痤汤"，热毒痰瘀兼而治之。本方为贾敏教授治疗粉刺的经验方。其中以金银花、连翘、蒲公英、紫花地丁、黄芩（五味解毒汤）为君，清热泻火、解毒消痈。当归、川芎、桃仁、红花为臣以行气活血化瘀；川芎性味辛温，活血行气，能兼顾气分与血分瘀滞，为气血同治要药。黄芩燥湿，配伍苦寒的浙贝母、辛温的法半夏以化痰散结，善治痰湿凝结之皮肤结节、囊肿。车前草清热利尿，以效刘河间"治湿不利小便，非其治也"之意，同时，车前草配伍桃仁、当归润肠通便，三药合用可通利二便，使热毒、痰湿之邪有去路，导邪外出。消痤汤全方用药精当，君臣佐使主次分明，具有清热解毒、活血行气、化痰散结的功效，能使热毒得清、痰瘀得化，达到治疗的目的。

3. 气血失和、痰热上壅型

症状：面色㿠白，粉刺、丘疹、结节、囊肿等，疹色淡红；或伴面部潮红，肌松肉嫩，畏寒肢冷，喜静少动；或伴头晕乏力，神疲多梦。或进食辛辣厚味后皮疹增多，疹色变红，焮热肿痛。女性多伴月经紊乱，或经少夹块，经行腹痛，经前皮疹加剧，经后疹减。舌质淡嫩，或胖大、有齿痕，舌面水滑，苔白或白腻，脉沉细。

辨证：气血失和，痰饮化热。

治法：健脾益气和血，清热化痰散结。

处方：
当归 15g	川芎 10g	白芍 20g	白术 15g
茯苓 15g	泽泻 15g	浙贝母 10g	法半夏 12g
金银花 10g	连翘 10g	蒲公英 10g	紫花地丁 10g
黄芩 10g			

加减：结节、囊肿此起彼伏、溢脓不尽、久不敛口、反复发作者，加黄芪、皂角刺（30~50g）；月经量少、衍期加鸡血藤、黄芪；月经色暗、血块较多，伴明显痛经者，加红花、桃仁、益母草；体型偏胖、满面油光，结节、囊肿、脓疱为主，平素嗜食肥甘厚味者，加炒山楂、炒建曲、麦芽；颜面瘙痒、鳞屑加防风、地肤子。

分析：此型多见于体质虚弱者。脾气虚弱，气血乏源、经脉失养可致面色㿠白、畏寒肢凉；气血亏虚，肌肤失养，卫外不固，风热上扰，侵袭阳位，即见头面、胸背粉刺、丘疹；同时，脾虚失运，痰湿内生，蕴而化热，热性上炎，熏灼肌肤而致丘疹、结节、囊肿、溢脓。女性患者气血亏虚、冲任失养，常致月经紊乱、经行腹痛；因经前气血渐盈，热随气升，故经前皮疹加重；经后热随血泄，故热减疹平。本证气血亏虚为本，气虚痰凝、血运受阻、瘀阻肌肤、瘀热痰结为标，治当益气补血、运脾化饮、清热化痰、活血散结。方中以四物汤补血，去地黄虑其滋腻碍脾运化痰饮之虞；白术、茯苓、泽泻运脾化饮，推陈致新，使饮化脾运，气血得生。上六味为治本之用。继以五味解毒汤化裁清热解毒消痈，浙贝母、法半夏化痰散结。全方共奏健脾益气和血、清热化痰散结之功。

（四）典型案例

李某，男，21 岁。初诊时间：2018 年 6 月 12 日。

主诉：面部反复皮疹伴痒痛、瘢痕 5 年，加重 1 个月。

现病史：患者 5 年前颜面出现散在红色丘疹，逐渐增多，部分顶端脓疱，用手挤压后见粟粒大小白色粉质状粉刺或黏稠脓液或脓血混合物，伴轻度痒痛。进食火锅、油炸食品、辣椒等食物或晚睡、熬夜后皮疹增多并容易化脓。曾多次就诊于医院，接受药膏外搽、"消炎药"口服治疗，皮疹可暂时缓解，停药后反复发作。脓液溢出或缓慢自行吸收后形成硬结，留绿豆或黄豆大小暗红色瘢痕，或芝麻大小凹坑。1个月前皮疹逐渐增多，头皮出现类似皮疹，按压轻度疼痛，再次使用阿达帕林药膏外搽，疗效不显。患者自觉面部皮肤轻度灼热及紧绷、疼痛，口干喜冷饮，喜食火锅及油炸食品，经常晚睡，口臭，大便稍黏腻，小便黄。

检查：面部油腻；暗红斑基础上见密集红色丘疹及结节，部分顶端见脓疱；间夹花生至蚕豆大小暗紫色囊肿，部分囊肿顶端破裂溢脓，或结脓血痂；可见多数芝麻大小凹陷性瘢痕及黄豆大小肤色至暗红色隆起瘢痕；散在黑头粉刺。头皮及项后发际见多发炎性丘疹、结节及脓疱，背部见散在同形皮疹及瘢痕。舌质暗红，舌面稍干，苔黄厚腻，脉滑数。

西医诊断：寻常痤疮（聚合型Ⅳ度）。

中医诊断：粉刺。

辨证：热毒上炎，痰瘀互结。

治法：清热解毒，化痰散瘀。

处方：

金银花 15g	连翘 20g	蒲公英 15g	紫花地丁 15g
当归 10g	川芎 10g	桃仁 10g	红花 10g
黄芩 15g	浙贝母 10g	法半夏 12g	车前草 10g

7剂，每日1剂，水煎，分3次温服。

外治：予粉刺祛除术治疗，将脓疱及粉刺挤压排除，并排出囊肿内容物。嘱患者每晚睡前调敷改良颠倒散1次，表面用保鲜膜覆盖，20~30分钟后用清水洗除面膜。

二诊：面部皮疹灼热、疼痛及油腻感较前减轻，新发脓疱减少，原脓疱大部分消失，囊肿逐渐缩小，溢脓减少，部分干涸。但部分结节仍压痛明显，部分结节、囊肿增大，质地稍变软，似有波动感，但未见脓头。口干减轻，大便仍黏腻，小便黄。舌质暗红，舌面稍干，苔黄厚腻，脉滑数。

证属热毒未清、痰瘀胶结，治当化痰行瘀散结、清热托脓。

法半夏 12g	泽兰 10g	浙贝母 10g	当归 10g
川芎 10g	桃仁 10g	黄芪 30g	皂角刺 30g
金银花 15g	连翘 20g	蒲公英 15g	紫花地丁 15g
醋鳖甲（先煎）10g			

14 剂，每日 1 剂，水煎，分 3 次温服。

三诊：面部已无新发丘疹及脓疱，原暗红色斑片明显变淡，皮面仅轻度油腻。原大部分结节、囊肿缩小至消退，无破溃溢脓，皮面较光滑。散在小结节及炎性丘疹，少量黄豆大小残余暗紫色结节及囊肿，囊肿波动感不明显。无口干口臭，大便稍稀，小便正常。舌稍暗，苔微黄略腻，脉略滑数。

证属瘀热轻浅，治当清解余热、和血散瘀。前方减量化裁：

金银花 10g	连翘 15g	蒲公英 10g	紫花地丁 10g
当归 10g	川芎 10g	桃仁 10g	红花 6g
浙贝母 10g	法半夏 12g	车前草 10g	焦山楂 10g

7 剂，每日 1 剂，水煎，分 3 次温服。

案例点评：本例青春期男性患者，平素饮食辛辣厚味，皮肤油腻，颜面红赤，疹红化脓，囊肿结节，皮疹疼痛，破溃溢脓。辨证属热毒壅盛、痰瘀阻结，治以清热解毒、化痰散瘀。予贾敏教授治疗粉刺的经验方"消痤汤"，清热解毒、化痰散瘀。方中以贾敏教授经验方"五味解毒汤"清热泻火、解毒消痈；当归、川芎、桃仁、红花、行气活血化瘀；黄芩燥湿，配伍辛苦的浙贝母、辛温的法半夏化痰散结，善治痰湿凝结之皮肤结节、囊肿；车前草清热利尿，导邪外出。

首诊治疗后，毒热减半，但痰凝与瘀阻尚未解除。故加皂角刺、泽兰活血行水，助法半夏、浙贝母化痰饮，助当归、川芎行气活血导滞；加黄芪益气托毒、排脓散结。三诊时，皮疹消退大半，诸邪大减，余毒未清。遂再予消痤汤化裁，减量以防寒凉伤中，加焦山楂兼顾患者素嗜肥甘厚味之品，以消食滞。

（五）临证经验

贾敏教授总结出一套治疗寻常痤疮（粉刺）简便易行的辨治方案。即以天癸盛衰为基础，辨阴阳盛衰，再结合性别，辨体质强弱，两者为本；再辨热毒、痰湿、瘀血的兼夹，以此为标。正邪统一，标本兼治。青壮年天癸充盛，阳气充足，肺经感受风邪、痰湿等易从阳化热，多致实证，当以"实则泻之"，治法当清解而泻实，如"五味解毒汤"。若年过"七七""八八"，天癸渐衰，正气亏虚，阴阳不足，气血虚衰，兼感热毒、痰瘀，证属虚实夹杂，治当补虚泻实，或益气养血，或健脾益气，或滋阴降火，如四君子汤、四物汤、知柏地黄汤等；同时祛邪，如清解余热、化痰行瘀，用金银花、连翘、法半夏、泽兰、桃仁、红花等。若为女性，多有气血失调、月经紊乱、畏寒四逆、面色㿠白，或经前粉刺复发或加剧等，治当益气和血、调理冲任，桃红四物汤化裁。

（六）零金碎玉

贾敏教授擅长采用中医综合疗法治疗粉刺，尤其对专病用药与辨证用药具有丰富经验，现简介如下：

1. 金银花、连翘

（1）单味功用　金银花，甘，寒，归心、肺、胃经；功能清热解毒、疏散风热。

连翘，苦，微寒，归心、肺、胆经；功能清热解毒、消痈散结、清心除烦。

（2）伍用经验　金银花清热解毒、散痈消肿，为治疗一切阳证痈肿疔疮之要药。连翘清热解毒，长于消痈散结，有"疮家圣药"之美誉。二药相伍，除增强清热解毒之力外，还长于消散痈肿及结节，尤适于寻常痤疮（粉刺）之炎性丘疹、脓疱及结节等皮损。另，金银花气味芳香，量小走表，善清气分热证，取"轻清走表"之效，偏清表热，常用剂量10~15g；又因其甘寒入胃，量大厚肠，善走阳明及血分，长于消肿、化脓、止痛，此时剂量宜大，20~50g。此外，连翘尚能清心火、除烦躁，如心火旺盛、口舌生疮、口苦、尿赤者较为适宜，也可改用连翘心，疗效尤甚。

2. 蒲公英、紫花地丁

（1）单味功用　蒲公英，甘、苦，寒，归肝、肺经；功能清热解毒、消痈散结、利湿通淋。

紫花地丁，苦、辛，寒，归心、肝经；功能清热解毒、消痈散结。

（2）伍用经验　蒲公英，长于消痈，有肝经"痈疡要药"之称，适宜于肝热火毒之痈疡，如乳痈；适宜于因情志抑郁、肝郁化火、肝火上炎之粉刺、囊肿。同时蒲公英尚能利湿通淋，有导邪外出之功。蒲公英又名"黄花地丁"，与紫花地丁合称"二丁"，二者相伍，能消散粉刺、囊肿等湿毒、热毒之壅聚。

3. 当归、川芎

（1）单味功用　当归，甘、辛，温，归肝、心、脾经；功能补血活血、调经止痛、润肠通便。

川芎，辛，温，归肝、胆、心包经；功能活血行气、祛风止痛。

（2）伍用经验　当归辛甘性温，质地濡润，活血补血，以滋血源；配川芎，寓补于行，走散结合，以防"五味解毒汤"苦寒伤正。川芎行气活血，为"血中气药"。二者相伍，既可兼顾热毒在气分、血分之瘀滞，为气血同治之要药，又可调和气血、调理冲任，适宜于气血失和所致的粉刺伴月经不调、经前粉刺加重、面色㿠白、畏寒四逆者。

4.法半夏、浙贝母

（1）单味功用　法半夏，辛，温，归脾、胃、肺经；功能燥湿化痰、降逆止呕、消痞散结、消肿止痛。

浙贝母，苦，寒，归心、肺经；功能清热化痰、开郁散结。

（2）伍用经验　法半夏辛温燥烈，善治脾肺痰湿及寒痰证，用于粉刺之寒痰或痰湿蕴结所致结节、囊肿内容物黏稠、不易排尽者。浙贝母苦寒，化痰散结。二者相伍，寒温并用，相互牵制，药性平和，故寒痰湿痰、湿热痰热所致的粉刺均为相宜，善治以上诸邪所致之皮肤肿胀、斑块、结节、囊肿、脓肿等。

5.山楂、麦芽、炒谷芽

（1）单味功用　山楂，酸、甘，微温，归脾、胃、肝经；功能消食化积、行气散瘀。

麦芽，甘，平，归脾、胃、肝经；功能消食健胃、回乳消胀。

谷芽，甘，平，归脾、胃经；功能消食健胃。

（2）伍用经验　山楂消食化积，长于消肉食、油腻之积；麦芽、谷芽善消米面薯芋食滞。三者相伍，能消米面、肉食、油腻诸类积滞，适于体型偏胖，或面部油腻，或平素嗜食肥甘厚味者。

6.黄芪、皂角刺

（1）单味功用　黄芪，甘，微温，归脾、肺经；功能补气升阳、益气固表、利水消肿、托毒生肌。

皂角刺，性味辛、温；功能消肿排脓、祛风杀虫。

（2）伍用经验　黄芪补气升阳、益气托毒，用于气血不足、无力托毒外出者。皂角刺用于痈疽疮毒初起或脓成不溃。二者相伍，用于粉刺病久伤正者；或素有气血不足，粉刺伴有结节并逐渐软化、囊肿形成者；或脓肿不溃或溃久不敛者。

7.醋莪术、醋鳖甲

（1）单味功用　醋莪术，苦、辛，温，归肝、脾经；功能破血行气、消积止痛。

醋鳖甲，咸，寒，归肝、肾经；功能滋阴潜阳、软坚散结。

（2）伍用经验　莪术辛散苦泄，性温善通，既能破血逐瘀，用于粉刺见瘀血阻滞之固定结节、囊肿、瘢痕疙瘩且色泽紫暗者，又能行气止痛，用于粉刺伴情志不畅、气机郁滞且皮疹疼痛者。鳖甲咸能软坚，用于结节、囊肿及瘢痕增生等；寒能滋阴，亦能潜阳。鳖甲与莪术相伍，寒温并用，相互牵制，药性平和，既适宜于热毒实热证，又适宜于气血不足，二者相伍，活血化瘀、散结消痈力著。同时，莪术之温通能防鳖甲寒遏阴邪，而鳖甲性寒能防莪术温热助邪，相得益彰。此外，鳖甲、莪术需醋淬使用，使水煎溶解率最大化，以提高疗效。

（七）问诊路径

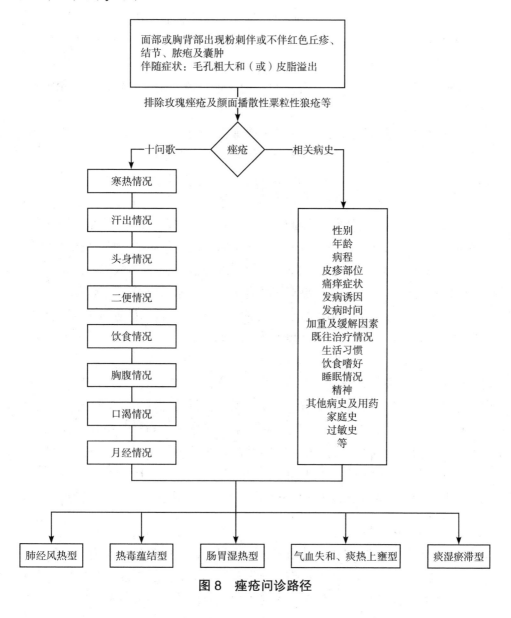

图 8　痤疮问诊路径

第六节　老年性皮肤瘙痒症

（一）疾病认识

老年性皮肤瘙痒症是一种无明显原发性皮肤损害而以瘙痒为主要表现的皮肤感觉异常的皮肤病，一般认为，老年人出现无原发皮损、为局部或全身瘙痒症状、持续超过 40 天以上即可诊断。多因皮脂腺功能减退、皮肤干燥等因素所致，女性患者可能是绝经后综合征的一种表现。患者常因瘙痒难忍影响睡眠，严重影响生活质量。

老年性皮肤瘙痒症多属中医学"风瘙痒"范畴，亦叫"痒风""风痒""血风疮""谷道痒""阴痒"等。《外科证治全书·痒风》中载："遍身瘙痒，并无疮疥，搔之不止。"又曰："痒虽属风，亦各有因。"《内经》云："诸痒为虚。"中医学认为本病多因禀赋不耐，血热内蕴，外感之邪侵袭，易致血热生风，因而致痒；久病体弱，风邪外侵，血虚生风，肌肤失养而发；饮食不节，过食辛辣、油腻或饮酒，损伤脾胃，湿热内生，化热生风，内不得疏泄、外不得透达，郁于皮肤腠理而发；情志内伤，五志化火，血热内蕴，化热动风而成。

我派认为老年人正气逐渐虚衰，气血不足，脏腑功能渐衰，易感外邪，肌肤失于濡养则不荣；风善行数变，乘虚而入，阴血亏虚亦易生风，易发瘙痒，此为内因。饮食不节、情志不畅既是本病的主要诱因，患病后又可加重病情。老年人肝血亏虚，血不养肤，血虚风燥易发瘙痒，表现为皮肤干燥、瘙痒、脱屑，可伴头晕、失眠；正气不足，易外感风热邪气，蕴而生风，表现为瘙痒剧烈，遇热更甚，伴口渴、小便黄、大便干燥；脾胃功能衰弱，湿热内生，表现为湿疹样变，抓破后或有津水流溢，伴胸闷身重、纳谷不馨、大便秘结、小便黄赤；或因情志不畅，肝气郁结，气机阻滞，血行不畅，日久成瘀生风而发瘙痒，表现为情绪波动，反复搔抓刺激，血痕累累，局部皮损粗糙肥厚。

综上所述，老年性皮肤瘙痒症呈现出以虚为主、虚实夹杂的病机特点。

（二）辨证思路

老年性皮肤瘙痒症可由内外因多种因素引起，外因包括风湿热邪，内因包括气血亏虚、饮食不节、情志内伤。若呈现风热蕴肤的急性发病状态，常表现为瘙痒剧烈，遇热加重，小便黄，大便干燥；或皮肤抓破后津水渗出或有继发感染者，伴食欲不佳、小便黄赤、大便干结；或长期慢性瘙痒的患者，因病程久，遍身瘙痒，皮肤干燥或伴有脱屑，夜间尤甚，甚则难以入眠，可伴形体消瘦、面色无华、头晕目涩、心悸等。因老年人常伴有其他慢性内科杂病，治疗上当急则治其标，同时顾护老年人气血津液。整体施治，不可见皮治皮。

中医治疗老年性皮肤瘙痒症独具特色，运用中药内服外洗，结合中医特色治疗技术，既可以显著缓解瘙痒，又可以有效改善其他伴随症状，如情志不遂、头晕失眠、大便难解等，提高患者生活质量，还可以减少由抗组胺药物和激素药物带来的不良反应。

（三）治疗方案

1. 肝郁血虚型

症状：病程长，皮肤干燥，抓破后可有脱屑，抓痕累累，情志抑郁或波动，发作性瘙痒，可伴有心烦易怒、口燥咽干、胸胁痛、目眩、纳差、失眠多梦。舌淡红，苔薄，脉细数或弦数。

辨证：肝郁血虚，瘀热互结。

治法：疏肝养血，清热化瘀。

处方：
柴胡 10g	当归 10g	白芍 30g	川芎 10g
茯苓 10g	白术 10g	薏苡仁 20g	生地黄 15g
黄芩 10g	车前草 10g		

加减：瘙痒剧烈者加荆芥、防风、白鲜皮；心烦失眠、夜间瘙痒者加龙骨、牡蛎、珍珠母；湿热盛加黄柏、苍术；血热盛加牡丹皮。

分析：此型多因肝气郁结，气机阻滞，血行不畅，日久成瘀，化而生风导致。肌肤失去气血滋养，故见皮肤干燥瘙痒，或有脱屑；肝郁则情志不畅，可见情志抑郁或心烦易怒；肝气阻滞可见胁痛目眩；肝郁化火可见口燥咽干；肝郁血虚，脾胃虚弱，可见纳食差。此方为加味逍遥散化裁而来，功在疏肝解郁、养血清热。方中柴胡苦辛凉，条达肝气、疏肝解郁。白芍养血敛阴；当归补血养肝，能加强白芍养肝血功效，当归治风亦治血，二者能监制柴胡疏泄太过。川芎味辛气雄，中开郁结、行气活血，以止胁痛，能助柴胡疏肝解郁之力，亦可加强当归养血活血之功。肝气郁久则伤脾，茯苓渗湿健脾宁心，白术甘苦燥湿健脾，使气机运化有权、营血生化有源。病久瘀热内生，黄芩苦寒清肺热，泻上焦之火；车前草清热利尿、凉血、解毒，引热从小便出；薏苡仁健脾清热又利湿，上清肺热，下利水湿；生地黄清热凉血以除瘀热，合当归又滋养阴血。四药联合清热祛瘀不伤正，助君臣疏肝养血不留邪。诸药共奏疏肝养血、清热化瘀之功。

2. 血虚风燥型

症状：病程日久，瘙痒难忍，反复发作，皮肤色淡如枯木，粗糙肥厚似牛皮，抓痕明显，可伴头晕、健忘、面色无华、纳食差、睡眠差。舌淡红，苔白，脉弦细。

辨证：血虚风燥，肌肤失养。

治法：养血活血，祛风止痒。

处方：

当归10g	川芎10g	生地黄10g	黄芪20g
荆芥穗10g	防风10g	白蒺藜10g	制何首乌6g
黄芩10g	地肤子10g	阿胶10g	北沙参10g
玄参10g			

加减：风热偏盛，身热口渴者，加金银花、连翘；湿热偏盛，胸脘痞满、身重乏力、舌苔偏厚腻者，加地肤子、黄柏；血分热盛，加赤芍、牡丹皮等；失眠健忘者加首乌藤；皮肤肥厚粗糙者加桃仁、红花、丹参。

分析：本型多由年老肝血亏虚，血不养肤，生风化燥，血虚风燥而致。肌肤失养，故可见皮肤干燥瘙痒、皮肤肥厚；阴血亏虚，则见头晕、面色无华；心失所养，则心烦、失眠；虚阳外浮，可见烦热、易怒。方中当归、川芎、生地黄滋阴养血以治营血不足。生地黄甘寒，清营凉血能滋阴；当归甘温质润，补血养肝，治风亦治血，与生地黄相伍能加强补血之力，又可行经隧脉道之滞；川芎辛散温通，上行头目、下行血海、中开郁结、旁通络脉，助当归畅达血脉之力，同时取其"治风先治血，血行风自灭"之意。黄芪益气固卫护表；防风、荆芥疏风止痒。制何首乌滋补肝肾、益精血；白蒺藜平肝疏风止痒。久病湿热内生，故予黄芩苦寒清肺热，泻上焦之火热；白鲜皮清热燥湿，又能祛风解毒；地肤子味苦而甘，清热利湿止痒，湿热除而阴精自安。阿胶、沙参滋阴养血；玄参滋阴清热。诸药合用，共奏养血润燥、祛风止痒之功，益气固表而不留邪、疏散风邪而不伤正、清热利湿而不伤阴，有补有散，标本兼顾。

3. 阴虚火旺型

症状：慢性病程，皮肤瘙痒，皮肤干燥脱屑，可伴有低热、潮热盗汗、心烦易怒、口干欲饮。舌红，少苔，脉细数。

辨证：阴虚火旺，血热动风。

治法：滋阴清热，凉血解毒。

处方：

女贞子10g	墨旱莲10g	当归10g	川芎6g
生地黄10g	玄参10g	知母10g	地肤子10g
生龙骨15g	生牡蛎15g	车前草10g	

加减：气阴两虚加黄芪、白术健脾益气；骨蒸潮热者加地骨皮、银柴胡退虚热；盗汗甚者加山茱萸、煅龙骨、煅牡蛎。

分析：本型多为肝肾阴虚，水不涵木，阴不敛阳。肝肾同源，精无血生，肾精渐亏，精血不能滋养皮肤，则见皮肤干燥瘙痒脱屑；阴虚内热，可伴有低热、潮热盗汗；阴虚火旺，可见心烦易怒、口干欲饮。方中女贞子、墨旱莲补肝益肾、滋阴凉血，二者合用，补而不滞、润而不腻，久服不碍脾胃，是补肝肾之良药。当归滋补肝血，治血治风，为治疗血证要药；生地黄清热凉血，亦滋阴，与当归配伍加强补血之力；川芎行气活血，助当归通利血脉。三者合用，养血清热。玄参咸寒，清热凉血、泻火解毒，亦能滋养阴液、软坚散结，亦有防止苦寒药物伤阴之功。知母苦、甘，性寒、质润，清热泻火、生津养液、滋阴润燥；地肤子味苦而甘，清热利湿止痒，湿热除而阴精自安。阴血虚者无以制阳，肝阳上亢而生风，以龙骨、牡蛎平肝潜阳、重镇安神，又能敛疮止痒，牡蛎还能散结消疹。车前草清热利湿，可使热从水道而解，有引热导出之功。

（四）典型案例

黄某，男，79岁。初诊时间：2012年10月5日。

主诉：全身瘙痒5年，加重2天。

现病史：患者自诉5年来每逢天气转凉，全身就出现瘙痒，症状较轻，未予特殊重视，自用止痒药膏外擦对症治疗。2天前再次出现上述瘙痒，症状明显加重，外用止痒药膏未见明显好转，严重影响生活。患者自觉躯干、四肢瘙痒剧烈，以四肢为甚，夜间遇热加重，睡眠差。大便黄软，小便可，精神尚可，饮食尚可。

检查：全身皮肤干燥，躯干、四肢散在少量细糠状鳞屑，散在少量点状、条状抓痕。舌红而干，无苔，脉弦细。

辅助检查：实验室报告无异常。

西医诊断：老年性皮肤瘙痒症。

中医诊断：风瘙痒。

辨证：阴虚火旺，血热动风。

治法：滋阴清热，凉血解毒。

处方：

女贞子 10g	墨旱莲 10g	知母 10g	玄参 10g
生地黄 10g	牡丹皮 10g	龙骨 20g	牡蛎 20g
阿胶 10g	地肤子 10g	车前草 15g	

14剂，每日1剂，水煎服。

二诊：2012年10月19日。患者全身瘙痒较前减轻，全身皮肤干燥减轻，躯干、四肢鳞屑明显减少，未见抓痕。诉腹部胀满不适，纳差，大便黄软，小便可，精神尚可，睡眠差。舌红干，苔稍黄。考虑患者出现湿热证候，故上方去阿胶，加黄芩、藿香、厚朴清热燥湿，再加麦冬、天冬滋阴生津。

女贞子 10g	墨旱莲 10g	知母 10g	玄参 10g
生地黄 10g	牡丹皮 10g	龙骨 20g	牡蛎 20g
天冬 10g	麦冬 10g	藿香 10g	厚朴 10g
黄芩 10g	地肤子 10g	车前草 10g	

7剂，每日1剂，水煎服。

三诊：2012年10月26日。患者自诉除胫部瘙痒外，其他部位无明显瘙痒，睡眠尚可。全身皮肤无明显干燥，躯干、四肢未见鳞屑，未见抓痕。鉴于胫部仍瘙痒，故上药加牛膝引药下行。服药1周后复诊，患者全身无瘙痒，无新发皮损。

案例点评：老年性皮肤瘙痒症内因多为脏腑气血失调，外因常与风湿热虫相关，肌肤气血不和而痒生。风瘙痒是一种无明显原发皮损而以瘙痒为主要症状的皮肤感觉异常的皮肤病，亦称痒风。贾敏教授认为该病由于患者禀赋不耐，血热内蕴，外感之风邪乘虚外袭，血虚生风，肌肤失养而致。本病患者每逢秋冬发病，病程较久，患者年过七旬，形体消瘦，舌红而干无苔，脉细数，证属阴虚火旺，以滋阴清热、祛风止痒而收显效。方中女贞子、墨旱莲、天冬、麦冬滋阴，玄参、生地黄、熟地黄、黄芩、知母滋阴清热，藿香、厚朴芳香化湿，疗效显著。初诊后，瘙痒症状改善，出现腹胀不适，考虑患者阴虚日久，湿热内生，故去阿胶加黄芩、藿香、厚朴芳香化湿以祛湿清热，再加麦冬、天冬滋阴生津。三诊时患者症状较前已明显改善，余双下肢仍感瘙痒，此为余热下注表现，故加牛膝引药下行。再服7剂后症状消失。

（五）临证经验

老年性皮肤瘙痒症属于神经-精神性皮肤病，老年人性腺分泌功能减退，皮脂腺、汗腺萎缩，皮肤萎缩退化，皮肤干燥导致全身皮肤泛发性瘙痒。瘙痒严重可影响日常生活和生活质量。由于反复长时间的搔抓，皮肤出现抓痕血痂、苔藓样变，甚至导致脓皮病的发生。若患有内科疾病如肾衰竭、糖尿病神经病变及胃肠功能障碍等都可能使病情加重或发作。

《内经》云："诸痒为虚。"贾敏教授认为，老年人年老体弱、气血失和、肝肾不足是皮肤瘙痒症的重要病机，尤其与肝的关系更为密切；治疗当以疏肝、平肝、养肝，养血、活血、祛风等，灵活运用，根据辨证，必要时肝肾同治。中医辨证的过程，是以中医基本理论为依据，通过四诊，对症状、体征等临床资料进行综合分析，辨明其内在联系和病变的相互关系，从而做出诊断的过程。例如，肝郁气滞，血行不畅，瘀血内生；或肝血亏虚，血不养肤；或肝肾阴虚，水不涵木，阴不敛阳，肝肾同源，精血不能滋养等形成的瘙痒，治疗各不相同。临床上需根据患者个体辨证论治。

值得一提的是，外治法是中医皮肤科的瑰宝，给药直观、直达病所、见效迅速，是外治法的特色。"外治之理即内治之理，外治之药即内治之药，所异者法耳。"内治外治相结合治疗皮肤病，尤其对老年性皮肤瘙痒症具有优势，疗效显著。此外，贾敏教授认为对于老年性皮肤瘙痒症患者，皮肤的润肤保湿以及护理同样重要。

在临床上，老年人正气不足，易感风热毒邪，导致瘙痒发生，此时为本病初期，正气不足。治疗上当以扶正祛邪为主，兼顾护气血津液，使祛风散邪而不伤正、湿热去而不生痰，标本兼顾，从而减轻瘙痒，还可以改善其他症状。当疾病进入后期，老年患者肝肾不足，血虚风燥，临床表现为皮肤干燥瘙痒、心烦失眠、头晕目眩、烦热等。治疗当以补虚为主，滋补肝肾、养血和血。在中药配伍方面，贾敏教授注重补而不腻、温而不燥、寒不伤阴。

（六）零金碎玉

贾敏教授对老年性皮肤瘙痒症有丰富的临床经验，常用对药发挥中医药特色，充分体现中医药治疗皮肤病的优势。以下介绍贾敏教授治疗本病时使用对药及配伍用药的临床经验和特点。

1. 当归、川芎

（1）单味功用　当归，辛、甘，温，归心、肝、脾经；功能补血调经、活血止痛、润肠通便。

川芎，辛，温，归肝、胆、心包经；功能活血行气、祛风止痛。

（2）伍用经验　当归与川芎并称归芎散，亦称佛手散，川芎主行气，当归主养血，具有行气、养血与活血三效，常用于老年性皮肤瘙痒症属肝郁血虚风燥证或阴虚血热证者，体现"诸痒属虚""痒自风来""治风先治血，血行风自灭"之意。

2. 生地黄、玄参、知母

（1）单味功用　生地黄，味甘、苦，性寒，归心、肝、肾经；功能清热凉血、养阴生津。

玄参，味甘、苦、咸，性寒，归肺、胃、肾经；功能清热凉血、泻火解毒，滋阴。

知母，味苦、甘，性寒，归肺、胃、肾经；功能清热泻火、生津润燥。

（2）伍用经验　生地黄、玄参、知母皆能清热泻火、滋阴生津。生地黄清热凉血，玄参泻火解毒，知母生津润燥，治疗老年性皮肤瘙痒症属肝肾阴虚、阴虚火旺证，三者合用，相得益彰，共奏滋阴清热、泻火解毒之功效。

3. 女贞子、墨旱莲

（1）单味功用　女贞子，味甘、苦，性凉，归肝、肾经；功能滋补肝肾、乌须明目。

墨旱莲，味甘、酸，性寒，归肝、肾经；功能滋补肝肾、凉血止血。

（2）伍用经验　女贞子冬至之日采，墨旱莲夏至之日收，二药伍用，有交通季节、顺应阴阳之妙用。女贞子与墨旱莲相须为用，为二至丸，以增强滋补肝肾之药效，可清上补下，变白为黑，理腰膝，壮筋骨，且二至丸药力和缓平稳，无峻补之弊，适应证广，用于治疗齿衄、盗汗、失眠、耳鸣、纳减、遗精、头晕目眩、腰膝酸软、须发早白、目暗不明等，效果显著。

4. 荆芥、防风

（1）单味功用　荆芥，味辛，性微温，归肺、肝经；功能祛风解表、透疹消风止血。

防风，味辛、甘，性微温，归膀胱、肝、脾经；功能祛风解表、胜湿止痛止痉。

（2）伍用经验　荆芥、防风均味辛、性微温，温而不燥，善解表散风，无论风寒还是风热均可使用，二者常相须为用治疗风疹瘙痒。荆芥发汗力较强，防风祛风力较强，防风为风药中的润剂，治风之通用药，还可胜湿。在治疗老年性皮肤瘙痒症血虚风燥证型中，二者合用，祛风散邪，止痒透疹。

5. 龙骨、牡蛎

（1）单味功用　龙骨，味甘、涩，性平，归心、肝、肾经；功能镇惊安神、平肝潜阳、收敛固涩。

牡蛎，味咸，性微寒，归肝、胆、肾经；功能重镇安神、潜阳补阴、软坚散结。

（2）伍用经验　龙骨、牡蛎均有重镇安神、平肝潜阳、收敛固涩的作用。两药配伍，相互促进，益阴潜阳、镇静安神之力增强。龙骨、牡蛎现代研究表明其化学成分主要为碳酸钙、磷酸钙等。贾敏教授指出，钙剂为皮肤科常用有效抗过敏药，上述两药均含丰富钙盐，除了镇静安神，还能止痒。

（七）问诊路径

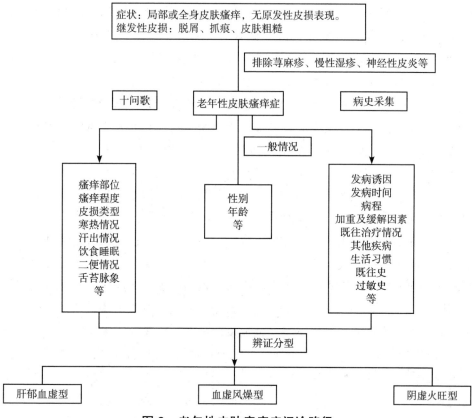

图 9　老年性皮肤瘙痒症问诊路径

第七节　过敏性紫癜

（一）疾病认识

过敏性紫癜是一种较常见的微血管变态反应性出血性疾病。以广泛的小血管炎为病理基础，临床主要表现为皮肤瘀点，多出现于下肢关节周围及臀部，紫癜呈对称分布，分批出现，大小不等，颜色深浅不一，可融合成片，一般在数日内逐渐消退，但可反复发作；可有胃肠道症状，如腹部阵发性绞痛或持续性钝痛等；可有关节疼痛；可有肾脏症状，如蛋白尿、血尿等。多见于儿童。其确切病因及发病机制至今尚未完全清楚，常常是遗传、环境（如感染、食物等）和免疫异常等因素综合作用的结果，致使体内形成 IgA 或 IgG 类循环免疫复合物，沉积于真皮上层毛细血管引起血管炎。

本病中医学称"紫癜""紫斑"，属于中医学"血证"范畴。中医学虽然没有"过敏性紫癜"病名，但有类似于"过敏性紫癜"相关疾病的记载，其论述源远流长，数量众多。《黄帝内经》记载有"衄血""后血"等血证。《伤寒论》"阳毒之为病，面赤斑斑如锦纹，咽喉痛，唾脓血气""阴毒之为病，面目青，身痛如杖，咽喉痛"所描述症状与过敏性紫癜类似；"身重背强，咽喉痛，糜粥不下……心腹烦痛，短气，四肢厥逆，呕吐，体如被打发斑，此皆其候"，认为发斑的主要病机为热毒蕴积于胃，熏发于肌肤。隋代巢元方《诸病源候论》对"发斑"病证记载也很详细，最早提出发斑是由于胃中积热，此说法一直影响着后世对发斑病机的认识。其中《小儿杂病论·患斑毒病候》说："斑毒之为病，是热气入胃，而胃主肌肉，其热夹毒蕴于胃，毒气熏发于肌肉，状如蚊蚤所啮，赤斑起，周匝遍体。此病或是伤寒，或时气，或温病，皆由热不时歇，故热入胃，变成毒乃发斑也。"《诸病源候论》还提出了汗血的说法，这是对皮肤出血最早的定义。宋代朱肱的《类证活人书》认为，发斑分温病发斑和热病发斑，病机均为毒邪在里不散，表虚而里实，毒邪乘虚出于皮肤。元代朱震亨的《丹溪手镜》最早提出了"内伤发斑"的概念，认为内伤斑是虚火所致。明代陈实功的《外科正宗》最早提出了"葡萄疫"一词，认为此病多发于小儿，外感是致病的主要原因，病初多见热证，病久则由实转虚。明代李梴的《医学入门》将斑疹分内伤、外感和内伤携外感三类，提出治血应先清气分之热，止血重视调理脾胃。明代孙文胤的《丹台玉案》提出贫苦之人多患伤血的疾病，并确定了脾在统摄血液中的重要作用。清代唐宗海的《血证论》通过分析汗与血的关系，阐明了汗血的发病机制并提出了治疗方法。

（二）辨证思路

贾敏教授认为，紫斑病常以青少年为主，好发于双小腿。病机为小儿稚阴稚阳、气血未充，卫外不固，外感时令之邪，六气皆从火化，蕴郁于皮毛肌肉之间，风热之邪与气血相搏，热伤血络，迫血妄行，又因脾气素虚，不能固摄血液，故血液溢于脉外、渗于皮下，发为紫癜。既然外感时令之气皆从火化，又能与气血相搏灼伤脉络，故治疗上当以清热解毒凉血为要，又因脾气素虚，不能固摄血液，故健脾益气统血也可谓必要。

（三）治疗方案

症状：起病较急，皮疹以下肢及臀部居多，偶发全身，色泽鲜红，大小不一，或伴痒感，可有发热、腹痛、关节肿痛、尿血等。舌质红，苔薄黄，脉浮数。

辨证：邪入脉络，脾失统摄。

治法：清热解毒，健脾统血。

处方：金银花 10g　　连翘 10g　　蒲公英 10g　　紫花地丁 10g

　　　　黄芪 20g　　　白术 10g　　茯苓 10g　　　党参 10g

　　　　大蓟 15g　　　小蓟 15g　　地榆炭 10g　　茜草炭 10g

　　　　侧柏炭 10g　　生甘草 3g　　当归 10g　　　仙鹤草 15g

　　　　淫羊藿 10g

加减：若病初发热明显，口干欲饮，心烦，皮损色泽鲜红，舌红，苔薄白或薄黄，脉数有力或浮数，可重用金银花、连翘等清热解毒之品，并加玄参、知母以助清热解毒之效，或加用水牛角、牡丹皮、生地黄、麦冬等清营凉血之药；大便干结者加生大黄、莱菔子。疾病后期，脾虚未复，余热未尽，应健脾、补气、化瘀兼清余热，若为虚证，可合归脾汤加减。

分析：本方以清热解毒、健脾益气、统血凉血为要旨。通过大量使用清热解毒药以清解气分、血分之热，同时益气健脾、固摄血液运行于脉内，气足血自行。主要用于血热壅盛，迫血妄行，溢于脉络，瘀血凝滞之过敏性紫癜、变应性血管炎、色素性紫癜性皮病等。

方中金银花、连翘、蒲公英、紫花地丁为君药，清热解毒以达治本之效。四者均为常用的清热解毒药，金银花清热解毒散结，入肺、胃，可解中、上焦之热结，又入血分，能凉血，利于止血；连翘入心经，清心开窍；蒲公英利水通淋、泄下焦之湿热；紫花地丁清热解毒、凉血消肿，与蒲公英相配，善清血分之热结。诸药合用，气血同清，以清解气分、血分之热。

方中黄芪、白术、茯苓、党参为臣药，合奏健脾益气以固本之功效。黄芪、党参都是常用的补气药，常常合用以增强补气效果，党参偏于阴而补中，黄芪偏于阳而实表，二药相合，一里一表，一阴一阳，相互为用，其功益彰，共奏扶正补气之功。白术甘温而燥，甘则入脾，燥则胜湿；茯苓甘温而淡，温则益脾，淡则渗湿。二药合用则土旺湿衰，土旺则生化有源，利于水谷精微的气化而固摄血液。

淫羊藿，性味辛、温，无毒，李时珍说"淫羊藿味甘气香，性温不寒，能益精气……真阳不足者宜之"，具有温肾助阳、益火补土的功效，滋先天以补后天，以辅臣药健脾之功。当归，入血分以补血和血，一散瘀血，"瘀不去，血不止"，活血而止血；二滋血源，使离经之血失而复生，"瘀血不去，新血不生"。一药两用，扶正祛邪，寓攻于补。淫羊藿、当归合用，甘温以制臣药寒凉伐土，确保脾土之生化功能。

大蓟的功效：①清热凉血止痛，可用于疮疡肿痛；②止血，用于吐血、咯血、衄血、便血、尿血、妇女崩漏、外伤出血等出血性疾病；③行瘀消肿，用于治疗痈肿疮毒疮痛久不收口者，具有生肌排脓作用；④抗菌消炎。小蓟与大蓟为同科植物，均有凉血止血、解毒消痈的作用，常同用治疗各种血热妄行、金疮出血之证，但小蓟长于治尿血、血淋，大蓟治热毒痈肿之功更胜。仙鹤草收敛止血、截疟、止痢、解毒、补虚。地榆炭凉血止血、解毒敛疮。茜草凉血活血、祛瘀、通经；茜草根多用于血热妄行之各种出血证；茜草炒炭后寒性降低，性收涩，止血作用增强。地榆炭凉血止血、解毒敛疮。侧柏炭凉血止血。诸药合用有凉血摄血止血的功效。

甘草，补脾益气、清热解毒、祛痰止咳、缓急止痛、调和诸药，在此作为使药，一则调和诸药，二则助诸药解毒。

（四）典型案例

王某，男，10岁，学生。初诊时间：2015年5月10日。

主诉：双小腿瘀点、瘀斑5天就诊。

现病史：患者精神欠佳，口干，恶寒，发热，肌肉酸痛，咽红，扁桃体Ⅰ度肿大。饮食睡眠可，小便黄赤，大便干结，口渴欲饮。

检查：双下肢见针尖至蚕豆大小不等鲜红色或紫红色瘀斑、瘀点，疹间皮肤正常，瘀斑、瘀点按之不褪色，摸之轻度碍手，边缘清楚。血常规、尿常规、大便常规无特殊异常。舌红，苔薄黄，脉浮数。

西医诊断：过敏性紫癜。

中医诊断：紫斑病。

辨证：邪入脉络，脾失统摄。

治法：清热解毒，健脾益气，统血凉血。

处方：紫斑汤加减。

金银花10g	连翘10g	黄芪20g	白术10g
荆芥10g	防风10g	仙鹤草10g	地榆炭10g
生地黄15g	茯苓10g	党参10g	大蓟10g
小蓟10g	生甘草3g		

7剂，每日1剂，水煎，分3次服。

二诊：2015年5月17日。患者就诊第4天皮损消退，但脐周出现绞痛，腹部平片未见异常。考虑紫斑病累及消化道黏膜，故加左金丸、延胡索、神曲，去荆芥、大蓟、小蓟。

金银花10g	连翘10g	黄芪20g	白术10g

防风 10g	神曲 10g	仙鹤草 10g	地榆炭 10g
生地黄 15g	茯苓 10g	党参 10g	生甘草 3g
黄连 3g	吴茱萸 3g	延胡索 10g	

14 剂，每日 1 剂，水煎，分 3 次服。

三诊：2015 年 5 月 24 日。患者双小腿瘀点瘀斑已消退，见散在色素沉着斑，无腹痛。上方加茯苓、薏苡仁、山药等健脾之品，续服 7 剂巩固疗效。

（五）临证经验

贾敏教授认为，治疗紫斑病要充分考虑其病理变化，分阶段论治。本病急性期清热为主、健脾为辅；缓解期清热健脾并举；后期扶正为主，兼清余热。中西并举，内外兼治。中药内服，同时服抗组胺药和免疫调节剂如复方甘草酸苷，再结合金黄散封包、中药熏洗等，疗效更优。

（六）零金碎玉

贾敏教授对过敏性紫癜具有丰富的临床经验，充分体现中医药治疗皮肤病的优势。这里介绍贾敏教授治疗本病时使用对药的临床经验及特点。

1. 金银花、连翘、蒲公英、紫花地丁

（1）单味功用　金银花，味甘，性寒，归肺、胃经；功能清热解毒、消炎退肿。

连翘，味苦，性凉，入心、肝、胆经；功能清热解毒、散结消肿。

蒲公英，味苦、甘，性寒，入肝、胃经；功能清热解毒、利尿散结。

紫花地丁，味苦、辛，性寒，归心、肝经；功能清热解毒、凉血消肿、清热利湿。

（2）伍用经验　金银花入血分能凉血，利于止血；连翘入心经，清心开窍；蒲公英利水通淋，泻下焦之湿热；紫花地丁清热解毒、凉血消肿，与蒲公英相配，善清血分之热结。诸药合用，气血同清，以除气分、血分之热。

2. 黄芪、党参

（1）单味功用　黄芪，性微温，味甘，归脾、肺经，气薄而味浓，可升可降，阳中之阳也；功能补气固表、利尿、托毒排脓、生肌。

党参，味甘，性平，归脾、肺经；功能补中益气、止渴、健脾益肺、养血生津。

（2）伍用经验　党参偏于阴而补中，黄芪偏于阳而实表，二药相合，一里一表，一阴一阳，相互为用，扶正补气，其功益彰。

3.白术、茯苓

（1）单味功用　白术，性温，味甘、苦，归脾、胃经；功能健脾、益气、燥湿利水、止汗、安胎。

茯苓，性平，味甘、淡，归心、肺、脾、肾经；功能利水渗湿、健脾宁心。

（2）伍用经验　白术、茯苓合用则土旺湿衰，土旺则生化有源，利于水谷精微的气化而固摄血液。

4.淫羊藿、当归

（1）单味功用　淫羊藿，味辛，性温，无毒；功能温肾助阳、益火补土，滋先天以补后天，有健脾之功。

当归，入血分以补血和血，既散瘀血、活血而止血，"瘀不去，血不止"，又补血，使离经之血失而复生，"瘀血不去，新血不生"。一药两用，扶正祛邪，寓攻于补。

（2）伍用经验　淫羊藿、当归合用，甘温以制寒凉伐土，确保脾土之生化功能。

（七）问诊路径

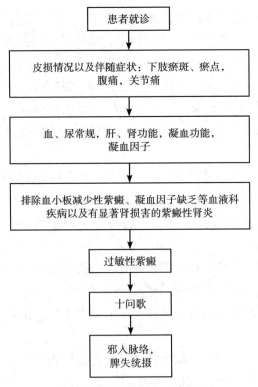

图 10　过敏性紫癜问诊路径

第八节　黄褐斑

（一）疾病认识

黄褐斑是一种好发于面部的获得性色素沉着皮肤病，男女均可发病，女性多发。临床表现为面部对称性的色素沉着，可呈淡黄色、浅褐色或深褐色，点片状散布于面颊两侧，一般皮损处无任何自觉症状。本病影响患者美观，从而影响患者的身心健康。现代医学认为黄褐斑是一种色素代谢障碍性疾病，主要因为黑色素合成增加而表现为皮肤色素沉着。然而黄褐斑色素沉着的病因机制极其复杂，至今仍未完全清楚。多数学者认为与下列因素有关：内分泌失调、性激素水平异常、精神神经因素影响、氧自由基增多、体内氧化与抗氧化平衡失调、血液流变学改变、微量元素含量异常、紫外线照射、酪氨酸酶活性增强等。

在中医学中没有"黄褐斑"的病名，黄褐斑属中医学"黧黑斑"范畴。历代文献记载甚多，亦有"面尘""面黑皯""肝斑"等称。又因色素沉着于双颊、似蝴蝶而民间称为"蝴蝶斑"，还因妊娠期妇女多见而名"妊娠斑"或"孕斑"。古代医家普遍认为其病因病机为气滞血瘀、肝肾不足、脾胃虚弱等，导致面生色斑，治以活血化瘀、滋补肝肾、健脾化湿等。《灵枢·经脉》强调本病的发病与足少阴肾、足厥阴肝、足少阳胆、足阳明胃经的病理变化有关。或"口苦，善太息，心胁痛，不能转侧，甚则面微有尘，体无膏泽"；或"嗌干，面尘脱色"；或"饥不欲食，面如漆柴"；或"洒洒振寒，善伸，数欠，颜黑"。《诸病源候论》对本病的病因病机有进一步的认识，"面黑皯者，或脏腑有痰饮，或皮肤受风邪，皆令气血不调，致生黑皯"。又曰："五脏六腑十二经血，皆上于面，夫血之行俱荣表里，人或痰饮渍脏，或腠理受风，致血气不和，或涩或浊，不能荣于皮肤，故变生黑皯。"明代陈实功则首先提出了"水亏""血弱"的病因病机，说："黧黑斑者，水亏不能制火，血弱不能华肉，以致火燥结成斑、色枯不泽；服肾气丸以滋化源，早晚以玉容丸洗面斑上，日久渐退。兼戒忧思、动火、劳伤。"综上所述，古代医家多从虚实两个方面来认识本病，虚者，水亏与血弱；实者，痰饮、风邪与火热。同时，又十分重视情志因素，认为忧思、抑郁也是本病的重要致病因素。可见，古人对黄褐斑的认识是较为全面的，也显示了中医学理论的优势和特色。现代大部分医家认为该病的发生发展与肝、脾、肾三脏有关，证多虚实兼杂，但其总的发病机制与血虚血瘀、气血不能上荣于面相关。目前多分为以下几型：肝郁气滞、气滞血瘀、肝肾不足、脾虚湿蕴。

（二）辨证思路

贾敏教授认为黄褐斑是多种因素综合作用于机体所致的一个复杂病机的结果，黄褐斑大多发生于育龄期妇女。在当代，女性作为独立角色越来越多地参与社会事务，但女性的生理特性（经、带、胎、产）决定了女性会将一部分精力投入到家庭中，社会竞争大，因此各方面的压力较大，久则易致肝气郁结。肝郁失其疏泄，不能调畅气机，则气滞血瘀，结于面部而生斑。另因肝失疏泄，肝不藏血，则阴血暗耗，肝肾同源，精血互生，影响肾精的化生而致肾精不足，久之阴病及阳，肾阳气亦损，肾阳、肾气为一身阳气之根本，阳虚则推动无力，故气滞血瘀更甚。肾精亏虚、阴血不足、肾阳推动无力，则虚火亢盛、灼伤肌肤，滞于面容，"黑"为肾之本色，露于颜面呈黄褐斑。中医整体观强调人体是一个有机的统一整体，内脏的生理功能和病理变化可以反映到人体外部，即"有诸内者必形诸外"。《难经·十三难》云："五脏有五色，皆见于面。"黄褐斑颜色属黑，是肾之本色，故黄褐斑一旦发生，则肾脏必受累。根据肾虚为本、血瘀夹杂或虚火旺盛为标，治疗上以补肾养血、活血祛斑为主。贾敏教授还强调"以色治色"，色"黑"责之为肾，"以白治黑"，用"白"色祛除"黑"色，即以色白或色浅的药物治疗黄褐斑，常常取得较好疗效。故本病在辨证论治上，以补肾为基础，活血化瘀为辅，兼疏肝解郁，引药上行头面，祛斑美白。

（三）治疗方案

1 肾阳不足、气滞血瘀型

症状：斑色褐黑，畏寒怕冷，面色㿠白，神疲乏力，头晕耳鸣，腰膝酸软。舌质淡紫，苔白，脉沉细。

辨证：肾阳不足，气滞血瘀。

治法：补肾助阳，活血化瘀。

处方：

补骨脂20g	骨碎补12g	当归15g	川芎10g
柴胡9g	白及10g	水蛭9g	生地黄20g
桃仁10g	红花10g	泽兰10g	薤白10g
白芷10g	郁金12g	百合15g	

加减：五心烦热者加地骨皮、玄参、知母；气血亏虚者加党参、白术、黄芪、阿胶；月经不调者加益母草；失眠多梦者加生龙骨、生牡蛎、远志、合欢

皮、酸枣仁；腰膝酸软、头晕、耳鸣、目眩者加墨旱莲、菟丝子、枸杞子；大便难解者加莱菔子、郁李仁、胡麻仁泻下通便。对于病程日久者，注意调畅情志、顾护脾胃。

分析：此型多见于久病，初起肝气郁结，肝失疏泄，不能调畅气机，则气滞血瘀不能藏血，阴血暗耗，影响肾精的化生而致肾精不足。另由于肾虚阴亏，肝血不足，肝郁气滞血凝，血行不畅而致血瘀，久病阴虚阳亦不足，肾阳亦亏，阳气不足，浮于颜面。方中补骨脂温肾助阳、固精锁尿、纳气平喘、温脾止泻，外用消风祛斑；骨碎补散瘀消肿，入肾补骨，能通能散，补中有行，行中有补。补骨脂与骨碎补二者相合，滋补肾阳，为君药。当归为补血之圣药，治疗血虚诸证，同时有活血之功，辛能发散于头面，故能活血消斑去疹；川芎活血行气、祛风止痛，可用于肝肾不足血瘀血虚诸证，为"血中之气药"；当归及川芎二者同用增强补血活血之功，达到气血同治。桃仁祛瘀生新；红花活血通经、祛瘀止痛、化瘀消斑，为行血要药；桃仁红花相须为用，增强活血化瘀祛斑的功效。当归配桃仁、红花，寓补于行，走散结合。肝气郁结，肝郁失其疏泄功能，不能调畅气机，则气滞血瘀，结于面部而生斑，故予柴胡、郁金疏肝解郁。泽兰活血调经祛瘀，水蛭破血行血，予补中有行。生地黄、百合于阴中求阳，滋阴清热；白芷疏通血脉，引药上行直达头面部；白芷芳香化湿可祛斑；白及"洗面黑，祛斑"；薤白通阳散结、行气导滞，通阳、宣痹并用，阳气通畅则闭塞之邪如寒邪、痰饮、瘀血得以化解。用白及、白芷、薤白、百合"以白制黑"而获效。

2. 肝肾不足、虚火上炎型

症状：斑色褐黑，面色晦暗，伴有头晕耳鸣、腰膝酸软、五心烦热、口干。舌质红、少苔，脉细数。

辨证：肝肾不足，虚火上炎，气滞血瘀。

治法：滋补肝肾，清热降火，化瘀祛斑。

处方：

女贞子 20g	墨旱莲 15g	知母 15g	玉竹 15g
石斛 15g	地骨皮 10g	补骨脂 20g	骨碎补 12g
柴胡 9g	生地黄 15g	水蛭 9g	红花 10g
泽兰 10g	薤白 10g	白芷 10g	郁金 12g
白及 10g	白芍 15g	百合 15g	

加减：心烦易怒者加薄荷；五心烦热者加玄参、知母；气血亏虚者加党参、白术、黄芪、阿胶；月经不调者加丹参、益母草；失眠多梦者加生龙骨、生牡蛎、远志、合欢皮、生枣仁、酸枣仁；腰膝酸软、头晕、耳鸣、目眩者加杜仲、

枸杞子；面色晦暗、色深重者加桃仁；大便难解者，加郁李仁、莱菔子、胡麻仁泻下通便；情志抑郁、肝郁化火者加栀子、黄芩。病程日久者，注意调畅情志、顾护脾胃。

分析：本证多见于久病肝肾不足、阴液耗伤。肾主藏精，精血互生，精足则血气旺。肝肾不足，肝失其疏泄及藏血之功，肾精亏虚，虚火上炎，灼伤肌肤，精血不能互生，肌肤失养，进而导致色斑。方中女贞子为补益肝肾之要药，有滋补肝肾、乌须明目、清虚热之功；墨旱莲常用于肝肾不足、头晕目眩、须发早白、阴痒、白浊等。女贞子与墨旱莲配伍为滋补肝肾的名方"二至丸"，二药相须为用，以增强滋补肝肾之药效，可清上补下。女子以肝为先天，调理肝肾，便可补益女性雌激素水平，两药共为君药。知母滋阴润燥；玉竹"久服去面黑䵟，好颜色，润泽，轻身不老"；石斛养阴生津；地骨皮清虚热、凉血。以上四味为臣药。女贞子配伍知母、玉竹、石斛、地骨皮，既补阴又清虚热，为治疗阴虚骨蒸潮热的良好配伍。补骨脂温肾助阳、固精锁尿、纳气平喘、温脾止泻，外用消风祛斑；骨碎补活血通络、散瘀消肿，入肾补骨，能通能散，补中有行，行中有补。补骨脂与骨碎补二者相合，共奏温补肾阳之功，为臣药。君药为滋阴清热药，臣药为温补肾阳药，于阳中求阴，肾之阴阳平衡，阴阳互生，气血调和。肝气郁结，肝郁失其疏泄功能，不能调畅气机，则气滞血瘀，结于面部而生斑。故予柴胡、郁金疏肝解郁；白芍养血和营、敛阴柔肝；薤白通阳散结、行气导滞，通阳、宣痹并用，宣痹即可通畅阳气运行，阳气通畅则寒邪、痰饮、瘀血得以化解；柴胡、白芍养血柔肝，郁金、薤白疏肝理气、行气散结，使上述滋补之药补而不滞。红花活血通经、祛瘀止痛、化瘀消斑，为行血要药；泽兰活血调经祛瘀，水蛭破血行血，予补中有行。生地黄、百合加强滋阴清热之功效；白芷疏通血脉，引药上行直达头面部，芳香化湿可祛斑；白及"洗面黑，祛斑"。用白及、白芷、薤白、百合有"以白制黑"之意。

（四）典型案例

黄某某，女，43 岁。初诊日期：2013 年 9 月 11 日。

主诉：面部暗褐色斑片 4 年余。

现病史：患者 4 年前无明显诱因面部出现对称性黄褐色斑片，不痛不痒，日晒后加重。平素性情急躁易怒，时有口干、腰膝酸软、五心烦热。饮食睡眠可，二便调。

检查：双面颊部可见对称性褐色色素沉着斑，抚之不碍手，无鳞屑、糜烂、渗出。舌质红、少苔，脉细数。

西医诊断：黄褐斑。

中医诊断：蝴蝶斑。

辨证：肝肾不足，气滞血瘀。

治法：滋补肝肾，疏肝解郁，化瘀祛斑。

处方：

女贞子 20g	墨旱莲 15g	知母 15g	玉竹 15g
石斛 15g	地骨皮 10g	补骨脂 20g	骨碎补 12g
柴胡 9g	生地黄 15g	水蛭 9g	红花 10g
泽兰 10g	薤白 10g	白芷 10g	郁金 12g
白及 10g	白芍 15g	百合 15g	

14剂，每日1剂，水煎，分2次服。

二诊：服用上方14剂后，患者口干、腰膝酸软、五心烦热好转，面部色斑颜色较前变化不大，失眠多梦。去地骨皮、玉竹、石斛，加远志、合欢皮、酸枣仁疏肝解郁、宁心安神。方药如下：

女贞子 20g	墨旱莲 15g	知母 15g	地骨皮 10g
补骨脂 20g	骨碎补 12g	柴胡 9g	生地黄 15g
水蛭 9g	红花 10g	泽兰 10g	薤白 10g
白芷 10g	郁金 12g	白及 10g	白芍 15g
百合 15g	远志 10g	合欢皮 10g	酸枣仁 9g

14剂，每日1剂，水煎，分2次服。

三诊：服用上方14剂后，患者口干、腰膝酸软、五心烦热进一步缓解，急躁易怒情绪较前控制，失眠多梦好转，面部褐色斑颜色较前变淡。继续维持原方：

女贞子 20g	墨旱莲 15g	知母 15g	地骨皮 10g
补骨脂 20g	骨碎补 12g	柴胡 9g	生地黄 15g
水蛭 9g	红花 10g	泽兰 10g	薤白 10g
白芷 10g	郁金 12g	白及 10g	白芍 15g
百合 15g	远志 10g	合欢皮 10g	酸枣仁 9g

14剂，每日1剂，水煎，分2次服。

四诊：服用上方14剂后，患者无口干、五心烦热，偶感轻微腰膝酸软，面部色斑颜色较前明显变淡。继续予上方调整，前后共治疗6个月左右，患者病情明显好转。

（五）临证经验

中医学理论的重要特征是整体观念，根据中医整体观"有诸内必形诸外"的发病原理，黄褐斑起因复杂，与内环境有较大关系，黄褐斑不是一个单纯的面部色素沉着病，而是全身性疾病的一种局部反应。贾敏教授认为黄褐斑斑虽发于外，而病却在于内，面部皮损只是内脏疾病的一个外在信号，是内脏功能失调、气血失和的外在表现，主要是由肝、脾、肾三脏功能紊乱，尤其是肾精不足，阴阳失衡，气血运行失常，致火燥结滞肌肤，"肾色显露于面"所致。根治黄褐斑必须采用外病内治，发于肌肤，治于整体，调内乱，消外斑，以治其本。治疗黄褐斑主要采取中药内服。

黄褐斑好发于育龄期妇女，"女子七岁，肾气盛，齿更发长；二七而天癸至，任脉通，太冲脉盛，月事以时下，故有子；三七，肾气平均，故真牙生而长极；四七，筋骨坚，发长极，身体盛壮；五七，阳明脉衰，面始焦，发始堕；六七，三阳脉衰于上，面皆焦，发始白；七七，任脉虚，太冲脉衰少，天癸竭，地道不通，故形坏而无子也"。女子自"二七而天癸至……月事以时下"开始，经历了"经、带、胎、产"，性激素水平变化较大，而性激素即是与"肾"密切相关，调理肾之阴阳，即调理激素水平平衡，这是贾敏教授对于黄褐斑发生发展的重要认识。另外，贾敏教授还发现黄褐斑的发生主要与激素水平及血液流变学改变密切有关，提出了"以补肾调节激素水平，以活血改善血黏度"的治疗思路，并将疏肝解郁贯穿治疗全过程，标本兼治而获良效。

（六）零金碎玉

贾敏教授对治疗黄褐斑颇有心得，探索出一套中医辨证与西医学理论有机结合的治疗方法，"有诸内者必形诸外"，达到扶正祛邪、滋补肝肾、活血化瘀、调和阴阳的目的，既有效控制病情的发展，又舒缓患者心理负担。这里介绍贾敏教授治疗本病时使用对药的临床经验及特点。

1. 补骨脂、骨碎补

（1）单味功用　补骨脂，味辛、苦，性温，归肾、脾经；功能温肾助阳、固精锁尿、纳气平喘、温脾止泻，外用消风祛斑。

骨碎补味苦，性温，归肝、肾经；功能活血通络、散瘀消肿。用于皮痹、金刃伤、足跟溃疡等。

（2）伍用经验　补骨脂、骨碎补为贾敏教授温补肾阳常用之药对，补骨脂入肾、脾经，补脾肾之阳，先天及后天均可；骨碎补归肝、肾经，善补肝肾。肝肾同源，两药合用，共奏补肾壮阳之功效。

2. 女贞子、墨旱莲

（1）单味功用　女贞子，味甘、苦，性平，入肝、肾经；功能滋养肝肾、强健筋骨、乌须黑发。

墨旱莲，味甘、酸，性寒，入肝、肾经；功能益肾养血、凉血止血、乌须黑发。

（2）伍用经验　女贞子、墨旱莲组成的"二至丸"，是滋补肝肾的代表方，可"益肝肾，安五脏，强腰膝，明耳目，乌髭发，补风虚，除百病"。贾敏教授认为"二至丸"可调节女性激素水平。

3. 桃仁、红花

（1）单味功用　桃仁，味苦、甘，性平；功能活血祛瘀、润肠通便、消痈排脓、止咳平喘，味苦能泄血热、祛瘀生新。

红花，味辛，性温，无毒；功能活血通经、祛瘀止痛、化瘀消斑。本品为行血之要药。

（2）伍用经验　桃仁、红花相须为用，增强活血化瘀祛斑之功效。

4. 白芷、白及、薤白

（1）单味功用　白芷，疏通血脉，引药上行直达头面部，芳香化湿可祛斑。

白及，收敛止血、消肿生肌，主治咯血、吐血、外伤出血、疮疡肿毒、皮肤皲裂，自古以来就是美容良药。《药性论》提到白及"能治结热不消，主阴下痿，治面上皯疱，令人肌滑"；《本草纲目》记载："洗面黑，祛斑"。

"阳微阴弦"，肾阳不足则有碍气化与水液代谢，久之致血瘀，结于面部成斑。薤白通阳散结、行气导滞，通阳、宣痹并用，宣痹即可通畅阳气运行，阳气通畅则寒邪、痰饮、瘀血得以化解。

（2）伍用经验　"有诸内者必形诸外""五脏有五色，皆见于面"，黄褐斑颜色属黑，是肾之本色，贾敏教授强调"以色治色"，色"黑"责之于肾，故予"白"色祛除"黑"色，以色白或色浅的药物治疗黄褐斑，常常取得较好疗效，用白及、白芷、薤白取"以白治黑"之意。

5. 外用美白粉

组成：茯苓、白附子、白及、白芷等各等份。打粉后，水调外用面部。

在内服中药基础上，给予贾敏教授自拟美白粉，温水调为糊状，每日1次外敷面部，以求内外兼治，疗效较好。

（七）问诊路径

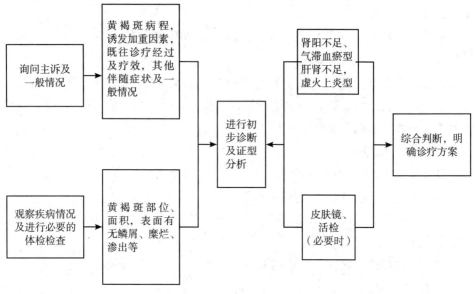

图 11　黄褐斑问诊路径

第九节　白癜风

（一）疾病认识

白癜风是一种常见的色素脱失性皮肤病，易诊难治，是因为皮肤和毛囊中的黑素细胞内酪氨酸酶活性减低或消失，导致黑素颗粒（黑素体）的生成进行性减少或消失，引起局限性或泛发性的脱色素病变。临床上白癜风根据皮损特征分为寻常型及节段型，寻常型又可进一步分为局限型、散在型、泛发型和肢端型。根据白癜风病情的活动性可将其分为进展期与稳定期。本病病因复杂，发病机制尚不清楚，目前其发病原因主要有自身免疫学说、遗传学说、黑素细胞自身破坏学说、精神与神经化学学说、微量元素缺乏学说等假说。

中医学称之为"白驳风""白点风""白斑"。《诸病源候论》记载本病病机为"风邪搏于皮肤、血气不和所生也"。《医林改错》记载"白癜风血瘀皮里"，并创立通窍活血汤治疗白癜风。当代中医医家治疗白癜风的临床经验不断丰富，对白癜风的病因病机的认识进一步完善，多数认为白癜风是由机体内因与外因相互作用所致。外因为风邪外侵，内因有情志内伤、肝气郁结、气机不畅，以及心火肺热或脾胃虚弱、肝肾不足等脏腑失调，导致皮肤气血失和、瘀阻脉络、肌肤腠理失养酿成白斑。

（二）辨证思路

白癜风可发生于任何年龄，近年来儿童患者逐渐增多。临床中，少年儿童患白癜风首先考虑为先天禀赋不足，以脾胃虚弱为主；成年人患白癜风则考虑以肝肾不足为主。肝血不足、肾气匮乏，精血无法正常化生或化生不足，导致机体气血不足；气运行不畅，血不能营养肌肤和毛发，则皮肤和毛发无法表现该有的色泽；加之肝气郁结，气血运行不畅，久病气滞血瘀，瘀血阻络而发病。风邪是外因，在白癜风发病中起到重要的作用。机体气血瘀阻、经络不通，加之外感风邪相搏，致使肌肤气血失和而发病。因风为阳邪，易袭阳位，故白癜风好发于头面部；风性轻扬，善行数变，所以多发于春季，且易复发。因此，白癜风发病的关键外因在于风邪。

对于白癜风的辨证，首先应该辨清进展期、稳定期，根据不同时期再辨具体证型，这样有助于理清辨证思路。进展期发病急，白斑发展迅速，部位不定，好发于身体的阳面，多考虑风邪致病或情志不遂，治以祛邪疏肝。稳定期白斑颜色瓷白、边界清楚，边缘色素加深，一般皮损面积大，发病时间长，皮损部位毛发常变白，有部分色岛形成，首先应考虑肝肾不足证，治以补益肝肾、调和气血。对于病史缠绵日久，兼见血瘀诸症者，应考虑瘀血阻络证，治以理气活血、祛风通络。

（三）治疗方案

1. 风湿郁热型

症状：初发粉红色白斑，发病迅速，部位不定，多见于面颈等暴露部位，皮损区瘙痒，伴口渴不欲饮、口苦。舌质红、苔白或黄腻，脉浮数或滑数。

辨证：风湿郁热。

治法：清热利湿，活血祛风。

处方：

黄柏 10g	苍术 10g	秦艽 10g	防风 10g
刺蒺藜 10g	制何首乌 10g	当归 20g	川芎 6g
盐补骨脂 20g	骨碎补 10g	砂仁 10g	女贞子 15g
墨旱莲 15g	紫草 10g	自然铜 10g	

加减：小便不利者加猪苓、泽泻等；风湿热盛加牛膝、薏苡仁等。

分析：此型多见于白癜风进展期。方中以二妙散（黄柏、苍术）清热利湿，配以秦艽祛风湿、退虚热，刺蒺藜、防风祛风散表邪，砂仁健脾利湿，当归、川芎补血活血，同时配以补骨脂、骨碎补、自然铜等补益肝肾之品，祛邪不伤正。

2. 肝郁气滞型

症状：白斑散在渐起，数目不定，伴有心烦易怒、胸胁胀痛、夜寐不安，妇女或有乳房胀痛、痛经、月经不调。舌质正常或淡红，苔薄，脉弦。

辨证：肝郁气滞。

治法：疏肝理气，活血祛风。

处方：

柴胡 6g	枳壳 10g	醋香附 10g	郁金 10g
佛手 10g	白芍 10g	钩藤 10g	刺蒺藜 10g
当归 20g	川芎 6g	盐补骨脂 20g	骨碎补 10g
女贞子 15g	墨旱莲 15g	知母 15g	玄参 10g

加减：心烦易怒者加牡丹皮、栀子；月经不调者加益母草；发于头面部加桑叶、蔓菊花；发于上肢加桑枝；发于下肢加牛膝；失眠多梦者加生龙牡、远志、合欢皮、酸枣仁。

分析：本型多见于白癜风进展期。方以柴胡疏肝散为主方加减，配以钩藤、刺蒺藜等活血祛风，同时佐以补骨脂、骨碎补等补肝益肾之品，治疗肝郁气滞型白癜风。

3. 肝肾不足型

症状：白斑局限或泛发，形态不规则，边界清楚，白斑内毛发多有变白，伴头晕耳鸣、失眠健忘、腰膝酸软。舌红少苔，脉细弱。

辨证：肝肾不足。

治法：滋补肝肾，益精养血。

处方：

盐补骨脂 20g	骨碎补 10g	当归 20g	川芎 6g
柴胡 6g	郁金 10g	佛手 10g	黑芝麻 10g
制何首乌 10g	紫草 6g	酒女贞子 20g	墨旱莲 20g
醋香附 10g	桑叶 10g	知母 10g	玄参 10g

加减：神疲乏力者加党参、黄芪；白斑生长较快者加防风、刺蒺藜。

分析：本型多见于身体虚弱或有家族病史者，病程较长。方中使用较多的滋补肝肾类药物可调节体液免疫和细胞免疫，改善机体免疫功能，促进黑色素生成。

4. 瘀血阻络型

症状：皮肤白斑边界清楚，常有白斑边缘色素加深，部位固定，伴有面色发暗、色斑、唇甲青紫。舌质紫暗或有瘀斑，舌下静脉迂曲，苔薄，脉弦涩或细涩。

辨证：瘀血阻络。

治法：理气活血，祛风通络

处方：当归 20g　　川芎 6g　　　桃仁 10g　　红花 10g

赤芍 10g　　丹参 10g　　鸡血藤 10g　黄芪 20g

威灵仙 10g　盐补骨脂 20g　骨碎补 10g　玄参 10g

紫草 10g　　桑椹 10g

加减：发于上肢者加羌活、桑枝；发于下肢者加牛膝、独活。

分析：本型病史缠绵日久、年老体弱者多见。方以桃红四物汤加减，重在理气活血；配以鸡血藤、威灵仙祛风通络；病久必虚，久病及肾，佐以补骨脂、骨碎补、桑椹等补益肝肾之品。

（四）典型案例

姜某，女，44 岁。初诊时间：2014 年 6 月 19 日。

主诉：右额部出现片状白色斑块半个月。

现病史：1 个月前因工作调动，与领导发生争执，出现心烦、头晕、目涩，时有叹息，纳差，饭后易出现腹胀，眠差，便溏。半个月前突然发现右额部出现片状白色斑片。既往乳腺增生病史。月经量少，色黑，经前乳房胀痛明显。其母患有白癜风。舌质暗红、苔薄白，脉弦细。

西医诊断：白癜风（进展期）。

中医诊断：白驳风。

辨证：肝郁气滞。

治法：疏肝理气，调和气血。

处方：柴胡 6g　　枳壳 10g　　醋香附 10g　郁金 10g

佛手 10g　　白芍 10g　　钩藤 10g　　蒺藜 10g

当归 20g　　川芎 6g　　　盐补骨脂 20g　骨碎补 10g

女贞子 15g　墨旱莲 15g

15 剂，每日 1 剂，水煎服。

同时配补骨脂酊外用，308nm 准分子激光治疗，每周 2 次。

二诊：上方 15 剂后患者自觉心情舒畅，饭后腹胀渐缓解，多梦，大便成形。未见新增皮损，白斑面积无扩大。舌暗红、苔薄白，脉弦细。上方加桑椹 15g、黑芝麻 10g，14 剂，每日 1 剂，水煎，早晚各 1 次口服。

三诊：患者症状稳定，白斑逐渐淡红，未见新增白斑，边缘色素明显变淡。效不更方，14剂，每日1剂，水煎，分早晚各1次口服以巩固疗效。

案例点评：患者有白癜风家族史，既往乳腺增生病史，素体肝肾阴虚、肝郁气滞。血行不畅可见月经量少、色黑，经前乳房胀痛；情志过激、气机不畅出现叹息；肝郁化火、肝阳上亢而头晕、心烦、眠差；肝血虚，目失荣养而干涩；木旺克土，脾运失司，则食后腹胀、便溏；局部皮肤气血失和，肌肤失养可见白斑。患者此次发病以情绪波动为诱因，贾敏教授抓住肝郁气滞的这一本质，以柴胡疏肝散为主方疏肝理气。用柴胡、枳壳、白芍、佛手疏肝养肝、理气解郁；香附、郁金、当归、川芎理血行气；钩藤、蒺藜疏风散邪；补骨脂、骨碎补、桑椹、黑芝麻、女贞子、墨旱莲滋补肝肾、滋水涵木。补骨脂酊外用消风祛斑，直达病所。

（五）临证经验

贾敏教授提出对于白癜风要早发现、早治疗，全疗程及综合治疗，倡导中西医结合治疗白癜风。

1. 疾病分期与辨证相结合

将风与情志不遂作为进展期辨证的主要依据，此期以风湿郁热证及肝郁气滞证为主要证型，治疗强调清热祛湿、疏肝理气。将肝肾不足作为稳定期辨证的主要依据，此期以肝肾不足证及瘀血阻络证为主要证型，治疗侧重于滋补肝肾、通络活血。

2. 擅长用补肾法治疗肝肾不足型白癜风

肾主先天之精，机体生理功能与肾阴肾阳有着密切关系。白癜风的发病与肾阴肾阳盛衰密切相关。肌肤腠理受先天肾阴滋润，先天肾阳温煦，阴阳平衡，肌肤才会红润光泽。肾气虚衰则皮肤晦暗暴露，温煦失常则皮肤冰凉，失于滋养则干燥、萎缩、硬化，甚至出现色素沉着等。补肾消白方是贾敏教授治疗肝肾不足型白癜风的经验方，方选盐补骨脂、骨碎补、当归、川芎、柴胡、郁金、佛手、黑芝麻、制何首乌、紫草、酒女贞子、墨旱莲、醋香附、桑叶、知母、玄参等进行辨证加减，达到阴阳双补、精血互生的目的，使黑色素代谢趋于正常。

3. 五色主病理论在皮肤病的运用

贾敏教授根据白色入肺、黑色入肾的五色主病理论，取象比类，"以黑治白"，通过增黑来治疗白斑，即增肾之本色以消白斑。反之，"以白治黑"，通过增白来治疗黑斑，白色药入肺，肺金生肾水，以消肾水本色之病（黑）。具体用药方面，在治疗白癜风时优先选择制何首乌、熟地黄、黑芝麻、酒女贞子、桑椹、墨旱莲等深颜色的药物，即"以黑治白"。在治疗黄褐斑（黑病）时常用白芷、薤白、白及、百合、僵蚕、白术、白茯苓等白色药物，即"以白治黑"。

4. 利用火针疗法、穴位埋线治疗白癜风

火针疗法是针刺皮损部位的一种治法，有疏通经络、调和气血的功效，适用于静止期白斑。穴位埋线能疏通经络、调补阴阳，是将医用羊肠线埋入相应腧穴，利用线体对腧穴的持久刺激作用，从而治疗白癜风。

5. 自创补骨脂酊，倡导内外合治

补骨脂酊剂是贾敏教授治疗白癜风常用外治经验方，以补骨脂、骨碎补、紫草、菟丝子共研粗末，用 75% 乙醇浸泡后外搽。方中补骨脂、骨碎补外用，既可消风祛斑，又可增强光感性，使皮肤黑色素新生。根据病情运用综合疗法，内外兼治，并配合 308nm 准分子激光照射等，可以提高疗效、缩短病程。

6. 注重心理疏导

帮助患者消除精神紧张、焦虑、抑郁，保持良好的精神状态。嘱患者避免外伤，多食黑色食品。

中西医结合治疗白癜风，主要是吸收中医和西医治疗的特色和优势，两者有机结合，融会贯通，各取所长，很大程度上提高了白癜风的治疗水平。

（六）零金碎玉

贾敏教授对白癜风的研究颇有造诣，探索出一套中医辨证与西医学理论有机结合的治疗方法，充分发挥中医扶正祛邪、调和阴阳的优势，有效控制病情的发展。贾敏教授治疗本病时使用对药的临床经验及特点如下：

1. 补骨脂、骨碎补

（1）单味功用　补骨脂，味辛、苦，性温，入肾、脾经；功能温肾助阳。

骨碎补，味苦，性温，入肝、肾经；功能活血疗伤止痛、补肾强骨，外用消风祛斑。

（2）伍用经验　补骨脂温肾助阳，《神农本草经疏》曰："补骨脂，暖水脏，阴中生阳，壮火益土之要药也。"骨碎补入肾补骨、补肾强骨，此药能通能散，补中有行、行中有补。二者伍用，奏温补肾阳之功。

2. 当归、川芎

（1）单味功用　当归，味甘、辛，性温，入肝、心、脾经；功能补血活血、调经止痛、润肠通便。

川芎，味辛，性温，入肝、胆、心包经，本品气浓香，味苦、辛，稍有麻舌感，微回甜；功能活血行气、祛风止痛。

（2）伍用经验　当归甘温质润，长于补血，为补血之圣药，"诚为血中之气药，亦血中之圣药"。川芎辛香行散，温通血脉，既能活血祛瘀，又能行气通滞，为"血中气药"，《本草汇言》称其能"下调经水，中开郁结"，善通达气血。二者同用可增强补血活血之功，为常用补血调经之对药，配伍熟地黄、白芍为四物汤（《太平惠民和剂局方》）。

3. 女贞子、墨旱莲

（1）单味功用　女贞子，味甘、苦，性平，入肝、肾经；功能滋养肝肾、养肝明目、强健筋骨、乌须黑发。

墨旱莲，味甘、酸，性寒，入肝、肾经；功能益肾养血、凉血止血、乌须黑发。

（2）伍用经验　女贞子冬至之日采，墨旱莲夏至之日收，二药伍用，名为二至丸（《医方集解》），性平和，补阴而不腻，为平补肝肾之良剂。

（七）专病专方

1. 组成（补肾消白方）

补骨脂 20g	骨碎补 10g	当归 20g	川芎 6g
柴胡 6g	郁金 10g	佛手 10g	黑芝麻 10g
制何首乌 10g	紫草 6g	酒女贞子 20g	墨旱莲 20g
醋香附 10g	桑叶 10g	知母 10g	玄参 10g

2. 方证要点

本方对白癜风偏于肝肾亏虚、气血不和者最为相宜。具体方证要点如下：

（1）多见于身体虚弱或有家族史者。

（2）病程较长，白斑局限或泛发，斑色纯白。

（3）头晕耳鸣，失眠健忘，腰膝酸软。

（4）脉细弱，舌红少苔。

（八）问诊路径

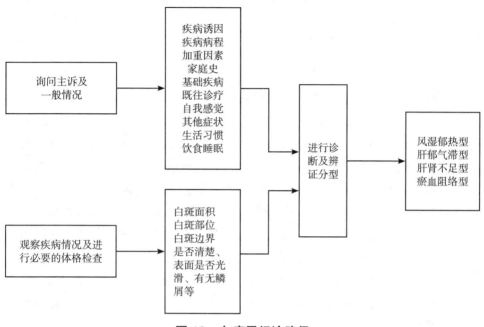

图 12　白癜风问诊路径

第十节　斑秃

（一）疾病认识

斑秃是一种突然发生的局限性、非瘢痕性斑片状脱发。任何年龄均可发病，多见于青年，约 66% 的患者发病年龄小于 30 岁，而 40 岁之后发病者仅有 20%。脱发对患者的容貌、工作及社交甚至心理均产生严重影响。

中医古籍称其为"油风""鬼剃头"。中医学认为，本病病因为过食辛辣、肥甘厚味，致胃伤脾损，湿热内生；或情志不遂，抑郁化火，损阴耗血，血热生风，风热上窜巅顶，毛发失于阴血濡养，故成片脱落；或忧思恼怒，肝郁气结，血行不畅而为瘀，闭塞毛窍，致发脱不生；或久病及产后气虚血弱，气虚则温煦无力，血弱则不能濡养，毛根空虚，致毛发失养而脱；或肝肾不足，精血化生不利，肌腠失润，发无生长之源，毛根空虚而发落成片，甚至全身毛发脱落。小儿脱发，乃因先天禀赋不足，肾气贫乏，致"发久不生，生则不黑，皆胎弱"。西医学认为其发病机制主要是生长期毛囊免疫赦免功能丧失、T 淋巴细胞介导的针对毛囊自身抗原的免疫反应。

总之，本病病因病机交错多变，证候不一。反复发作给患者容貌和心理带来负面影响，心理负担又进一步加重患者病情，形成恶性循环。甚者头发全部脱落而成全秃，更严重者眉毛、胡须、腋毛、阴毛都可脱落而成普秃。

（二）辨证思路

"鬼剃头"的病因病机历代医家有诸多论述，无统一定论。急性进展期可能由起居不慎，风邪外侵，入里化燥伤阴，致血燥风盛，此时必须迅速遏制病情，扭转病势，搜风祛邪，同时顾护津液。平缓静止期，病机表现由表入里，疾病涉及心脾，气血生化无力，慢性耗损本源，疾病迁延日久，累及肝肾。贾敏教授总结多年临床经验认为，"鬼剃头"是由多种原因造成的阴血不足、发失濡养而导致毛发脱落。肝肾不足，精血亏虚，肌肤腠理功能失调，毛发失于精血濡养，枯干而落，是本病的主要病机。病位在皮毛，本在脏腑，与肾精、肝血密切相关。治疗上应从整体观念出发，四诊合参，因病制宜。

贾敏教授以补肾为核心，采用中药内服、局部辅助生发酊外搽、梅花针叩刺及光子治疗，改善头皮微循环，增进发根营养，内外合治，可显著提高斑秃的治愈率，减少复发率。

（三）治疗方案

1.先天不足、精血亏虚型

症状：素体孱弱，头发稀疏无光泽，头发片状脱落，渐渐融合成片，可见头皮苍白，少量头屑，头皮瘙痒或不痒，伴形体消瘦、肌肉削薄、眩晕耳鸣、四肢无力。舌淡，苔薄，脉细弱。

辨证：先天不足，精血亏虚。

治法：滋补肝肾，养精生发。

处方：

补骨脂20g	骨碎补10g	当归20g	川芎10g
盐知母12g	盐杜仲6g	地黄12g	地骨皮9g
地肤子12g	升麻10g	黄芩12g	女贞子20g
墨旱莲20g	桂枝10g	制何首乌15g	

加减：口渴甚者加乌梅；小便黄赤者加车前草；便秘者加生大黄等。

分析：本证型属先天肝肾不足，精血生化乏源，症见头发稀疏无光泽、头皮苍白；先天不足，机体失于濡养，则形体消瘦、肌肉削薄；精血亏虚，不能充养，则见眩晕耳鸣、四肢无力。方中补骨脂、骨碎补、杜仲、制何首乌补益肝肾、强健筋骨，以补先天之阳；盐知母、女贞子、墨旱莲、地黄养阴益精填髓，以养先天之阴；当归、川芎补血活血行气，以强身体肌肉；地肤子、地骨皮、黄芩清热养阴止痒，以防血燥；桂枝、升麻助阳化气，协精血上升，以滋毛发。

2. 久病耗伤、气血虚弱型

症状：大病或久病或产后头发呈斑块状脱落，毛发稀疏枯槁，触摸易脱，并呈渐进性加重，范围由小而大，伴头晕眼花、腰膝酸软、懒言乏力、失眠善忘。唇白，舌淡，苔少，脉细无力。

辨证：脾肾不足，气血虚弱。

治法：健脾益肾，补气养血。

处方：补骨脂 20g　骨碎补 10g　女贞子 20g　墨旱莲 20g

　　　盐知母 10g　黄芪 20g　　白术 15g　　当归 10g

　　　党参 10g　　黄芩 10g　　制何首乌 12g　阿胶 10g

　　　淫羊藿 10g　升麻 6g　　　陈皮 6g　　　川芎 6g

加减：失眠多梦、眩晕心悸者加柏子仁、熟地黄、合欢皮；食欲不振者加炒山楂、炒麦芽、炒谷芽；头晕耳鸣者加枸杞子、黄精。

分析：本证型多为大病之后，疾病缠绵日久，耗气伤血，损及肝肾，则头晕眼花、腰膝酸软；耗气伤阴，阴病及阳，脾阳不足，生血无力，致血气不充、气血两虚，则心悸气短、懒言乏力。方中黄芪、白术、党参、当归、阿胶健脾益气、补血养血；补骨脂、骨碎补、女贞子、墨旱莲、淫羊藿、制何首乌补益肾阴肾阳、益精生发；升麻、川芎、陈皮升阳化气、理气行血；黄芩、盐知母清热养阴合营、调和气血阴阳。

3. 肝肾虚耗、气滞血瘀型

症状：发落日久不长，或形成全秃，甚至须眉俱落，发病前有头痛、偏头痛、头皮刺痛或胸胁疼痛等症，伴头晕耳鸣、烦热易怒、胸闷纳差。舌质暗红或有瘀斑，苔薄白或少苔，脉弦细或细涩。

辨证：肝肾虚耗，气滞血瘀。

治法：补益肝肾，行气活血。

处方：盐补骨脂 20g　骨碎补 15g　黄芩 6g　　　盐知母 10g

　　　当归 10g　　　川芎 10g　　黑芝麻 10g　紫草 6g

　　　制何首乌 12g　白芷 6g　　　桑枝 15g　　黄精 15g

　　　玄参 10g　　　黄芪 15g　　佛手 6g　　　桃仁 10g

　　　红花 10g

加减：若心烦易怒、胁肋胀痛明显者加柴胡、郁金、合欢皮；口干、口苦明显者加乌梅、玄参；大便秘结者加火麻仁、生大黄（后下）、莱菔子。

分析：本证型为久病不愈，肝肾亏损，气血不足，久滞成瘀。"气为血之帅""气行则血行"，气虚则运血无力，血路不通，则滞留瘀阻，不通则痛，出现头皮刺痛或胸胁疼痛；气机阻滞，则烦热易怒、胸闷纳差。方中补骨脂、骨碎补、黄精、制何首乌、黑芝麻补肾益精、生发乌发；佛手、玄参行气开郁、散结通络止痛；黄芪、当归、川芎、桃仁、红花、紫草补气补血、行气活血、化瘀导滞；黄芩、盐知母清热滋阴，防补益太过滋腻；白芷、桑枝祛风通络，引药上行。

4. 肝肾亏损、精血不足型

症状：病程日久，平素体虚、头发枯焦，发病时头发大片脱落，或兼眉毛、阴毛等脱落，甚或全身毛发脱落，常伴头晕、耳鸣、目眩、精神不振、失眠多梦、腰膝酸软、遗精滑泄。舌淡红，苔薄，脉沉细。

辨证：肝肾亏损，精血不足。

治法：补益肝肾，生精养血。

处方：

盐补骨脂20g	骨碎补10g	北柴胡6g	盐知母10g
当归10g	川芎6g	桃仁10g	红花5g
制何首乌12g	白芷6g	桑枝15g	黄精15g
杜仲10g	升麻6g	黄芪15g	女贞子20g
墨旱莲20g	益母草15g		

加减：伴腰膝酸软、头晕、耳鸣、目眩等症者，加羌活、独活、菟丝子、枸杞子等加强补益肝肾；兼有血瘀者，加鸡血藤、丹参等活血化瘀；月经不调者，加香附、泽兰；失眠多梦者，加酸枣仁、合欢皮、远志、生龙牡等宁心安神；大便难解者，加生大黄、胡麻仁泻下通便。

分析：本证型见于疾病后期，迁延日久，反复发作。肝肾不足，精血化生不力，髓海空虚，则头晕耳鸣；肾精不足，发根不得滋养，发质无以润泽，则头发枯燥脱落。方中补骨脂、骨碎补、制何首乌、杜仲、女贞子、墨旱莲、盐知母滋补肝肾、益精生髓、补益肾阴肾阳；黄芪、当归、桃仁、红花、黄精、益母草补血活血、养血滋阴生精；白芷、升麻、柴胡升阳举陷、助阳化精；川芎、桑枝行气活血通络。

（四）典型案例

田某，女，25岁，学生。初诊时间：2018年12月20日。

主诉：头皮多处卵圆形脱发 10 余年，加重 1 个月。

现病史：患者 10 年前无明显诱因头顶部出现卵圆形脱发，继则两颞也出现 1 角硬币大小脱发斑。就近在当地人民医院就诊，诊断为"斑秃"。口服加外用激素、外用针灸刺络放血，断断续续治疗 3 个月余，症状改善，此后反复发作，脱发区未见明显扩大。1 个月前因复习考试，脱发区明显扩大，遂来我科就诊。诉自幼体弱，平素常觉头晕眼花，心悸气短，潮热盗汗，懒言乏力，失眠善忘。

检查：头顶、两颞部、后枕部多处卵圆形脱发区，脱发区头皮无炎性发红，无鳞屑，无瘢痕，毛发稀疏枯槁，触摸易脱，拉发试验阳性。唇白，舌淡，苔少，脉细无力。

西医诊断：斑秃。

中医诊断：鬼剃头。

辨证：气血不足，脾肾两虚。

治法：补益脾肾，养血生发。

处方：补骨脂 20g　　骨碎补 10g　　女贞子 20g　　墨旱莲 20g

黄芪 15g　　盐知母 10g　　当归 10g　　川芎 6g

党参 10g　　黄芩 10g　　制何首乌 12g　　阿胶 6g

淫羊藿 15g　　升麻 6g　　枣仁 10g

15 剂，每日 1 剂，水煎服。

二诊：服药 15 剂后，患者诉乏力症状好转，脱发减少，精神好转，食欲不佳。于前方基础上加炒山楂、炒麦芽、炒谷芽各 10g，继服。

三诊：继服 15 剂后，患者自觉气色好转，身体轻快，部分脱发区可见细小绒毛。继服上方。

四诊：续服 20 剂后，所有脱发区均可见黑色细小毛发，拉发试验阴性。患者诉乏力头晕症状消失，身体轻盈有力。前方去炒麦芽、炒谷芽、党参、黄芩。继服 1 个月巩固疗效。后多次回访，未复发。

案例点评：本例斑秃病史反复发作 10 年有余，患者平素体弱，病属先天不足、后天失养，治以补益为主。初期治以补益心脾、养血安神，以固其本，收到良好效果。病情控制后，调理脾胃气机，促进气血吸收，以固后天之本，治疗原则以培补为主。黄芪、当归、党参、阿胶、枣仁补益气血，助养新生；女贞子、墨旱莲、盐知母滋阴养血；制何首乌、淫羊藿补肾乌发，从阳化阴；川芎、升麻助气血上行以滋毛发。初诊治疗后，补先天不足，但病程日久、后天失养，患者出现食欲不佳等症状，故二诊中加炒山楂、炒麦芽、炒谷芽以健脾胃之气，助后天滋养吸收之力。三诊患者自觉气色改善，乃后天脾胃复苏之象。

四诊诸症已退，说明脾胃气机已复，气血生化自足。去炒麦芽、炒谷芽、党参、黄芩以调减药力，继服月余，以固前效。后随访未见复发。

（五）临证经验

贾敏教授善于总结前人经验，结合临床心得体会，提炼出中药内服外用、标本兼治的诊疗规范。

目前中医治疗斑秃主要有古方加减、经验用方、单味中药等内治法，结合针灸、推拿等特色疗法。西医治疗多采用免疫调节剂、糖皮质激素等全身性治疗，以及一些接触刺激物、药物注射等局部疗法。贾敏教授熟读经典并结合临床，经过多年的探索总结，认为肾与毛发密切相关，肾精充足，毛发得以气血荣养，则乌黑有光泽；肾精亏虚，甚至肾阴肾阳虚都可能导致头发提早脱落、变白。因此，抓住疾病的主要矛盾，从肾论治斑秃具有较好临床疗效。

（六）零金碎玉

贾敏教授在斑秃治疗上颇有心得，结合多年临证经验，总结出一套从肾论治斑秃的诊疗规范。临床主要以补肾药物加补血活血的中药治疗斑秃，并灵活运用温阳补肾、滋阴补肾、活血补肾、养血补肾等法，固本培元，养血生精，使毛发得以充养，自然生长旺盛。针对患者个体差异进行中医治疗，既凸显了中医药在治病防病过程中的优势，又减少了长期使用糖皮质激素的不良反应。以下介绍贾敏教授治疗本病时使用对药的临床经验及特点。

1. 补骨脂、骨碎补

（1）单味功用　补骨脂，性温，味辛、苦，归肾、脾经；功能温肾助阳、纳气、止泻。

骨碎补，性温，味苦，归肾、肝经；功能补肾强骨、续伤止痛。

（2）伍用经验　补骨脂辛温，补肾助阳、通命门、暖丹田、敛精神。骨碎补补肾、强筋骨，而肾主精，精生骨髓，补骨亦强精。补骨脂、骨碎补同用温补肾阳，肾阳兴则生化有源。在治疗斑秃肝肾不足证型中，病情处于久病虚损阶段，二药相伍，共奏补肾助阳、益精生髓、生精养发之功。

2. 制何首乌、杜仲

（1）单味功用　何首乌，性温，味苦、甘、涩，归肝、心、肾经；功能补肝肾、益精血、乌须发、强筋骨。

杜仲，性温，味甘，归肝、肾经；功能补肝肾、强筋骨。

（2）伍用经验　制何首乌性温，味苦、涩，苦补肾，温补肝，收敛精气，能养血益肝、固精益肾、健筋骨、乌发。杜仲，主腰脊痛，补中益精气，坚筋骨，强志，除阴下痒湿、小便余沥。二者相伍，滋补肝肾、养血生发。治疗斑秃证属肝肾不足、血不养发者，二药合用，精血互生，乌须生发。

3. 盐知母、黄精

（1）单味功用　知母，性寒，味苦、甘，归肺、胃、肾经；功能清热泻火、生津润燥。其性味苦寒而不燥，上能清肺，中能凉胃，下能泻肾火。

黄精，性平，味甘，归脾、肺、肾经；功能补气养阴、健脾、润肺、益肾。

（2）伍用经验　知母辛苦寒凉，下则补肾滋阴清热，其泻无根之肾火，生化元阴，盐制入肾；黄精主补中益气，除风湿，安五脏，平补气血而润。二药相伍，滋阴益精、补精生血，适用于肝肾不足或阴虚血燥之斑秃，既有滋阴之功，又具清热之效。

4. 当归、川芎

（1）单味功用　当归，性温，味甘、辛，归肝、心、脾经；具有补血活血、调经止痛、润肠通便之效。当归及其萃取物阿魏酸钠和当归多醣对单核 – 吞噬细胞系统有明显的刺激作用，对免疫功能低下的机体也有免疫调解和恢复作用。

川芎，性温，味辛，归肝、胆、心包经；功能活血行气、祛风止痛。川芎中的生物碱具有抗氧化、改善微循环、调节免疫功能、抗肿瘤等功效。

（2）伍用经验　当归味甘而重，故专能补血；其气轻而辛，故又能行血，补中有动、行中有补，诚血中之气药，亦血中之圣药。以补则补，故能养血活血、补气生精，凡有形虚损之病，无所不宜，故能养血通便。川芎活血祛风、行气止痛。二药为伍，补血活血、行气止痛、补益虚劳，对斑秃证属气血亏虚、气滞血瘀者有补血行气、活血化瘀之功效。

5. 桃仁、红花

（1）单味功用　桃仁，性平，味苦、甘，归心、肝、大肠经；功能活血祛瘀、润肠通便。治热入血室，腹中滞血，皮肤血热燥痒，皮肤凝聚之血。

红花，性温，味辛，归心、肝经；功能活血通经、散瘀止痛。

（2）伍用经验　桃仁，苦能行血滞，甘以生新血，故凝血须用，又祛血中之热。红花，善通利经脉，为血中气药，能泻又能补，各有妙义。二药相使为用，破血逐瘀。然用量需推敲，量少则破留血，量大则破新血。

6. 柴胡、升麻

（1）单味功用　柴胡，性微寒，味苦，归肝、胆经；功能和解表里、疏肝、升阳、补五劳七伤、除烦止惊、益气力、消痰止嗽、润心肺、添精补髓。

升麻性微寒，味辛、微甘，归肺、脾、胃、大肠经；功能发表透疹、清热解毒、升举阳气。

（2）伍用经验　柴胡为伤寒发汗解表要药，"退六经邪热往来，痹痿，除肝家邪热、痨热，行肝经逆结之气，止左胁肝气疼痛"。升麻一药，主要有升举透发及清热解毒等功效。二药相伍，助其升发之力。

7. 白芷、桑枝

（1）单味功用　白芷，性温，味辛，归胃、大肠、肺经；功能解表散寒、祛风止痛、宣通鼻窍、燥湿止带、消肿排脓。现代研究表明，白芷具有较好的抗炎、抗肿瘤及保肝的作用。

桑枝，味微苦，性平，归肝经；功能祛风湿、利关节、补肾通络举阳。可疗遍体风痒干燥、脚气风气，疗口干。

（2）伍用经验　白芷祛皮肤游走之风，止胃冷腹痛寒痛、周身寒湿疼痛。桑枝利关节、祛风湿。如风邪外袭导致脱发，二药合用有祛风利湿、通络生发的功效。

8. 女贞子、墨旱莲

（1）单味功用　女贞子，性凉，味甘、苦，归肝、肾经；功能补益肝肾、清虚热、明目。女贞子气味俱阴，正入肾除热，补精之要品，肾得补，则五脏自安、精神自足、百病去而身肥健矣。

墨旱莲，性寒，味甘、酸，归肾、肝经；功能滋补肝肾、凉血止血。

（2）伍用经验　女贞子，"入血海益血，而和气以上荣……由肾至肺，并以淫精于上下，不独髭须为然也，即广嗣方中，多用之矣"。墨旱莲，"入肾补阴而生长毛发，又能入血，为凉血止血之品"。二药相伍，在肝肾不足型斑秃的治疗中，有滋肾阴、养肝血之功。

（七）专病专方

1. 组成（补肾养血生发汤）

盐补骨脂 10g	骨碎补 10g	北柴胡 6g	升麻 6g
盐知母 10g	当归 10g	川芎 6g	桃仁 10g
红花 5g	白芷 6g	制何首乌 12g	桑枝 15g，
黄精 15g	杜仲 10g	女贞子 20g	墨旱莲 20g
黄芪 15g			

2. 方证要点

本方对肝肾亏虚、气血瘀滞导致的斑秃最为相宜。具体方证要点如下：

（1）体格尚健，无严重内科疾患。

（2）慢性病程，反复发作。

（3）精神烦躁，面色晦暗。

（4）皮损多发，颜色苍白。

（5）脉沉细，舌质淡，苔薄。

（八）问诊路径

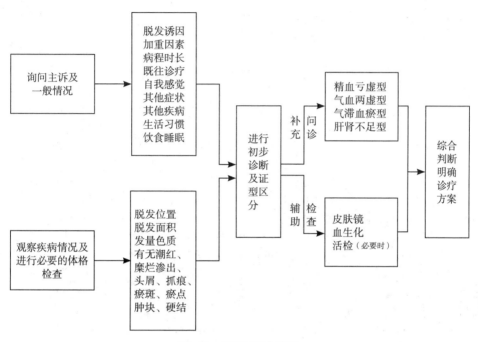

图 13　斑秃问诊路径